ACT bei Angststörungen

Georg H. Eifert
Andrew T. Gloster

ACT bei Angststörungen

Ein praktisch bewährtes Therapiemanual

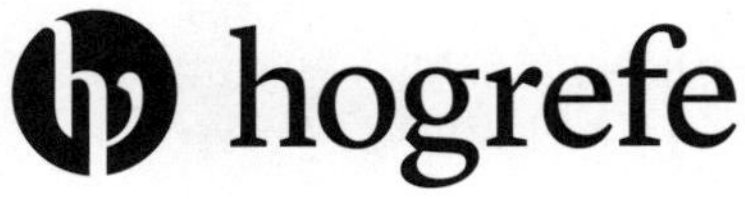

Prof. Dr. em. Georg H. Eifert, geb. 1952. 1973–1979 Studium der Psychologie in Bochum. 1983 Dissertation an der Universität Frankfurt. Anschließend wissenschaftlicher Mitarbeiter und Professor an verschiedenen australischen und amerikanischen Universitäten. 2002-2011 Direktor der Abteilung für Psychologie an der Chapman University in Orange, Kalifornien. Tätigkeit als Psychotherapeut, Supervisor und Dozent sowie in der Aus- und Weiterbildung von Psychotherapeuten.

Prof. Dr. Andrew T. Gloster, geb. 1974. Studium in Boston, Leipzig und Michigan. 2006 Dissertation an der Eastern Michigan University (USA). Anschließend wissenschaftlicher Mitarbeiter an der TU Dresden (2006–2012) und Oberassistent an der Universität Basel (2012–2016). Seit 2016 Professor an der Universität Basel. Tätigkeit als Psychotherapeut, Supervisor sowie in der Aus- und Weiterbildung von Psychotherapeuten.

Bibliografische Information der Deutschen Nationalbibliothek
Die Deutsche Nationalbibliothek verzeichnet diese Publikation in der Deutschen Nationalbibliografie; detaillierte bibliografische Daten sind im Internet über http://dnb.dnb.de abrufbar.

Hogrefe Verlag GmbH & Co. KG
Merkelstraße 3
37085 Göttingen
Deutschland
Tel.: +49 551 999 50 0
Fax: +49 551 999 50 111
E-Mail: verlag@hogrefe.de
Internet: www.hogrefe.de

Satz: Beate Hautsch, Göttingen
Druck: Mediaprint Informationstechnologie GmbH, Paderborn
Printed in Germany
Auf säurefreiem Papier gedruckt

1. Auflage 2016

(E-Book-ISBN [PDF] 978-3-8409-2729-4; E-Book-ISBN [EPUB] 978-3-8444-2729-5)
ISBN 978-3-8017-2729-1
http://doi.org/10.1026/02729-000

Inhaltsverzeichnis

CD-ROM

Die CD-ROM enthält PDF-Dateien aller Materialien und mp3-Audiodateien, die bei der Durchführung des Therapieprogrammes verwendet werden können.

Die PDF-Dateien können mit dem Programm Acrobat® Reader (eine kostenlose Version ist unter www.adobe.com/products/acrobat erhältlich) gelesen und ausgedruckt werden. Die Audiodateien (mp3-Format) können mit dem DVD-Player oder auf dem PC (z.B. mit dem Windows Media™ Player) abgespielt werden.

Einleitung – Was ist das Besondere an diesem Manual?

Das vorliegende Manual dürfte besonders hilfreich sein für Therapeuten, die noch nicht allzu viel praktische Erfahrung mit der Akzeptanz- und Commitment-Therapie (ACT) haben. Es richtet sich jedoch auch an erfahrene Therapeuten, die sich mit schwierigen und vielleicht sogar therapieresistenten Patienten konfrontiert sehen. Aus diesem Grunde unterscheidet sich dieses Manual in einigen wesentlichen Merkmalen grundlegend von anderen Manualen und therapeutischen Ratgebern. Wir möchten diese besonderen Merkmale zur Orientierung kurz erwähnen, bevor wir das Programm im Einzelnen vorstellen.

Empirisch überprüft und klinisch bewährt auch bei schwierigen Patienten. Das vorliegende Manual hat sich in zwei großen randomisierten klinischen Untersuchungen in Deutschland und den USA bewährt. Im Unterschied zu den vielen nie untersuchten klinischen Ratgebern ist das vorliegende Manual, in der hier vorliegenden Form mit insgesamt über 150 Patienten und mehr als einem Dutzend Therapeuten auf beiden Seiten des Atlantiks, empirisch überprüft worden. Die vielversprechenden Ergebnisse sind in mehreren internationalen wissenschaftlichen Zeitschriften veröffentlich worden (Arch, Eifert et al., 2012; Arch, Wolitzky-Taylor, Eifert & Craske, 2012; Eifert et al., 2009; Gloster et al., 2015). Zusammenfassend haben diese Untersuchungen gezeigt, dass das vorliegende Programm Patienten mit unterschiedlichen Angststörungen und den gängigen komorbiden Problemen (vor allem Depression) nicht nur unmittelbar nach Beendigung der Therapie geholfen hat, sondern dass die positiven Auswirkungen bei Nachuntersuchungen nicht nur andauerten, sondern sich teilweise noch weiter verbessert haben. Bemerkenswert ist dabei vor allem auch, dass die Patienten in der deutschen Studie allesamt bereits eine andere Therapie (zumeist kognitive Verhaltenstherapie) ohne Erfolg absolviert hatten, bevor sie mit der ACT-Behandlung begannen. Das vorliegende Programm eignet sich also nicht nur für Therapieneulinge, sondern auch für „therapieresistente" und andere schwierige Patienten (mehr zu diesem Thema in Kap. 1).

Ein erfülltes Leben anstatt „Angstmanagement". Fast alle gängigen Manuale und Ratgeber zur Angstbehandlung gehen davon aus, dass die Behandlung letztendlich darauf hinausläuft, die Angst irgendwie zu kontrollieren, zu beseitigen oder zumindest zu reduzieren. Eines der wesentlichen Merkmale dieses Manuals – und vor allem von ACT – ist, diese „Tagesordnung" des Kämpfens und Ringens mit Ängsten, Furcht und Sorgen vom Grundansatz her und radikal zu hinterfragen. Was meinen wir damit? Anstelle erneut einen Ansatz zu lehren, der helfen soll, Ängste zu beseitigen oder zu bewältigen, beabsichtigt dieses Manual, Therapeuten und Patienten dazu zu bewegen, das therapeutische Tauziehen mit ihren Ängsten zu beenden und sich stattdessen auf das zu konzentrieren, was langfristig zählt und wirklich wichtig ist für ein erfülltes Leben der Patienten. Viele Patienten klagen über „zu viel Angst" und suchen daher Unterstützung in Form von Therapie, weil ihre Beeinträchtigungen im Alltag zu groß sind – ihr Leben funktioniert nicht mehr. Die Grundeinstellung der Patienten und früher auch mancher Therapeuten ist es, dass zuerst die Angst beseitigt werden muss und *danach* erst das eigentliche Leben beginnt.

In diesem Manual verfolgen wir einen anderen Ansatz. Von der ersten Sitzung an wechseln wir den Fokus von der Angstbewältigung hin zu dem, was dem Patienten wichtig ist. So könnte ein Therapeut sagen: „In Ordnung, ich höre, dass Sie unter diesen negativen Gefühlen und Ängsten sehr leiden. Nun möchte ich Sie jedoch etwas anderes fragen: Was möchten Sie in Ihrem Leben eigentlich wirklich in den Mittelpunkt stellen? Und wollen Sie, dass wir unsere gemeinsame Arbeit darauf konzentrieren? Und wollen wir jetzt gleich damit beginnen?" Dieses Manual zeigt Ihnen, wie Sie als Therapeut sich auf diese Veränderung des Fokus vorbereiten und wie Sie die Therapie strukturiert durchführen können, sodass sich der Patient verstanden fühlt und auch motiviert ist, einen radikal neuen Weg zu gehen und auf diesem zu bleiben, auch wenn unvermeidlich immer wieder Hindernisse auftreten.

Strukturierte Vorgehensweise und projektorientierte Arbeitsatmosphäre. Das vorliegende Manual zeichnet sich durch eine eher hohe Strukturiertheit aus. Dies gilt sowohl für die Inhalte als auch für die Art der Durchführung. Eine Vielzahl langjähriger Untersuchungen (Schulte & Eifert, 2002) mit Hunderten von Patienten an der Ruhr-Universität Bochum haben gezeigt, dass Patienten (und auch Therapeuten!)

von strukturierten Manualen profitieren, wenn sich die Therapeuten an diese Manuale halten und nicht zu schnell und oft ohne zwingende Gründe von ihnen abweichen. Dies trifft nicht nur für „gewöhnliche“ Patienten zu, sondern insbesondere für Patienten, die als schwierig und resistent gelten und die vielleicht schon eine oder zwei andere psychologische Therapien erfolglos hinter sich haben.

Eine enge Therapiestrukturierung erleichtert es dem Therapeuten ebenfalls, im Rahmen einer fast projektartigen Arbeitsatmosphäre die Patienten recht früh von einem engen Angstfokus auf das letztendliche Therapieziel – ein erfülltes Leben – hinzuführen. So wird beispielsweise gleich in der ersten Sitzung eine lebenszielorientierte Erlebensübung durchgeführt. Für jede Therapiesitzung gibt es einen „Ablaufplan“ mit Übungen, Arbeitsblättern und einigen zu Hause durchzuführenden Übungen. Dieser Plan ist nicht nur den Therapeuten bekannt, sondern die Patienten bekommen auch eine Kopie des Sitzungsplans. Die Sitzungen sind also weitaus strukturierter als dies gewöhnlich der Fall ist. Dennoch besteht im begrenzten Ausmaß die Möglichkeit, auf individuelle Bedürfnisse kurz einzugehen.

Flexibilität bezüglich der Zielgruppe und transdiagnostische Anwendbarkeit. Das vorliegende Manual bietet Flexibilität in Bezug auf die möglichen Behandlungsthemen der Patienten. Der Grund dafür ist, dass die ACT nicht nur einen anderen Umgang mit Angst zum Thema hat, sondern einen anderen Umgang mit Emotionen allgemein. Probleme mit Angst sind Ausdruck eines auf Vermeidung und „Bewältigung“ ausgerichteten Umgangs mit schwierigen Emotionen. Wenn Patienten im Laufe einer ACT-Behandlung lernen, aus dem Kampf mit ihrer Angst auszusteigen und mit ihrem Leben nach vorn zu gehen, dann lernen sie in der Regel auch einen akzeptierenden, flexibleren und sanfteren Umgang mit anderen schwierigen Emotionen wie Traurigkeit, Einsamkeit, traumatischen Erinnerungen, Ärger und Suchtdrängen. Dies liegt daran, dass die Prinzipien und Strategien des ACT Ansatzes nicht störungsspezifisch sind, d. h. ACT ist ein transdiagnostischer Ansatz, deren Grundprinzipien sowohl vom Störungs- als auch vom Therapiemodell her störungsübergreifend sind.

Einer der praktischen Vorteile für den Leser ist, dass die in diesem Manual beschriebenen Strategien und Methoden nicht nur bei Angststörungen anwendbar sind, sondern sich auch relativ leicht auf andere gängige Probleme (vor allem Depression, Selbstzweifel) übertragen lassen. Diese transdiagnostische Anwendbarkeit ist eine Stärke des ACT-Ansatzes, die sich auch in unseren Untersuchungen gezeigt hat. Wir haben dieses Manual mit Patienten mit verschiedenen Angststörungen und damit verbundenen Problemen (Arch, Eifert et al., 2012) sowie mit behandlungsresistenten Pateinten mit Panikstörung/Agoraphobie getestet (Gloster et al., 2015). Beide dieser Studien haben Patienten mit Komorbiditäten eingeschlossen. Dies kommt der klinischen Realität entgegen, dass Patienten selten mit nur einer Störung zum Therapeuten kommen und oft auch andere damit einhergehende Probleme haben, auch wenn diese nicht immer alle diagnostischen Kriterien erfüllen. Insofern stellt das Vorhandensein von Komorbidiät in den meisten Fällen kein besonderes Problem dar. Basierend auf unseren Studien und der allgemeinen Literatur haben wir festgestellt, dass dieses Manual bei sowohl Erst- als auch bei therapieresistenten Patienten eingesetzt werden kann.

Danksagung

Die Ideen, Konzepte und Übungen dieses Manuals sind über viele Jahre hinweg mit der aktiven Unterstützung unserer internationalen Kollegen der *Association of Contextual Behavioral Science (ACBS)* entstanden, bei denen wir uns hiermit herzlich bedanken. Darüber hinaus danken wir den vielen Kollegen und jungen Therapeuten, die uns bei der Entwicklung und praktischen Umsetzung dieses Manuals seit 2006 auf beiden Seiten des Atlantiks geholfen haben: an der Technischen Universität Dresden Simone Heinze, Christina Hauke, Christiane Kämpfe, Hedwig Schmidinger, Irina Lyudmirskaya, Stefan Uhmann, Katrin, Eileen Eismann, Marie-Christine Dekoj (TU-Dresden) und an der University of California, Los Angeles, vor allem Michelle Craske, Raphael Rose, Joanna Arch, Melody Keller und Emmanuel Espejo.

Ich (Georg Eifert) möchte mich von ganzem Herzen besonders bedanken bei meinem guten Freund und Mitautor vieler Bücher über ACT, Prof. Dr. John Forsyth von der Staatsuniversität New York in Albany. Ohne unsere enge Zusammenarbeit wären viele der Übungen, die wir in abgewandelter Form auch in diesem Buch vorstellen, nie entstanden. Meiner Frau, Diana, gebührt mein liebevoller Dank, denn es ist ihre tägliche unermüdliche und großzügige Unterstützung, die es mir ermöglicht Projekte wie dieses anzugehen und zu vollenden und dennoch genügend Zeit für andere Dinge, die mir (und uns) wichtig sind zu haben.

Ich (Andrew Gloster) möchte meinen besonderen Dank meinem Freund Rainer Sonntag aussprechen, mit dem ich viele stimulierende Stunden der Vertiefung verbringen durfte, die mein Verständnis der kontextuellen Wissenschaft erweitert haben. Er hat mich mit offenen Armen in Deutschland empfangen und mit ihm habe ich die in diesem Manuskript dargestellte Studie durchgeführt. Außerdem danke ich meiner Frau Ulrike und meinen Söhnen Alfred und Daniel für alle Inspiration, Unterstützung, Geduld und Liebe. Ohne euch alle wäre ein Projekt dieser Art undenkbar. Abschließend danke ich allen Mitgliedern meiner Forschungsgruppen der vergangenen Jahre für ihre Anstrengungen und ihren Einsatz. Ich fühle mich geehrt mit euch zusammenarbeiten zu können. Ich bedanke mich insbesondere auch bei Barbara Knitter, Marcel Miché, und Marina Bruggemann (Universität Basel) für ihre Hilfe bei der Fertigstellung dieses Manuskriptes.

Zum Schluss möchten wir den Menschen danken, die uns aufgesucht haben, weil sie darauf vertrauten, dass wir ihnen helfen können, ihr Leben vom Ringen mit Ängsten und Sorgen zurückzuerobern. Wir haben viel von ihnen gelernt und die Entschlossenheit ihrer Reise aus dem Leiden heraus und hinein in ein gesunderes vitaleres Leben durchdringt alle Seiten dieses Buches. Dieses Buch ist der Beweis für ihren Mut.

Orange (Kalifornien) und Basel, im Juni 2016 *Georg H. Eifert und Andrew Gloster*

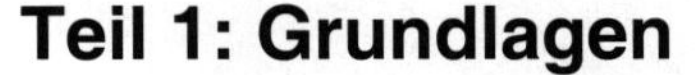

Teil 1: Grundlagen

Kapitel 1

ACT für schwierige und therapieresistente Patienten

1.1 Was ist ACT?

Die Akzeptanz- und Commitment-Therapie (ACT) ist ein kognitiv-verhaltenstherapeutischer Ansatz, der darauf abzielt, Menschen beizubringen, emotionalen Problemen mit Achtsamkeit und Mitgefühl zu begegnen und gleichzeitig in ihrem Leben das zu verfolgen, was ihnen wirklich am Herzen liegt. Die Aussprache „ACT" ist wichtig, denn sie beschreibt, wofür ACT letztendlich steht – AC-T*ion* – entschlossenes engagiertes und von Lebenszielen geleitetes Handeln.

Die ACT verfolgt zwei wichtige Ziele: (1) die Förderung der Akzeptanz problematischer, nicht hilfreicher Gedanken und Gefühle, die oft nicht kontrolliert werden können und oft auch nicht kontrolliert werden müssen, sowie (2) engagiertes Handeln (committed action) in Richtung auf ein Leben nach den von der Person selbst gewählten Werten. In diesem Sinne geht es bei der ACT um Akzeptanz und zugleich um Veränderung.

Angewandt auf Angststörungen lernen Patienten, den Kampf mit ihren angstbezogenen Beschwerden zu beenden *und* dadurch wieder eine aktive Rolle zu übernehmen, dass sie sich auf Handlungen einlassen, die sie ihren selbst gewählten Lebenszielen („Werten") näher bringen. Statt Strategien des Veränderns von ungewollten Gedanken und Gefühle zu lehren, bringt die ACT den Patienten die Fähigkeit bei, unangenehme Gedanken und Gefühle so wie sie sind anzuerkennen und zu beobachten. Diese akzeptierende und flexiblere Reaktionsweise auf Angst und andere Formen emotionaler Beschwerden schafft für Patienten einen Raum, sich auf eine Art und Weise zu verhalten, die sie in Richtung auf ihre selbst gewählten Lebensziele vorwärtsbringt, auch wenn unangenehme Gedanken, Gefühle und Körperempfindungen vorhanden sind.

Eines der grundlegenden Ziele und Strategie der ACT ist es also, Menschen zu helfen, ihren unproduktiven Kampf mit dem eigenen Erleben zu beenden. Stattdessen sollen sie lernen, ihre Energien auf das Ausleben eines von persönlichen Werten geleiteten Lebens zu richten. ACT geht dabei davon aus, dass Symptomfreiheit weder eine Voraussetzung noch eine Garantie für ein solches Leben ist. Wir beschreiben in diesem Manual eine integrierte systematisierte Anwendung von ACT, die an den Einsatz aller schweren Angststörungen angepasst werden kann (Eifert & Forsyth, 2009) und sich auch auf andere emotionale Störungen (z. B. Depressionen, Essstörungen) anwenden lässt.

1.2 ACT für Angststörungen

Der ACT-Ansatz bei Angststörungen beruht auf den Ergebnissen zahlreicher Untersuchungen, die immer wieder gezeigt haben, dass Angststörungen durch eine rigide hartnäckige Vermeidung von aversiven ungewollten Erfahrungen und Emotionen gekennzeichnet sind – Menschen tun alles Mögliche, um angstauslösende Gedanken, Situationen, Gefühle und physiologische Ereignisse zu vermeiden oder sonst irgendwie zu reduzieren. Die Funktion solcher Erlebensvermeidung besteht darin, den Einfluss dieser aversiven inneren Erlebnisse zu kontrollieren bzw. zu verringern. Wenn die Vermeidung von Erfahrungen unmittelbar und kurzfristig zur Linderung negativ bewerteter angstbezogener Gedanken und Emotionen führt, wird ein solches Verhalten negativ verstärkt und erhöht seine zukünftige Auftretenswahrscheinlichkeit. Diese Vermeidung erhöht Leiden und wird vor allem dann problematisch, wenn sie Menschen daran hindert, im Alltag funktionstüchtig zu bleiben und ihre Lebensziele zu verfolgen.

ACT versucht also nicht, Patienten dabei zu helfen, ihre Angst zu kontrollieren oder zu reduzieren, sondern bringt ihnen bei, wie sie von ihrem Kampf um Kontrolle ablassen können, um sich auf das zu konzentrieren, was sie eigentlich aus ihrem Leben machen wollen. Dieser Grundansatz von ACT wirkt auf viele Patienten (und auch auf manche Therapeuten) zunächst befremdlich und entspricht nicht ihren Erwartungen. Aus diesem Grunde besteht der erste wichtige Schritt bei der Behandlung darin, dass ACT-Therapeuten den Patienten helfen, zu erfahren, wie anstrengend und kostspielig es ist, dem Gedanken verfallen zu sein, dass eine effektive Kontrolle eine Vorbedingung dafür ist, ein besseres Leben zu führen. Sie helfen Patienten zu erfahren, dass die Strategien zur Angstkontrolle ihren Lebensspielraum immer stärker eingeengt und ihre Beschwerden langfristig eher verschlimmert haben. Rigide unflexible Versuche aversives Erleben zu beseitigen sind also keine Lösung, sondern *das* Problem.

Die ACT lässt sich auf alle Angststörungen anwenden, weil sie unabhängig vom spezifischen Angsttyp auf eine Gruppe zentraler Prozesse abzielt, die mit Angst zusammenhängende Probleme fördern: darauf, dass man mit ungewollten Emotionen und Kognitionen kämpft und darauf, dass man sich nur wenig an sinnvollen Lebensaktivitäten beteiligt (Forsyth & Eifert, 2010). Der Fokus liegt auf der Veränderung der Funktion (und nicht auf der Form oder dem spezifischen Inhalt) ungewollter Gedanken und Emotionen, damit diese effektivem Handeln nicht mehr im Weg stehen. Tatsächlich wird ein beträchtlicher Teil der Behandlungszeit dafür verwand, dass der Patient im Alltag zunehmend Handlungen zeigen soll, die im Einklang mit dem stehen, was er wertschätzt und wünscht.

Merke:

Auf funktionaler Ebene geht es in der ACT um drei primäre Behandlungsziele:

1. *Abbau unwirksamer Erlebensvermeidung und -kontrolle:* Patienten sollen lernen, unangenehme Gedanken, Gefühle und Empfindungen im Moment so zu akzeptieren und anzunehmen, wie sie sind, ohne sich dabei in Bewertungen dieses Erlebens zu verstricken.
2. *Reduzieren der verhaltensregulierenden Funktion nicht lebenszielfördernder Kognitionen:* Therapeuten charakterisieren dieses Ziel Patienten gegenüber oft als „die Tyrannei des Kopfes sabotieren" und
3. *Förderung engagierten lebenszielorientierten Handelns.*

1.3 Allgemeine Behandlungsprozesse und -strategien

In der ACT wird überwiegend mit erlebnisorientierten Techniken, Metaphern, natürlichen Paradoxien und einer intensiven therapeutischen Beziehungsgestaltung gearbeitet. Die therapeutische Arbeit konzentriert sich auf sechs Kernprozesse, die sowohl als Kontexte der Behandlung (die Haltung des Therapeuten betreffend), als auch als Methoden (die der Therapeut anwendet) und als Fertigkeiten (die Patient und Therapeut lernen und einüben) aufgefasst werden können. Sie sind nicht als kategorial abtrennbare, eigenständige Einheiten zu verstehen, sondern als Facetten eines ganzheitlichen Geschehens (Gloster, Maartz & Waadt, 2015). ACT zielt darauf ab, alle sechs Behandlungsprozesse zu verändern und jedem davon lassen sich auch konkrete Behandlungsziele zuordnen. Diese Behandlungsprozesse und -ziele sind in Abbildung 1 dargestellt. Diese Abbildung wird oft als „Hexaflex" bezeichnet und stellt auch grafisch die Vernetzung der sechs Prozesse des ACT-Modells dar (Eifert, 2011; Hayes, Strosahl & Wilson, 2014).

1.3.1 Akzeptieren und Bereitsein

Akzeptieren ist das Gegenteil von Erlebensvermeidung und bedeutet das bewusste Annehmen einer absichtsvoll offenen, empfänglichen, flexiblen und nicht urteilenden Haltung gegenüber dem Erleben im gegenwärtigen Augenblick. Eine solche Haltung des Akzeptierens manifestiert sich in der Bereitschaft, als aversiv erlebte Gedanken, Erinnerungen, Empfindungen und Gefühle so zu erfahren, wie sie sind, ohne diese Erfahrungen zu vermeiden oder ihnen zu entfliehen zu versuchen.

1.3.2 Kognitive Defusion

In unserer von Sprache geprägten Welt tendieren verbale Ereignisse dazu, starke Reizkontrolle über die Reaktion auszuüben und dabei andere kontextuelle Variablen zu dominieren oder sogar auszuschließen. Kognitive Defusion bezeichnet den Prozess, durch den ACT den Einfluss verbaler Ereignisse unterminiert. Patienten lernen durch diesen Prozess, sich aus ihren Verstrickungen mit Kognitionen zu lösen.

1.3.3 Gegenwärtigkeit – im Hier-und-Jetzt präsent sein

Das Gewahrsein des gegenwärtigen Augenblicks ist die Fertigkeit, sich konzentriert, bewusst und flexibel auf das einzulassen, was jetzt gegenwärtig ist. Das Erlernen des Fokussierens auf den gegenwärtigen Augenblick zieht sich wie ein roter Fa-

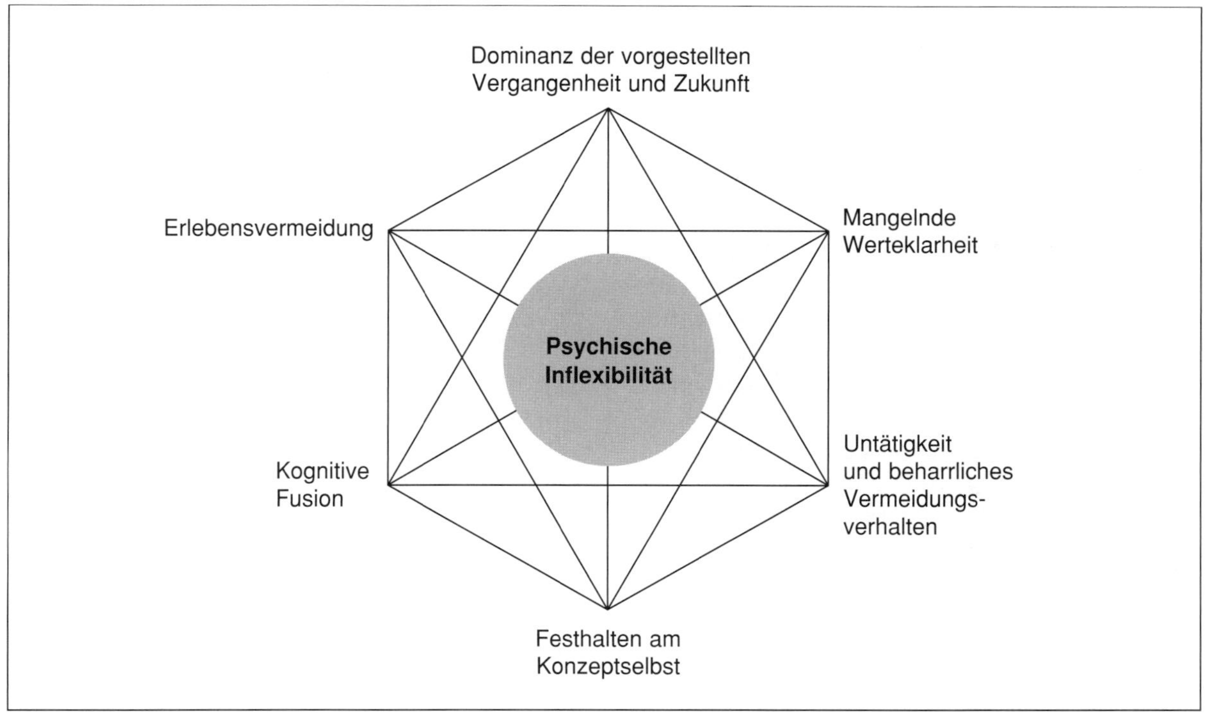

Abbildung 1: Psychische Flexibilität: Die sechs zentralen therapeutischen Prozesse der ACT

den durch den gesamten Verlauf der Therapie. Der wesentliche Grund dafür ist, dass das bewusste Verweilen im Hier-und-Jetzt größere psychische Flexibilität schafft und neue Möglichkeiten eröffnet, denn die Vergangenheit lässt sich nicht mehr verändern und die Zukunft ist noch nicht da. Was zählt, ist die Gegenwart, da die Patienten sie tatsächlich und direkt beeinflussen können, und zwar durch das, was sie jetzt im Augenblick tun.

1.3.4 Perspektivenwechsel zum Beobachter-Selbst

Dabei geht es um das Erleben des Ich als Fluchtpunkt der eigenen Wahrnehmung, eine Fertigkeit, die in der kindlichen Entwicklung erst nach und nach durch deiktische Bezugnahme, also durch die Unterscheidung von hier versus dort, jetzt versus dann, du versus ich, ausgebildet wird. Ist sie unzureichend entwickelt, führt dies unter anderem zu einem starren Festhalten an Selbstkonzepten und Rollenbildern sowie auch zu eingeschränkter Akzeptanz und einem Mangel an Empathie sich selbst und anderen gegenüber.

Im Gegensatz zum Festhalten an einem konstruierten Selbstbild geht es bei der Entwicklung der Perspektive des Beobachter-Selbst um die Erfahrung, dass wir nicht unsere Erfahrungen sind, sondern dass wir lediglich den Kontext für unsere Erfahrungen bereitstellen. Wir liefern den Rahmen für unsere Gedanken, Sorgen, körperlichen Empfindungen und die Vielfalt unserer Emotionen. Diese Erfahrungen und ihre Bewertungen sind jedoch nur ein vorübergehender Teil von uns. Wir besitzen sie nicht und sie definieren uns nicht. Wir können nicht an unseren Erfahrungen festhalten, wenn wir sie mögen. Wir können sie jedoch auch nicht zum Verschwinden bringen, wenn wir sie nicht mögen.

Das Beobachter-Selbst ist ein Ort, von dem aus wir Gedanken und Gefühle, welche im Kontext des Glaubens an ihre Bewertungen sehr bedrohlich erscheinen würden, ohne Bedrohung erfahren können. Darüber hinaus bringt das Erlernen der Beobachterperspektive den Vorteil psychischer Flexibilität, indem sie dazu verhelfen, unser Erleben aus einer gewissen Distanz zu betrachten und zu beobachten, anstatt vom starren Standpunkt eines konstruierten Selbst darauf zu reagieren. Der Beobachter kann seine Erfahrung betrachten, ohne einzugreifen oder Partei ergreifen zu müssen. Die Entwicklung der Perspektive des Beobachter-Selbst ist sehr hilfreich für das Erlernen von kognitiver Defusion und Akzeptanz. Obwohl diese drei Prozesse im Hexaflex-Modell separat dargestellt werden, überlappen sie sich erheblich und sind sowohl auf theoretischer als auch auf praktischer Ebene eng miteinander verbunden.

1.3.5 Werte identifizieren

Werte sind in der ACT von zentraler Wichtigkeit, denn sie haben die Funktion eines Kompasses oder Leuchtturms – sie geben uns eine Orientierung und weisen uns die Richtung in der oft stürmischen See des Lebens. Werte sind das Ergebnis einer freien Wahl dessen, was im Leben bedeutsam sein soll. Im Gegensatz zu Zielen können Werte nicht erreicht werden; sie drücken vielmehr eine Haltung aus, die dem Handeln Sinn und Bedeutung gibt. Die Klärung von Werten ist deshalb so wichtig, weil die Fokussierung auf Werte die Alternative zu einem Leben darstellt, das sich auf die Beseitigung, Kontrolle und Management von seelischem Leid konzentriert. Diese Umorientierung weg vom Negativen und „Kaputten" hin zum Positiven und „Gesunden" kann vor allem dazu dienen, Therapiemotivation zu schaffen. Der Kontakt mit Werten soll Impetus für Veränderung sein.

1.3.6 Werteorientiertes engagiertes Handeln

Engagiertes Handeln bezeichnet den Prozess, in dem die gewählten Werte verwirklicht werden. Es geht um das konkrete Zugehen auf von Lebenswerten abgeleiteten Kurz- und Langzeitziele. Dieser Prozess wird durch sich selbst verstärkt und führt zur Entwicklung immer umfassenderer Handlungsmuster.

Psychische Flexibilität – das übergreifende Ziel von ACT

Alle sechs oben beschriebenen Behandlungsprozesse haben letztendlich das übergreifende Ziel, größere psychische Flexibilität zu schaffen. Hayes, Strosahl und Wilson (2014) beschreiben psychische Flexibilität als die Fähigkeit zum vollständigen Kontakt bewusster menschlicher Wesen zum gegenwärtigen Augenblick ohne Abwehr und Vermeidung. Dabei stehen sie voll im Leben, so wie es ist – und nicht wie ihr Kopf ihnen sagt, dass es ist. Ein wesentlicher Aspekt der Flexibilität ist es, je nach den Erfordernissen der Situation im Dienste der gewählten Werte entweder auf einem bestimmten Verhalten zu beharren oder es zu verändern. Es ist wichtig festzuhalten, dass der Fokus auf zentrale Prozesse wie Akzeptieren und Abbau kognitiver Fusion dabei kein Selbstzweck sind. Vielmehr sollen Patienten mit ihrer Hilfe zu einem engagierten Handeln in Richtung selbst gewählter Werte und Ziele unterstützt werden.

Mitgefühl (compassion) – mit sich selbst und anderen gegenüber

Das Erlernen von liebevoller Freundlichkeit und Mitgefühl zuerst sich selbst und dann anderen gegenüber ist kein formaler Bestandteil des Hexaflex-Modells. Dennoch ist es im Laufe der letzten zehn Jahre ein integraler Bestandteil der praktischen Durchführung von ACT geworden. Man könnte durchaus sagen, dass Mitgefühl in gewisser Weise den Rahmen und Hintergrund – den Kontext – für alle sechs besprochenen zentralen Therapieprozesse bildet.

Der Grund ist, wie Ellis (2006) wiederholt betonte, dass Menschen mit psychischen Störungen sich selbst gegenüber überaus kritisch eingestellt sind. Wenn sie beispielsweise frustriert darüber sind, wie eingeschränkt ihr Leben geworden ist, geraten sie oft in die Selbstbeschuldigungsfalle. *„Ich bin so schwach. Ich weiß, dass ich das schaffen sollte, aber ich kann es nicht. Manchmal hasse ich mich regelrecht und bin wütend auf mich."* Besonders Menschen mit posttraumatischer Belastungsstörung kämpfen fast täglich mit Ärger, Schuld und Angst (Walser & Westrup, 2007). Sie empfinden Gefühle von Hass gegenüber den Tätern, die sie misshandelt haben oder sind wütend auf die Soldaten, die sie beim Begehen von Grausamkeiten im Krieg beobachtet haben. Sie geben sich selbst die Schuld daran, nicht „besser" klarzukommen und leiden an Gefühlen von Scham, Reue und Bedauern für Dinge, die sie während der traumatischen Umstände getan oder unterlassen haben. Doch harsche Selbstbeschuldigungen lassen sich auch bei Patienten mit anderen Angststörungen in prominenter Weise feststellen (Eifert et al., 2009).

Im Rahmen der ACT dient das Lernen und ständige Üben von liebevoller Freundlichkeit und Mitgefühl als Gegenmittel zu Selbstbeschuldigungen und Selbstherabsetzungen jeglicher Art. Dies geschieht zum einen dadurch, dass Patienten lernen, den Produkten ihres harschen Verstandes aus der

Beobachterperspektive und mit Defusion zu begegnen. Darüber hinaus lernen Patienten mithilfe von gezielten Achtsamkeitsübungen, ihrem Erleben zunehmend mehr Mitgefühl und Freundlichkeit entgegen zu bringen. Von ganz besonderer Wichtigkeit ist es auch, über Worte hinauszugehen und Patienten immer wieder dazu anzuhalten, *Taten* der Freundlichkeit sich selbst und anderen gegenüber zu praktizieren.

1.4 Stand der Wirksamkeitsforschung zur ACT

Das empirische Fundament der ACT ist aufgrund einer immer noch zunehmenden Anzahl internationaler Studien in den letzten 15 Jahren sehr solide geworden. Außer den eigentlichen Effektivitätsstudien existiert auch eine koordinierte Strategie, bei der sich Grundlagenforschung und angewandte klinische Forschung gegenseitig positiv beeinflusst und angespornt haben. Aus diesem Grunde existiert mittlerweile eine umfangreiche Literatur, die sowohl die sechs beschriebenen Prozessziele der ACT als auch die therapeutisch angewandten Strategien zu deren Veränderung näher untersucht haben. Dies ermöglicht uns die im Manual erarbeiteten Ziele und Strategien durch die vorhandene Literatur über Prozesse und Ergebnisse der Veränderung (Outcome) zu unterstreichen. Von besonderer Bedeutung für klinische Therapeuten ist die Forschung, deren Ziel es ist, Prozesse zu ermitteln, welche die Veränderung beim Patienten hervorrufen. Wir können die Wichtigkeit dieser Prozesse nicht genug hervorheben. Eine einzigartige Metaanalyse von laborbasierten Studien hat positive und spezifische Effekte für Akzeptanz, Defusion, Gegenwärtigkeit, Werte und experimentelle Übungen gefunden (Levin, Hildebrandt, Lillis & Hayes, 2012), die insgesamt die Wirksamkeit der Kernprozesse der psychologischen Flexibilität eindrucksvoll bestätigen.

Zusätzlich zu den Prozessstudien haben über 100 randomisierte Kontrollstudien (RCTs) die Wirksamkeit über verschiedene diagnostische Kategorien und Problembereiche inklusive chronischer Schmerzen (McCracken, Vowles & Eccleston, 2005; Ghomian & Shairi, 2014), Psychose (Bach & Hayes, 2002; White et al., 2011), Depression (Bohlmeijer, Fledderus, Rokx & Pieterse, 2011; Folke, Parling & Melin, 2012; Zettle & Hayes, 1986; Zettle & Rains, 1989; Zhao, Zhou, Liu & Ran, 2013) Zwangsstörungen (Twohig et al., 2010), Substanzabhängigkeit (Smout et al., 2010) Trichotillomanie (Woods, Wetterneck & Flessner, 2006), Diabetes (Gregg, Callaghan, Hayes & Glenn-Lawson, 2007; Hoseini, Rezaei & Azadi, 2014), Stigmatisierung (Masuda et al., 2004) und Burnout (Hosseinaei, Ahadi, Fata, Heidarei & Mazaheri, 2013; Lloyd, Bond & Flaxman, 2013) nachgewiesen. In Bezug auf Angststörungen haben zwei Studien (beide basierend auf diesem Manual) positive Ergebnisse gezeigt (Arch, Eifert et al., 2012; Gloster et al., 2015).

Wichtig zu erwähnen ist, dass einige Studien auch Mediatoren untersucht haben, was zeigt, dass die im psychologischen Flexibilitätsmodell genannten Prozesse (vgl. Abbildung 1) tatsächlich aktiv sind und für die gefundenen positiven Veränderungen verantwortlich sind. Schließlich haben zwei weitere ACT-Studien mit behandlungsresistenten Patienten positive Veränderungen mit langzeitig stabilen Effekten gefunden (Clarke et al., 2014; Gloster et al., 2015). Diese wachsende Literatur ist auch in diversen Metaanalysen untersucht worden. Zusammenfassend zeigen diese Analysen, dass – konservativ interpretiert – ACT eine zumindest ähnlich gute Verbesserung wie die KVT erzielt und teilweise sogar bessere Ergebnisse, insbesondere was die Langzeiteffekte betrifft.

1.5 Therapieresistenz

Wie bereits erwähnt, war eines unserer Ziele das vorliegende Manual so detailliert und strukturiert zu gestalten, dass auch therapieresistente schwierige Patienten von diesem Ansatz profitieren können. Dies soll auch gelten, wenn Therapeuten noch nicht viel Erfahrung mit ACT haben, wie dies übrigens in den beiden von uns durchgeführten Untersuchungen der Fall war.

Therapieresistenz ist ein allgemein anerkanntes Problem. Schätzungen zeigen dass 25 bis 50% aller Patienten, die eine State-of-the-Art-Behandlung erhalten haben, therapieresistent sind. Selbst bei Patienten mit Angststörungen, die im Allgemeinen gut auf kognitive Verhaltenstherapie (Barlow et al., 2000) ansprechen, erreichen mehr als 20 % aller Patienten nicht die Kriterien für ein high end-state functioning. Diese Einschätzungen beinhalten nicht Patienten, die Studien vorzeitig beenden, und auch nicht Patienten, die trotz messbarer Verbesserung beeinträchtigt bleiben (Fava et al., 2001). Trotz der großen Anzahl von betroffenen Patienten werden therapieresistente Patienten oft von Forschern ignoriert und von Therapeuten vermieden, was einen Autor veranlasst hat, diese Gruppe von Patienten „das vergessene Drittel" zu nennen (Schlaepfer et al., 2012).

Darüber hinaus fehlen empirisch fundierte Richtlinien, wie Therapeuten den therapieresistenten Patienten helfen können. Ein Teil dieses Problems rührt von der Tatsache her, dass es keine Einigung gibt, was letztendlich der Grund für Therapieresistenz ist. Versuche einer Erklärung näherzukommen, sind bisher unzureichend. Es existieren auch nur wenige gute empirische Studien über therapieresistente Patienten (Pollack et al., 2008; van Balkom et al., 2012) – die meisten Untersuchungen sind lediglich pharmakologischer Art. In den wenigen randomisierten Kontrollstudien (RCTs) wurden reine psychologische Vorgehensweisen untersucht, und in zwei dieser Studien wurde eine ACT-Behandlung durchgeführt (Clarke et al., 2014; Gloster et al., 2015).

Kapitel 2

Ein integrierter systematisierter ACT-Ansatz für Angststörungen – ein Überblick

In diesem Kapitel geben wir einen Überblick über das gesamte im vorliegenden Manual vorgestellte Behandlungsprogramm. Das Ziel des hier dargestellten manualisierten Ansatzes ist es, Patienten dazu zu verhelfen, ein Leben zu führen, welches sich an den von den Patienten ausgewählten Lebenswerten orientiert. Die eigentlichen Behandlungsstrategien zielen direkt auf Veränderungen der in Abbildung 1 dargestellten sechs zentralen ACT-Prozesse ab. Diese werden daher im Folgenden dargestellt. Obwohl in den späteren Sitzungsbeschreibungen diese Therapieprozesse noch einmal kurz erklärt werden, liefern die nachfolgenden Beschreibungen der Therapieprozesse wichtige und hoffentlich hilfreiche weitere Informationen, die Sie in die jeweilige Sitzung mit einbauen können.

Es ist vorab auch wichtig darauf hinzuweisen, dass sich diese sechs Prozesse überschneiden und alle miteinander verbunden sind. Konsequenterweise bewegen sich Therapeuten oft zwischen ihnen hin und her und behandeln in jeder Sitzung zumeist mehr als nur einen der beschriebenen Prozesse. Obwohl wir das Vorgehen bei der Behandlung in den einzelnen Sitzungen in Form von Richtlinien skizzieren, lässt sich die tatsächliche Anwendung von ACT eher mit einem kontinuierlichen Tänzeln um die verschiedenen zentralen Prozesse vergleichen als mit einem linearen Fortschreiten. So werden insbesondere Werte aufgrund ihres zentralen Platzes innerhalb der ACT nicht erst im späteren Verlauf der Therapie ausführlich besprochen, sondern werden bereits in der ersten Sitzung kurz angesprochen und in Gang gesetzt (Gloster et al., in Begutachtung). Dennoch mag die nachfolgend beschriebene Abfolge von Strategien als Anhaltspunkt für eine mögliche Strukturierung und einen möglichen Ablauf der Therapie dienen.

Das vorliegende Manual gibt den Therapeuten nicht nur ACT-spezifische Richtlinien an die Hand, sondern auch praktische Hinweise dafür, wie sie die ACT-Prinzipien und -Techniken mit den erfolgreichsten und effektivsten Aspekten von kognitiv-verhaltenstherapeutischen Interventionen vereinen können – insbesondere der Exposition und der Verhaltensaktivierung, aber auch mit einem Training der sozialen Fertigkeiten, um die Defizite bei einigen Personen mit sozialen Angstproblemen auszugleichen.

2.1 Die zentralen Therapieprozesse

Die ACT ist ein funktioneller Ansatz, nicht lediglich eine Therapie oder Ansammlung von Behandlungsverfahren. Sie baut auf einem Modell mit mehreren miteinander zusammenhängenden Behandlungszielen auf, die im Laufe der Therapie ständig und immer wieder neu aufgegriffen werden. Auf einem praktischen Niveau bedeutet dies, dass Therapeuten zu relevant erscheinenden Zeitpunkten erneut auf Konzepte, Metaphern und Übungen zurückkommen, die früher bereits besprochen wurden.

Obwohl wir für jede Sitzung konkrete Vorschläge für Übungen und andere therapeutische Aktivitäten machen, sollten die Therapeuten Übungen und Metaphern auf eine flexible und kreative Weise aufeinander folgen lassen und anwenden. Das bedeutet auch, dass sie die Techniken den spezifischen Umständen und Reaktionen jedes einzelnen Patienten anpassen sollten. Eine solche Individualisierung sollte jedoch immer von einem Verständnis der zentralen Prozesse geleitet sein, deren Veränderung Ziel der ACT sind und die gerade im Moment im Fokus sind. Insofern warnen wir auch vor allzu viel Individualisierung und empfehlen Therapeuten, sich so eng wie möglich an das Manual zu halten. Schulte und Eifert (2002) kamen nach jahrelanger Forschung zu diesem Thema zu der Schlussfolgerung, dass Therapeuten viel zu oft und zu schnell vom Manual abweichen und dass Therapeuten, die dieser Versuchung widerstehen (von einigen eng umschriebenen Situationen abgesehen), oft erheblich bessere Therapieergebnisse erzielen.

Obwohl die nachstehend beschriebenen sechs Therapieprozesse nicht sukzessiv nacheinander bearbeitet werden, so kommen sie dennoch zumindest in einer gewissen zeitlichen Aufeinanderfolge zum Tragen.

2.1.1 *Akzeptieren statt Kontrolle – Therapiemotivation schaffen durch „kreative Hoffnungslosigkeit“*

In der ersten Sitzung vermitteln die Therapeuten den Patienten ein Verständnis der Eigenart und des Zwecks der Angst und verdeutlichen ihnen, weshalb Angst zu einem bedeutsamen Problem im Leben werden kann. Die Therapeuten beschreiben Angst und Furcht zunächst als adaptive Emotionen, die zu einem Problem werden können, wenn die Patienten auf ihre ängstlichen Gedanken, Gefühle und Erinnerungen in rigider und unflexibler Weise reagieren, um diese zu beseitigen oder zu reduzieren. Die Therapeuten helfen dem Patienten auf der Erlebensebene zu der Einsicht zu gelangen, dass der Kampf und die Kontrolle seine Funktionstüchtigkeit im Alltag beeinträchtigen und ihn daran hindern, Lebensziele zu erreichen. Anschließend erkunden sie diese Auffassung kurz im Hinblick auf die Lebenserfahrungen des Patienten in verschiedenen Lebensbereichen.

Die Therapie wird als eine Möglichkeit begriffen, neue und flexiblere Reaktionsweisen auf Angst zu erlernen und zu üben. Das Ziel für die Patientinnen und Patienten besteht darin, Fertigkeiten und Methoden zu lernen, wie man die Angst nicht länger zu einem Hindernis dafür werden lässt, das zu machen, was man will, damit man ein erfülltes und sinnvolles Leben führen kann. Die Therapeuten nutzen die erste Sitzung auch dafür, die aktive, erfahrungsgeleitete und partizipative Eigenart der ACT zu betonen. Ebenso konzentrieren sie sich darauf, eine harmonische Beziehung zueinander zu entwickeln und verbreitete Fehlvorstellungen über Furcht und Angst abzubauen (etwa: „Angst ist schlecht und ein Problem, das gelöst werden muss“).

Der erste Schritt in eine neue Richtung besteht darin, die bisherigen nutzlosen Strategien aufzugeben und Raum für neue, radikal andere Lösungen zu schaffen. Durch verschiedene Übungen in den ersten zwei Sitzungen erleben die Patienten hautnah, dass die vielen Strategien und Versuche, Angst zu kontrollieren oder gar zu beseitigen, langfristig nicht funktioniert und ihre Lebenssituation letztendlich nur verschlechtert haben. Sie erleben dabei, was sie eher nicht kontrollieren (z. B. was das „Angstmonster“ tut) und was sie eher kontrollieren können – nämlich all das, was sie selbst mit ihren Händen und Füßen machen. Derartige Übungen und andere Metaphern werden während dieser Behandlungsphase verwendet, um eine „kreative Hoffnungslosigkeit“ (Eifert, 2011) auszulösen. Dies geschieht, indem man die Patienten erfahren lässt, dass frühere Lösungen nicht funktioniert haben (hoffnungslos sind) und dass die Therapie ihnen die Möglichkeit gibt, neue Ergebnisse mit einem radikal anderen Ansatz zustande zu bringen (akzeptieren statt kämpfen). Um dorthin zu gelangen, müssen die Patienten von den alten Strategien, die nicht funktioniert haben, ablassen.

Viele Patienten haben Schwierigkeiten, zu begreifen, was „Loslassen“ im praktischen Sinne bedeutet und wie ein Verhalten des „Loslassens von etwas“ aussieht. Ein praktischer Aspekt des Loslassens besteht darin, zu lernen, angstbezogene Erfahrungen eher achtsam zu beobachten, als mit ihnen zu kämpfen, oder zu versuchen, derartige Erfahrungen unmöglich zu machen. Dieses Thema wird mit einer formalen, zwölfminütigen Achtsamkeitsübung mit geschlossenen Augen eingeführt („Gedanken und Gefühle achtsam beobachten“), die für die Zwecke dieses Programms zur Angstbehandlung aus allgemeineren Übungen oder aus Varianten für andere Störungen adaptiert wurde (Eifert, McKay & Forsyth, 2009; Forsyth & Eifert, 2010; Segal et al., 2008).

Für die Patienten besteht das Ziel darin, zu üben, die Aufmerksamkeit auf ihre Atmung zu richten und zu lernen, wie man andere innere Ereignisse, etwa Gedanken, Gefühle und Empfindungen, beobachtet und sie einfach kommen und gehen lassen kann, ohne an ihnen zu arbeiten. Wenn sie die Aufmerksamkeit auf ihre Empfindungen richten, werden sie erkennen, wie sie sich von einem Augenblick zum anderen ändert, wie sie von selbst kommt und geht – ohne irgendeine Anstrengung ihrerseits. Die Patienten werden gebeten, diese Übungen mindestens einmal am Tag zu Hause zu machen.

2.1.2 *Identifizierung von Werten und Zielen*

Die ACT ist ein konstruktiver Ansatz zur Verhaltensänderung mit dem eindeutigen Fokus und der Absicht, die Lebensqualität des Patienten zu verbessern. Genau deswegen ist das vielleicht wichtigste Ziel unseres Programms, die Patienten dazu zu ermutigen, sich immer mehr auf ein Verhalten einlassen, das auf ihre Lebensziele ausgerichtet ist. Die Patienten werden von Anfang an aktiv unterstützt, die zentralen Werte in ihrem Leben zu erkunden und diese immer im Auge zu behalten, anstatt sich damit zu beschäftigen, was sie nicht haben oder fühlen wollen. Sie werden zum Nachdenken darüber ermutigt, was sie mit ihrem Leben machen wollen und was nicht (Eifert, 2011). Diese Neuorientierung wird in Sitzung 4 dadurch erreicht, dass man den Patienten hilft, zu bestimmen, worum es in ihrem Leben gehen soll und was für sie in Schlüsselbereichen ihres Lebens wichtig ist (z. B. in Bezug auf Familie, Freunde, Liebesbeziehungen, Freizeit, Spiritualität, Gesundheit, Arbeit; siehe auch Dahl & Lundgren, 2006). Zu einem späteren Zeitpunkt nutzen wir zusätzliche Erfahrungsübungen und Arbeitsblätter zur Verhaltensaktivierung, um spezifischere Ziele festzulegen, die sie in Richtung auf diese Werte leiten.

Dadurch dass die Patienten ihre eigenen Werte ausmachen, erkennen sie oft, dass ihr Verhalten zur Bewältigung der Angst sie von ihren Werten im Leben eher entfernt hat. Dies soll am folgenden Beispiel verdeutlicht werden:

Beispiel:

Eine Frau mit einer Tochter im Grundschulalter erzählte uns, dass es ihr wichtigstes Lebensziel war, eine gute Mutter zu sein. Sie erkannte jedoch, dass ihr agoraphobisches Vermeidungsverhalten sie davon abhielt, die Konzerte ihrer Tochter in der Schule zu besuchen. Tatsächlich hatte sie noch nie ein solches Konzert besucht. Statt weiterhin mehr Zeit und Energie dafür aufzuwenden, wie sie sich die Panik vom Leibe halten konnte, fällte sie die Entscheidung, dass Sie lernen wollte, ihre Beschwerden zu beobachten und damit zu leben. So war sie am Ende in der Lage, sich der zuvor gemiedenen Aula in der Schule zu nähern und mitzuerleben, wie ihre Tochter ein Konzert gab.

2.1.3 Akzeptanz und Bereitschaft, mit Beschwerden leben zu lernen

Die ACT zielt darauf ab, den Patienten Akzeptanz als Alternative zum Verhalten der Erlebensvermeidung beizubringen. Akzeptieren bedeutet, offen sein für Erleben, es zulassen und annehmen, ohne versuchen es zu verändern, vor allem wenn dies psychischen Schaden oder sonstige persönliche Nachteile oder soziale Kosten verursacht (Hayes, Luoma, Bond, Masuda & Lillis, 2006). Akzeptieren ist also eine Haltung der Offenheit, Gegenwartsorientierung, Mitgefühl, Güte und Bereitschaft in Bezug auf die eigenen Erfahrungen. Eine solche Haltung des Akzeptierens manifestiert sich in der Bereitschaft, aversive Gedanken, Erinnerungen, Empfindungen und Gefühle so zu erfahren wie sie sind, ohne diese Erfahrungen oder die Umstände, in denen sie auftreten können, zu vermeiden oder zu versuchen, ihnen zu entfliehen. Dies bedeutet auch, nicht mehr allein auf der Basis dessen zu handeln, was unser Kopf uns über die Bedeutung dieser Ereignisse einredet.

Unsere Strategie in den Sitzungen 2 und 3 ist es, Akzeptanz, Bereitschaft und Achtsamkeit als Methoden und Fertigkeiten einzuführen. Wir haben die Übung zur Akzeptanz von Angst als ein Achtsamkeitsinstrument entwickelt, um den Patienten beizubringen, wie sie in ihrer Beziehung zu ihren angstbezogenen Gefühlen und Gedanken eine Beobachterperspektive einnehmen können. Diese 15-minütige Übung mit geschlossenen Augen, die man ein- oder zweimal am Tag machen sollte, beruht auf der allgemeinen Übung „Gedanken und Gefühle achtsam beobachten". Die Patientinnen und Patienten üben wieder, die Aufmerksamkeit auf einen einzigen Fokus – ihre Atmung – zu richten und zu erlernen, spezifische angstbezogene Gedanken und Körperempfindungen beim Kommen und Gehen zu beobachten und sie zuzulassen, ohne dass man versucht, sie zu verändern. Die Patienten werden ermutigt, einen vollständigen Kontakt zur Erfahrung der Angst herzustellen, alle ihre Facetten wahrzunehmen, damit zu leben, sie zu beobachten, und ihr „Spielraum" zu geben.

Das Ziel besteht darin, dass die Bereitschaft, Erfahrungen mit Beschwerden zu machen, größer werden soll. Und es soll der Neigung entgegengewirkt werden, dass man auf mit Angst zusammenhängende Gedanken, Bilder und Empfindungen mit Strategien reagiert, die darauf abzielen, derartige Erfahrungen loszuwerden. Die Übung bekräftigt auch das Entscheidungskonzept: Obwohl man nicht die Wahl hat, Angst und Furcht zu erleben, liegt es doch in der Hand der Patienten, wie sie auf ihre Beschwerden reagieren. Sie können sich dafür entscheiden, ihre Angst als etwas zu beobachten und anzuerkennen, was sie ist. Oder sie können sich dafür entscheiden, dass sie auf eine Weise reagieren, die ihre Handlungsmöglichkeiten und ihr Leben begrenzt.

Zusätzliche Metaphern und Übungen in diesen Sitzungen dienen dazu, die Beobachtungsfähigkeit zu stärken, statt auf Angst nur damit zu reagieren, dass man sich bemüht, sie unter Kontrolle zu halten. Diese Übungen bieten den Patienten eine zusätzliche Praxis darin, zwischen den Erfahrungen, die sie haben (Gedanken, Emotionen und körperliche Empfindungen), und der Person, die sie macht, zu differenzieren. Obwohl es sich hier um abstrakte Konzepte handelt, hilft die Entwicklung einer Perspektive des akzeptierenden Beobachters den Patienten, mit einem „Bauchgefühl" zu erleben, dass sie mehr als ein angstgestörtes Individuum sind, auch wenn ihre Angst ein Teil von ihnen ist.

Akzeptieren wird von Patienten oft missverstanden. Sie glauben, Akzeptieren bedeutet ihr Erleben zu mögen, Handlungen und Ereignissen zuzustimmen oder gutzuheißen oder einfach aufzugeben. Nachgeben und Aufgeben sind jedoch gleichbedeutend mit *passiver Akzeptanz* oder *Resignation*. Darum geht es in der ACT nicht. Bei der ACT geht es um aktives Akzeptieren: den Kampf mit dem, was nicht kontrolliert werden kann, aufzugeben und auf das zuzugehen, was sie kontrollieren und beeinflussen können. Aktives Akzeptieren hängt also eng mit persönlicher Bereitschaft und zielgerichtetem Handeln zusammen. Linehan (1996) verweist darauf, dass Bereitschaft heißt, das zu akzeptieren, was ist, und gleichzeitig auf wirksame und angemessene Weise auf das zu reagieren, was ist. Es geht also darum, zu tun, was funktioniert und was in der gegenwärtigen Situation oder im Moment gerade erforderlich ist.

Wir sehen daher Akzeptanz als die Bereitschaft, mit Beschwerden zu leben, während man sich zugleich aktiv und absichtsvoll dafür entscheidet, sich auf ein Verhalten einzulassen, das am Lebensziel ausgerichtet ist (Forsyth & Eifert, 2010). Bereitschaft ist eine Fertigkeit, die gelernt werden muss, kein Konzept oder ein Gefühl. Es geht nicht darum, etwas zu mögen, zu wollen, sich mit etwas abzufinden oder es zu tolerieren. Und es geht nicht darum, Angst mit der Brachialgewalt des Willens zu ertragen. Es bedeutet vielmehr, für die gesamte Erfahrung der Angst offen zu sein (Luoma, Hayes & Walser, 2009) und sich dafür zu entscheiden, sie als das zu erleben, was sie ist – als eine Ansammlung von Empfindungen, Gefühlen, Gedanken und Bildern. In diesem Sinne ist Bereitschaft das Gegenteil von Kontrolle und Vermeidung; sie ist ein wichtiges Behandlungsziel innerhalb dieses Programms.

2.1.4 Kognitive Defusion

Das Konzept der kognitiven Fusion kann erklären, warum Gedanken für Menschen so bedrohlich werden können, dass sie sich auf ein Verhalten einlassen, das eindeutig nachteilig für ihr Wohl und für ihre Lebensqualität ist. Kognitive Fusion bezieht sich auf die Tendenz von Menschen, sich im Inhalt dessen zu verfangen, was sie denken (Luoma et al., 2009).Wenn es zu einer Fusion kommt, ist ein Gedanke nicht mehr einfach nur ein Gedanke und ein gesprochenes Wort ist nicht mehr einfach nur ein Geräusch; vielmehr reagieren wir auf Wörter im Kontext eines Ereignisses, als reagierten wir auf das tatsächliche Ereignis, das durch die Wörter beschrieben wird. Wenn wir also während einer Panikattacke ein schnell schlagendes Herz registrieren („mein Herz schlägt sehr schnell") und gedanklich bewerten („dies ist gefährlich und ich könnte sterben") dann ist ein schnell schlagendes Herz nicht mehr einfach nur ein schnell schlagendes Herz. Wenn wir mit dem Gedanken „gefährlich – ich könnte daran sterben" fusioniert sind und an ihn glauben, dann ist dies nicht mehr nur irgendein Gedanke, sondern ein Gedanke, der unbedingt Handeln erforderlich macht, das auf eine Herabregulation der erlebten körperlichen Empfindungen und der damit einhergehenden Bewertungen abzielt.

Das Erlernen von kognitiver Defusion ist ein zentraler Bestandteil von ACT. Defusion ist der Prozess, durch den Patienten lernen, sich aus ihren Verstrickungen mit Kognitionen zu lösen. Es geht darum, die Dominanz dessen, was der Kopf vorgibt, wie etwas „ist" oder „sein sollte" zu schwächen (Hayes, Strosahl & Wilson, 2014). Pearson, Heffner und Follette (2010) demonstrieren ihren Patienten mit Körperbildstörungen den Unterschied zwischen kognitiver Fusion und Defusion mit einem einfachen Beispiel: Man kann entweder sagen „Ich bin zu dick" (Fusion) und diesem Gedanken glauben oder man kann sagen „Ich habe den Gedanken, dass ich zu dick bin" (Defusion) und diesen Gedanken als einen solchen erkennen. Kognitive Defusion beinhaltet also die Fähigkeit, jeden Gedanken als Gedanken zu sehen anstatt als Tatsache oder als das, worauf er sich bezieht. Defusion erleichtert es Patienten zu wählen, ob sie auf einen Gedanken mit Verhalten reagieren oder nicht. Auf diese Art und Weise fördert Defusion eine größere Verhaltensflexibilität. Durch kognitive Defusion lernen Patienten, nicht mehr auf ihren Kopf zu hören und auf rigide

Weise alles zu tun, was er ihnen zu sagen scheint, wenn das in gleichen oder ähnlichen Situationen in der Vergangenheit nicht zweckmäßig war und ihnen nicht geholfen hat, ihren Lebenszielen näher zu kommen. Stattdessen können Patienten vollständig erleben, was ist – direkt und als das, was es ist, sodass sie eher in der Lage sind, die Dinge zu tun, die ihnen wirklich wichtig sind. Es geht also um die Schwächung der verhaltensregulierenden Funktion von solchen Kognitionen, die die Patienten von ihren eigentlichen Lebenszielen wegführen, anstatt sie näher an sie heranzuführen.

Defusionsübungen bieten Patienten Möglichkeiten, den Prozess des Denkens zu beobachten, anstatt sich in den Inhalten des Gedachten zu verfangen (Luoma et al., 2009). Anstatt auf die wörtliche Bedeutung von Wörtern und Gedanken zu reagieren, lernen die Patienten, ihre Gedanken als solche zu erkennen, auf die man nicht unbedingt reagieren muss, die auch nicht verändert werden müssen, sondern die man einfach haben und beobachten kann (Masuda, Hayes, Sackett & Twohig, 2004). Bei der Defusion geht es nicht darum, die Form (d. h. den Inhalt) oder die Häufigkeit von Kognitionen zu verändern, sondern wie Patienten auf ihre Kognitionen reagieren. ACT versucht also, die Beziehung von Patienten zu ihren Kognitionen zu verändern – wie sie mit ihnen umgehen. Dies soll den Patienten mehr Flexibilität und Wahlmöglichkeiten in Bezug auf ihr Verhalten geben, um sich auf die Dinge in ihrem Leben zu konzentrieren, die ihnen wirklich am Herzen liegen. Humor ist oft ein wesentlicher Bestandteil dieser Übungen.

Merke:

Zusammenfassend können wir festhalten, dass sich Patienten aus Verstrickungen mit ihren Kognitionen lösen können, indem sie lernen,

- Abstand zu ihren Gedanken zu gewinnen;
- Gedanken als solche zu erkennen und zu kategorisieren;
- Gedanken nicht wörtlich zu nehmen;
- Gedanken nicht immer ernst zu nehmen;
- Das eine zu denken und das andere zu tun;
- den Unterschied zu erkennen zwischen Wörtern/Gedanken und worauf diese sich beziehen – Wörter und Gedanken sind nicht das, was sie beschreiben.

2.1.5 Anwendung von Akzeptanz, Defusion und Perspektivenwechsel bei der Verfolgung von Lebenszielen

Das Ziel aller verbleibenden Sitzungen ist es, zu lernen, mit der Angst auf ein wertorientiertes Leben zuzugehen, sich also konkret in Richtung Lebenswerte zu bewegen. Wir beschreiben den Patienten diesen Teil der Behandlung daher als eine Vorbereitung darauf, der Angst mit achtsamer Akzeptanz entgegenzutreten, sodass man ein wertorientiertes Leben führen kann (Forsyth & Eifert, 2010). Dazu benutzen wir expositionsähnliche Übungen. Um den Patienten gegenüber den eher befremdenden Ausdruck „Exposition“ zu vermeiden, bezeichnen wir solche Übungen als FÜHLE-Übungen. Das Akronym FÜHLE bedeutet ***F****ühlen* ***Ü****ben* ***H****ilft* ***L****eben* ***E****rleben*. Der Kontext und Zweck von FÜHLE-Übungen muss in die Werte und Ziele des Patienten eingebettet sein und hat nicht wie in traditionellen Expositionstherapien typischerweise das Ziel der Beherrschung oder Reduzierung der Ängste oder des Testens der Richtigkeit irrationaler Gedanken. Man könnte diese Übungen daher durchaus auch als Werteübungen bezeichnen. Die Patienten üben mit ihnen während der Sitzung achtsame Beobachtung ein, damit sie vom Kampf mit ihren angstbezogenen Gedanken, Sorgen und körperlichen Empfindungen ablassen. Dies geschieht, indem sie ihr Vorhandensein anerkennen, sie sogar willkommen heißen und sich nicht auf sie einlassen.

Die eigentlichen Vorgehensweisen, die zur Einübung verwendet werden, sind denen ähnlich, die in der kognitiven Verhaltenstherapie genutzt werden (etwa Hyperventilation, Spinning oder bei chronischen Sorgen bildliche Vorstellung des schlimmsten Falls). Tatsächlich nutzen wir bei der ACT dieselben Übungen sowohl für die ACT- als auch für die KVT-Bedingung – gleichwohl werden sie in den Kontext eines werteorientierten Lebens gestellt. Das Ziel besteht darin, die Patienten auf die unvermeidlichen Zeitpunkte vorzubereiten, in denen Angst oder andere Formen von Beschwerden auftauchen, während sie selbst gewählte Aktivitäten im realen Leben ausführen, die sie in Richtung der Erfüllung ihrer Werte bringen sollen. Daher werden die Expositionsübungen innerhalb der ACT immer im Wertekontext ausgeführt.

Die Expositionspraxis ist eine logische Erweiterung der zuvor begonnenen Übungen zur Achtsamkeit, Defusion und zum Perspektivenwechsel. Mithilfe von ähnlichen Anleitungen wie in den zu Hause durchgeführten Übungen werden die Patienten ermutigt, sich dafür zu entscheiden, gegenwärtig zu bleiben, für ihre Erfahrung offen zu sein und nicht abwehrend zu reagieren. Dabei ist es besonders hilfreich, wenn Patienten lernen, angstbezogene Beschwerden aus einer nicht urteilenden, mitfühlenden Beobachter-Perspektive anzugehen. Dies fördert sowohl die kognitive Defusion und die Entschlossenheit, sich nicht von alten bewertenden Gedanken von lebenszielorientiertem Verhalten abhalten zu lassen.

Die Expositionspraxis bietet den Patienten eine wichtige Möglichkeit zu erkennen, dass Akzeptieren und Bereitschaft eine *Wahl* ist. Niemand „wählt" Angst. Sie tritt einfach ein. Bei der zu treffenden Wahl geht es darum, ob jemand bereit ist, Erfahrungen mit Angst zu machen, wenn sie aufkommt, und zu tun, was wichtig ist. Daher geht es bei der Bereitschaft um die Kontrolle von Entscheidungen und Handlungen, nicht um Gefühle und Gedanken. Bei diesen Gelegenheiten werden die Patienten ermutigt, sich erneut die folgende zentrale Frage zu stellen: „Bin ich bereit, mich mit meiner Angst zu bewegen, um das zu tun, was mir wirklich wichtig ist, oder werde ich weiterhin vor meiner Angst und dem Leben, das ich wirklich leben möchte, weglaufen?"

Expositionsübungen sind demnach also vor allem auch Bereitschaftsübungen, bei denen die Patienten ermutigt werden, die Wahl zu treffen, Angst zuzulassen und sich nicht mehr vor der Angst und damit vor sich selbst wegzulaufen. Obwohl Expositionsübungen innerhalb der ACT nicht zum Zweck der Angstreduzierung durchgeführt werden, kommt es oft dennoch zu einer Abnahme von Angst, denn Löschungsprozesse finden unabhängig vom Kontext und den vernunftmäßig vermittelten Gründen, sich mit den Ängsten fortzubewegen und sie nicht zu vermeiden, statt.

2.1.6 Wertegeleitetes Handeln – Wie es bei Hindernissen weitergeht

In allen verbleibenden Sitzungen geht es um das konkrete Zugehen auf wertebezogene Kurz- und Langzeitziele. Therapeuten helfen den Patienten, Werte in zielgerichtete Handlungen zu übersetzen, realistische Ziele und Kriterien aufzustellen sowie laufend Rückmeldungen zu geben und das Vorankommen zu sichern. Konkret entwickeln Therapeut und Patient gemeinsam einen spezifischen Handlungsplan für jede einzelne Woche und identifizieren Handlungssequenzen, die sie zur Erreichung der Ziele einhalten müssen. Alle Erkenntnisse der Verhaltensaktivierung aus der Verhaltenstherapie kommen bei diesem Teil der Therapie voll zum Einsatz (z. B. Addis & Martell, 2004; Hopko, Lejuez, Ruggiero & Eifert, 2003). Im Wesentlichen geht es für die Patienten darum, zu lernen, engagiert zu handeln und sich zunehmend mehr und häufiger auf eine Weise zu verhalten, die sie voranbringt in Richtung ihrer gewählten Werte. Patienten lernen hier auch, auf Kurs zu bleiben und die Angst (wenn sie denn aufkommt) auf die Reise in Richtung Werte mitzunehmen.

Während der letzten Sitzungen besteht eine wichtige, immer wiederkehrende Aufgabe für die Therapeuten darin, den Patienten zu helfen, mit Hindernissen für ein werteorientiertes Leben ACT-konform umzugehen. Zumeist gibt es bei diesen Hindernissen einen Zusammenhang mit angstbesetzten Sorgen, welche die Patienten scheinbar zurückhalten. In dieser Phase halten Therapeuten die Patienten dazu an, alle gelernten ACT-Fertigkeiten einzusetzen, wenn angstbezogene Beschwerden oder Hindernisse auftauchen. Wenn notwendig, wenden Therapeuten zusätzliche Defusions- und Perspektivwechselübungen an, um ihre Patienten zu ermutigen, die beim Erleben von „Symptomen" immer wieder auftretenden Barrieren – oftmals geschürt durch Fusion und Erlebensvermeidung – auf die Reise mitzunehmen, anstatt zu versuchen, sie zu überwinden oder beiseite zu schaffen. Auch bei den unvermeidlich auftretenden Rückschlägen helfen Therapeuten ihren Patienten, sich immer wieder erneut zu verpflichten („commitment"), das zu verändern, was sie ändern können – ihr Verhalten – und nicht in alte Erlebensvermeidungs- und Kontrollmuster zu verfallen. Letztendlich geht es darum Patienten erfahren zu lassen, dass sie Dinge, die ihnen wichtig sind, tun und gleichzeitig ängstlich sein können – die Patienten lernen, dass ihre Angst nicht erst abnehmen muss, damit sie tun können, was ihnen wichtig ist.

2.2 Hinweise für die Anwendung des ACT-Manuals

ACT ist ein sehr flexibler Therapieansatz. Charakteristisch für die ACT ist eine erfahrungsorientierte Vorgehensweise bei der Durchführung psychotherapeutischer Interventionen und eine kontextorientierte Sicht der Funktionsweise des Menschen, die von den in den beiden Hexaflexmodellen dargestellten Prozessen bestimmt werden. Das Hexaflexmodel in Abbildung 1 (vgl. S. 17) beschreibt zum einen die Prozesse der Achtsamkeit und des Akzeptierens und zum anderen die Prozesse des Engagements und der Verhaltensveränderung zur Förderung psychischer Flexibilität. Die ACT ist damit sowohl ein Modell psychischer Störungen sowie eine spezifische Sicht von Interventionsprozessen und von psychischer Gesundheit (Eifert & Timko, 2012; Timko, Eifert & Harres, 2013).

Die zentralen Charakteristika der ACT – die Fokussierung auf erfahrungsbezogene Offenheit und Werte sowie die Entwicklung des Vermögens, absichts- und bedeutungsvoll zu handeln und zu leben – folgen direkt aus der Sicht, dass ein guter Teil des menschlichen Leidens von Handlungen herrührt, die Personen von der Verfolgung ihrer Lebensziele abhalten oder wegführen. Dementsprechend ist ein zentrales Ziel der Therapie, einen neuen Kontext zu schaffen, in dem die Verfolgung von Lebenszielen wieder in den Vordergrund rücken kann. Dies erfordert von Therapeuten, die symptomfokussierte Veränderungstaktik vieler gängiger kognitiver Verhaltenstherapien kritisch zu überdenken.

2.2.1 Therapeutische Haltung und Kernkompetenzen

Nachfolgend sind die wesentlichen Merkmale einer therapieförderlichen ACT-Therapeutenhaltung zusammengefasst (Eifert, 2011; Forsyth & Eifert, 2010). Eine detaillierte Auflistung mit Kommentaren zu diesen Merkmalen und Kompetenzen findet sich bei Strosahl, Hayes, Wilson und Gifford (2004) sowie bei Luoma et al. (2009). Diese Kompetenzen und Haltungen beziehen sich sowohl auf die therapeutischen Kernprozesse als auch auf die effektive Vermittlung der ACT in den verschiedenen Phasen und Aspekten der Therapie.

Therapeut und Patient sind auf der gleichen Ebene. Die Tendenz zur Erlebensvermeidung und zur Verstrickung mit den eigenen Gedanken und Bewertungen ist normal und allgegenwärtig und lässt sich nicht nur bei Menschen mit Störungen nachweisen. Therapeuten sind von diesen „psychischen Viren“ genauso betroffen wie andere Menschen. Wenn Therapeuten erkennen, dass sie in demselben Boot sitzen wie ihre Patienten, sprechen und interagieren sie mit ihnen aus einem gleichgestellten, verwundbaren, echten und teilnehmenden Blickwinkel. Daraus folgen sowohl eine mitfühlende und menschliche Haltung gegenüber dem Leiden des Patienten sowie das Vermeiden des Einnehmens einer abgehobenen Position.

Das Erkennen einer Gleichstellung und fundamentalen Ähnlichkeit von Therapeut und Patient ist ausgesprochen wichtig. Sie tritt der Gefahr entgegen, dass Therapeuten versuchen, die ACT-Prozesse aus einer dominierenden, höhergestellten Expertenposition zu verändern anstatt aus einer mitfühlenden, sich sorgenden, gleichgestellten Position. So ist es beispielsweise nicht hilfreich, wenn Therapeuten Metaphern in einer prüfungsartigen Weise anwenden, indem sie testen, ob der Patient sie „begriffen“ hat. Patienten spüren es, wenn sie auf dem Prüfstand stehen und sich in einer unterlegenen Position befinden. Widerstand und mangelnde Therapiebereitschaft sind dann oft die Folge. Therapeuten können Patienten vermitteln, dass wir alle prinzipiell im gleichen Boot sitzen, indem sie sich selbst in die Analyse von Problemen mit einer Mischung aus Humor und Mitgefühl einbeziehen. Anstatt vom Verstand der Patienten und ihrer Tendenz zur Erlebensvermeidung zu reden, sprechen Therapeuten von „unseren“ Denkmaschinen und „unserer“ Tendenz, unangenehme Gefühle und Vorstellungen zu vermeiden. Dies sollte auch nicht mit erhobenem Zeigefinger, sondern immer mit humorvollem Verständnis geschehen.

Akzeptanz und Bereitschaft aufbauen. Durch eine Reihe von Übungen bauen Therapeuten Akzeptanz und Bereitschaft auf, um widersprüchliche oder schwierige Ideen, Gefühle, Erinnerungen und Ähnliches stehen lassen zu können, ohne für sie eine Lösung finden zu müssen.

Selbstöffnung des Therapeuten. Therapeuten sollten dazu bereit sein, sich selbst bei persönlichen Themen zu öffnen, wenn dies einen therapeutischen Punkt illustriert. Dieser den meisten erfahrenen Therapeuten bekannte umsichtige Gebrauch von Selbstöffnung ist auch in der ACT hilfreich, denn er trägt dazu bei, dem Patienten zu vermitteln, dass auch Therapeuten Menschen sind, die leiden und zu manchen Zeiten mit ihrem Erleben kämpfen. Eine solche Öffnung dient nicht nur zum Aufbau einer guten therapeutischen Beziehung, sondern auch als Modell, dass es angemessen ist, ehrlich und offen hinsichtlich der eigenen Person sowie den eigenen Erfahrungen und der persönlichen Lebensgeschichte zu sein.

Therapeuten modellieren die ACT-Veränderungsprozesse. Es mag plausibel erscheinen, dass Therapeuten mit eigener Erfahrung im Erleben und Ausleben der ACT-Prozesse und -Prinzipien in ihrem täglichen Leben ACT effektiver und authentischer anwenden können. Dennoch ist es derzeit empirisch noch weitgehend unklar, inwieweit es für Therapeuten notwendig oder für das Gelingen der Therapie zumindest förderlich ist, Fertigkeiten wie Achtsamkeit und kognitive Fusion selbst zu erlernen und im eigenen Leben anzuwenden. Es gibt jedoch erste empirische Anhaltspunkte dafür (Arch, Eifert, Craske & Culver-Chowdhury, 2009), dass persönliche Erfahrungen mit diesen Prozessen die Vermittlung von ACT erleichtern, authentischer gestalten und zu besseren Therapieergebnissen beitragen. Insbesondere Therapieanfänger empfinden es als schwierig und unangenehm, die ACT-Prozesse lediglich vorzuspielen oder auf rein intellektuellem Niveau zu vermitteln – darüber hinaus scheinen Patienten eine solche mangelnde Authentizität auch zu spüren. Ein gradueller Abbau von Erlebensvermeidung und kognitiven Fusionsprozessen im täglichen Leben von Therapeuten und das Lernen von mehr Akzeptanz und zunehmend häufigerem werteorientierten Verhalten erleichtert es den Therapeuten, diese Prozesse in der Therapie für ihre Patienten glaubhaft zu modellieren und bei ihnen zu fördern. Aus diesem Grunde beinhalten auch alle Aus- und Weiterbildungsveranstaltungen für Therapeuten (Workshops, Seminare usw.) Selbsterfahrungsübungen mit den in Abbildung 1 dargestellten ACT-Prozessen.

2.2.2 Behandlungsfokus immer auf Erleben und direkter Erfahrung

Man kann die ACT durchaus als eine Art der kognitiven Verhaltenstherapie bezeichnen. Dennoch haben „blinde" Therapiebeobachter keine Probleme, die spezifischen Besonderheiten und Unterschiede zur traditionellen KVT in der konkreten Durchführung zu erkennen (Forman, Herbert, Moitra, Yeomans & Geller, 2007). Die Durchführung der ACT ist sehr erlebens- und erfahrungsorientiert. Therapeutenaussagen zeichnen sich nicht durch kühle Logik und sokratische Dialoge aus, sondern beinhalten oft Paradoxien, Metaphern und Humor. Insbesondere die Metaphern und andere in den Sitzungen stattfindende Erlebensübungen zielen darauf ab, Patienten direkten Kontakt mit ihren Gedanken, Vorstellungen und körperlichen Empfindungen zu ermöglichen, die sie in der Vergangenheit eher vermieden haben.

Kein Belehren, Überreden oder Überzeugen. Therapeuten sollten nicht versuchen, Patienten zu belehren oder sie von irgendetwas zu überzeugen, sondern sich stattdessen immer wieder auf die Erfahrung des Patienten konzentrieren. Anstatt Patienten davon überzeugen zu wollen, dass die Problemanalyse des Therapeuten die richtige ist, sollten Therapeuten sich bemühen, das Gespräch auf das zurückzubringen, was die Erfahrungen des Patienten zeigen, und die Erfahrungen von Patienten nicht durch ihre eigenen Meinungen ersetzen. Therapeuten sollten ihre Patienten immer wieder nach ihrer Erfahrung fragen – beispielsweise welche Folgen ein bestimmtes Verhalten in der Vergangenheit hatte oder ob eine bestimmte Strategie in der Vergangenheit funktioniert hat. Die Konzentration auf die Erfahrungen des Patienten dient dazu, den Patienten zu helfen, aus ihren Erfahrungen mit versuchten Lösungen zu lernen, um fundamentale Veränderungen in ihrem Leben herbeizuführen und nicht immer wieder in die gleichen alten Verhaltensmuster zu verfallen.

Nur minimale Erklärungen oder „kognitives Verständnis". Therapeuten sollten generell davon absehen, die „Bedeutung" von Paradoxien oder Metaphern zu erklären. Ein Ziel der Anwendung von Paradoxien und Metaphern ist, die starre und unflexible verbale Regulation des Patientenverhaltens zu lockern und einen anderen Bezug zu ihren Erfahrungen zu gewinnen. Detaillierte Erklärungen und Diskussionen sind einfach weitere verbale Verhaltensweisen, die dem Prozess einer Lockerung der verbalen Regulation zuwiderlaufen und Kopflastigkeit fördern. Es reicht zumeist aus, die Reaktionen des Patienten auf die Metapher und den Bezug zu der Erfahrung und Lebenssituation des Patienten kurz zu besprechen.

Funktion und Anwendungsweise von Metaphern. Die Anwendung von Metaphern durchzieht alle Phasen von ACT und auch des vorliegenden Manuals. Obwohl Metaphern verbal vermittelte Geschichten sind (vgl. Stewart, Barnes-Holmes, Hayes & Lipkens, 2001), so beinhalten sie doch in erster Linie Analogien und Bilder, die sich teilweise sogar konkret ausspielen lassen (Eifert & Forsyth, 2009). Sie können daher nicht unbedingt wörtlich genommen werden und unterwandern damit die Dominanz von Sprache und kognitiven Fusionsprozessen. Sie erlauben den Patienten, unmittelbaren Kontakt mit Aspekten ihres Erlebens aufzunehmen und dies aus einer neuen Perspektive zu tun. Dadurch schaffen die Patienten Abstand zwischen sich selbst als Person und der Art und Weise, wie sie ihren Problemen begegnen; zugleich öffnet sich die Tür für das Erscheinen neuer, oft unerwarteter und überraschender Lösungen.

Aufgrund von Ergebnissen von empirischen Untersuchungen mit Erwachsenen (Eifert & Heffner, 2003) und Kindern (Heffner, Greco & Eifert, 2003; Greco & Hayes, 2008) empfehlen wir, dass Therapeuten alle sich dazu eignenden Metaphern mit ihren Patienten zusammen ausagieren anstatt sie nur verbal darzubieten. Diese spielerische direkte Interaktion macht die Metaphern für die Patienten persönlich besonders relevant und lebendig und maximiert ihren direkten Erfahrungswert. Anstatt beispielsweise das Kämpfen mit schwierigen Emotionen nur verbal mit einem Tauziehen mit sich selbst zu vergleichen, können die Therapeuten dieses Tauziehen und die ungeahnte Möglichkeit, das Seil einfach loslassen zu können, mit einem wirklichen Seil zusammen mit dem Patienten spielerisch ausagieren. Dadurch wird der ermüdende Kampf, das ständige auf der Stelle treten, die am Seil gebundenen Hände, aber auch die Erleichterung des Loslassens und die Möglichkeit, Hände und Füße für andere Ziele zu benutzen als den Kampf zu gewinnen, zu einer erlebten und gespürten Erfahrung mit weitaus stärkeren Auswirkungen auf die Therapiemotivation, als dies eine verbale Erzählung zustande bringen könnte.

Bei der Anwendung von Metaphern empfiehlt es sich, zunächst eng im Rahmen der Metapher zu bleiben und nicht bereits während des Ausagierens oder der verbalen Darstellung die mögliche Beziehung der Metapher zur Lebenssituation des Patienten zu besprechen. Dies würde den Patienten vom augenblicklichen Erleben ablenken und in unnötige verbal-gedankliche Analysen verwickeln. Erst gegen Ende oder nach Abschluss der Übung sollte der Therapeut die Bedeutung und Beziehung der jeweiligen Metapher zum Problem des Patienten besprechen. Diese Besprechung sollte nicht zu ausführlich sein, damit sich Patienten nicht im „neuen Verständnis“ des Problems verstricken und wieder zu kopflastig werden.

2.2.3 Der Aufbau der Behandlung

Wie bereits erwähnt, zeichnet sich das vorliegende Manual durch seine hohe inhaltliche und durchführungsbezogene Strukturiertheit aus. Zwei Durchführungsmodi haben sich in separaten Studien bewährt (Arch, Eifert et al., 2012; Gloster et al., 2015). Im vorliegenden Manual beschreiben wir das in Deutschland von Gloster et al. (2015) getestete, relativ intensive Format von acht Sitzungen (zweimal wöchentlich; 90 bis 120 Minuten pro Sitzung). Ein etwas gestreckteres Format (einmal wöchentlich; ca. 60 Minuten pro Sitzung) über 12 Wochen hinweg hat sich jedoch ebenfalls bewährt (Arch, Eifert et al., 2012; Eifert et al., 2009).

Allen Sitzungen gemeinsam ist eine klare Arbeitsatmosphäre, in der Therapeut und Patient wie an einem gemeinsamen Projekt zusammen arbeiten. Für jede Therapiesitzung gibt es einen „Ablaufplan“ mit Übungen, Arbeitsblättern und einigen zu Hause durchzuführenden Übungen. Sowohl die Therapeuten als auch die Patienten haben eine Kopie des Sitzungsplans. Auch die zeitliche Durchführung der eher begrenzten Anzahl von Sitzungen begünstigt eine fokussierte Arbeitsatmosphäre.

Die Sitzungen sind also weitaus strukturierter als dies gewöhnlich der Fall ist. Dennoch besteht im begrenzten Ausmaß immer die Möglichkeit, auf individuelle Bedürfnisse einzugehen. Die Sitzungen sind jedoch eindeutig arbeitsorientiert, indem Patienten und Therapeuten gleichsam wie an einem gemeinsamen Schulprojekt arbeiten. Im Rahmen der Studien kam es auch oft vor, dass nicht nur Therapeuten mit einem Ordner zur Therapiesitzung erschienen, sondern auch Patienten –ohne dass sie dazu von den Therapeuten vorher aufgefordert worden sind.

Aufgrund der Strukturierung kommen Patienten gar nicht dazu, sich auf Geschichten über „wöchentliche Notfälle“, unbedeutsame Unterhaltungen oder generelles Beschweren einzulassen. Auf der anderen Seite ist dieses Manual kein Kochbuch. Übereinstimmend mit der Literatur sind wir der Meinung, dass es die gesamte Erfahrung und Kreativität der Behandler benötigt, um die Umsetzung für den Patienten zu individualisieren, nicht aber die generellen Strategien und Prinzipien der Veränderung. Gerade solch eine Strukturiertheit ermöglicht es, diese Kompetenz zu entfalten.

Der Aufbau einer Sitzung

In den nachfolgenden Kapiteln wird jede Sitzung in vier Teilen dargestellt:

1. Ziele der Sitzung.
2. Benötigte Materialen und Arbeitsblätter
   - *Arbeitsblätter*: Alle Arbeitsblätter sind nummeriert stehen als Vorlage auf der beiliegenden CD-ROM und Anhang zur Verfügung.
   - *Meditations- und Vorstellungsübungen:* Audioversionen einiger Meditations- und Vorstellungsübungen stehen im mp3-Format auf der beiliegenden CD-ROM zur Verfügung. Diese Übungen sind im Text mit einem CD-Symbol gekennzeichnet.
3. Überblick über die Sitzung
4. Durchführung der Sitzung, die in Anlehnung an Forsyth und Eifert (2010) immer der nachstehend beschriebenen generellen dreiteiligen Sitzungsstruktur folgt.

Teil 1: Rückblick auf die tägliche Praxis

Zentrierungsübung: Beginnen Sie jede Sitzung mit einer erfahrungsbezogenen Zentrierungsübung. Der Zweck dieser Übung ist, das tagtägliche geistige Durcheinander beiseitezulegen und den Therapeuten und den Patienten gegenwärtig „in den Raum" zu bringen.

Erfahrungen seit der letzten Sitzung: Besprechen Sie unmittelbar nach der Zentrierungsübung die Erfahrungen des Patienten mit den gemachten Lebensverbesserungsübungen. Vermeiden Sie ein allgemeines Besprechen von Erfahrungen und Befinden seit der letzten Sitzung und konzentrieren Sie sich auf die vom Patienten gemachten Erfahrungen mit den Lebensverbesserungsübungen. Unsere Erfahrungen haben gezeigt, dass Therapeuten, die sich nicht an diese wesentliche Vorgehensweise gehalten haben, weniger erfolgreich waren.

- Besprechen Sie Reaktionen auf die Materialien der letzten Sitzung.
- Erkundigen Sie sich nach den Erfahrungen mit den Lebensversbesserungsübungen, die Sie für zu Hause aufgegeben haben.
- Wenn die Lebensverbesserungsübungen zu Hause nicht ausgeführt wurden, erfragen und besprechen Sie Gründe und Hindernisse.

Barrieren und Hindernisse sollten immer in einer nicht wertenden Art und Weise besprochen werden. Sie sind eine Chance, um die Nützlichkeit aller Strategien, die der Patient angewendet hat, zu überprüfen. Therapeuten sollten nicht die Rolle eines Anklägers einnehmen, sondern die Besprechung so gestalten, dass die Patienten die Unbrauchbarkeit ihres Handelns an den Auswirkungen in ihrem Leben ersehen können. Untersuchen Sie auch, inwieweit besprochenes Material aus der vorherigen Sitzung die Funktionstüchtigkeit im Leben beeinflusst hat (z. B. intrapersonell oder zwischenmenschlich in Interaktionen mit anderen auf Arbeit, zu Hause oder in anderen sozialen Situationen).

Teil 2: Neue Materialien und Inhalte

Nach dem oben geschilderten Rückblick, werden die neuen Inhalte vorgestellt. Einige der Hauptthemen werden in einer einzigen Sitzung abgedeckt, andere hingegen in mehreren Sitzungen. Die Hauptthemen werden im Manual ausführlich beschrieben. Am Anfang eines jeden Kapitels befindet sich ein Überblick über die Therapieziele für diese Sitzung sowie die zu behandelnden Themen mit einem Vorschlag zum Aufbau der Sitzung.

Idealerweise sollten neue Inhalte mithilfe von Beispielen aus dem Leben des Patienten in die Behandlung integriert werden. Der Therapeut sollte den Patienten aktiv dabei unterstützen, neues Material mit der Erfahrung des Patienten zu verbinden. Er sollte in Erinnerung behalten, dass ACT anstrebt, problematische Aspekte verbaler Regulation des Verhaltens zu unterlaufen. Mit anderen Worten ist das Ziel der Therapie nicht, den Patienten eine andere Art und Weise der kognitiven Regulation vorzustellen und ein neues und „besseres" System von Regeln und Vorstellungen nahezulegen. Stattdessen werden die Erfahrungen des Patienten mit seinem Leben mit neuen Inhalten in Verbindung gebracht, mit dem Ziel, dass der Patient seine eigenen Erfahrungen sorgfältig untersucht und sich in Zukunft von ihnen, anstatt von einem neuen System von kognitiven Regeln und Vorstellungen leiten lässt.

Teil 3: Lebensverbesserungsübungen zu Hause

Verschiedene Themen beinhalten das Ausführen von Übungen zu Hause. Wir bezeichnen diese als *Lebensverbesserungsübungen*: sie haben den Zweck, die Lebensqualität des Patienten zu erhöhen. Das Ausfüllen von Selbstbeobachtungsbögen dient konkret vor allem zwei Zielen:

1. Der Patient erkennt Muster des Erlebensvermeidungsverhaltens und des Nichthandelns sowie die damit verbundenen Kosten.

2. Der Therapeut kann sich ein besseres Bild vom Therapiefortschritt und den täglichen Erfahrungen des Patienten machen.

Schließlich helfen diese Übungen den Patienten, die in der Therapie erlernten Fähigkeiten auch in ihrem alltäglichen Leben außerhalb des Therapieraumes anzuwenden, um so dem eigentlichen Ziel – einem erfüllten und reichhaltigen Leben – näherzukommen.

Merke:

Bitten Sie die Patienten nie, irgendeine Übung einfach durchzuführen – so wie ein Lehrer Hausaufgaben erteilt. In allen Phasen der ACT geht es um die Entwicklung von der Bereitschaft, etwas Neues und Lebensbejahendes zu tun. Fragen Sie die Patienten vor den Übungen jedes Mal und immer wieder, ob sie bereit sind, die Übungen durchzuführen, Protokolle auszufüllen usw. Machen Sie es zu ihrer Entscheidung als Teil ihrer Verpflichtung zur Therapie und zu einem besseren Leben. Dementsprechend raten wir davon ab, in diesem Zusammenhang den Begriff „Hausaufgaben" zu verwenden und stattdessen die Übungen ihrem tatsächlichen Zweck entsprechend immer als Lebensversbesserungsübungen zu bezeichnen.

2.3 Messung von Therapieerfolg und Therapieprozessen

Wir haben in unseren Studien eine Kombination von standardisierten Tests und Fragebögen verwendet (zumeist am Anfang und Ende der Therapie) sowie eine Reihe von ideografischen Assessments, um eine gewisse Individualisierung der Therapie zu ermöglichen (Haynes & O'Brien, 2000). Zu letzterem Zweck empfehlen wir wöchentliche Selbsteinschätzungen der Patienten, die sowohl den Patienten als auch den Therapeuten fortlaufendes Feedback geben und es den Therapeuten ermöglichen, die Behandlungsnuancen aufgrund einer Datenbasis festzulegen.

Wir empfehlen, die nachstehend aufgeführten standardisierten allgemeinen und diagnosespezifische Fragebögen sowie die ACT-spezifischen Fragebögen zur Erfolgsmessung durchzuführen. In unseren Studien kamen sie zu folgenden Zeitpunkten zum Einsatz: bei der Aufnahme (Anamnese), direkt nach der Behandlung (Katamnese) und nachfassend nach 6 Monaten (TU Dresden) sowie 12 Monaten (University of California). Wir schlagen daher den Therapeuten vor, diese Einschätzungen vor dem Erstgespräch, nach der letzten Sitzung und (wenn irgend möglich) nochmals nach ein paar Monaten zu erheben. Erwähnenswert ist, dass sich die Behandlungsergebnisse der Patienten in unseren Studien während der 6 bzw. 12 Monate nach der Behandlung weiterhin verbesserten, weil sie wahrscheinlich die erlernten Techniken in dieser Zeit weiter anwendeten und dadurch die erlernten Fähigkeiten verfestigen konnten (Arch, Eifert et al., 2012; Gloster et al., 2015; Schmidinger, Sonntag & Gloster, 2015).

Um die praktische Anwendung für Therapeuten zu erleichtern, haben wir die Verfahren sowohl nach dem Zeitpunkt ihrer Anwendung als auch nach ihrem klinischen Zweck geordnet. Außer ihrer klinischen Relevanz war die Anwendung und Auswahl der in unseren Studien verwendeten Fragebögen stark von dem Ziel beeinflusst, unsere Ergebnisse mit denen anderer Studien vergleichbar zu machen.

2.3.1 Verfahren für die Anamnese, für das Therapieende und zur Nachbetreuung

Allgemeine und diagnosespezifische Fragebögen

Die nachfolgend aufgeführten Fragebögen werden in der Forschung oft verwendet und sind daher relativ problemlos zu erhalten. Zur besseren Übersicht listet Tabelle 1 die Verfahren nach verschiedenen Symptombereichen geordnet auf.

ACT-spezifische Fragebögen

Die zweite Gruppe von Fragebögen erfasst die spezifischen, im Hexaflex-Modell postulierten Therapieprozesse (vgl. Kapitel 2.1), von denen das Gelingen einer ACT-Therapie maßgeblich abhängt. Diese Fragebögen beziehen sich also nicht direkt auf die engere Symptomatik von Angststörungen, sondern auf die Behandlungselemente der ACT. Es geht hier vor allem um Veränderungen in den Bereichen Akzeptanz, Gegenwärtigkeit und Defusion sowie um allgemeinere Messungen der psychologischen Flexibilität und Emotionsregulation. Werte und engagiertes Handeln werden während der Therapiesitzungen anhand von Arbeits-

Tabelle 1: Allgemeine und diagnosespezifische Fragebögen

Symptombereich	Verfahren	Beschreibung
Allgemeiner klinischer Eindruck	Clinical Global Impression Scale – Skala der Symptomschwere (CGI; Guy, 1976)	Die CGI ist eine Skala Einschätzung des Gesamteindrucks der Symptomschwere
	WHODAS (WHO, 2000/2011)	Der WHODAS ist ein Fragebogen zur Selbsteinschätzung, der von der World Health Organisation entwickelt wurde, um die funktionale Gesundheit in mehreren Bereichen wie Kommunikation, Arbeit, soziales Umfeld etc. zu erfassen.
Generelle Angststörung und Depression	Hamilton Angst Ratingskala (SIGH-A; Shear et al., 2001)	Die SIGH-A ist ein strukturiertes Interview, welches vom Therapeuten ausgefüllt wird, um die Symptome der generellen Angststörung zu messen.
	Beck Depressions Inventar (BDI-II; Beck, Steer & Brown, 1996)	Das BDI-II ist ein Fragebogen zur Selbsteinschätzung, um die Symptome einer Depression zu erfassen.
	Beck Anxiety Inventar (BAI; Beck & Steer, 1990)	Das BAI ist ein Fragebogen zur Selbsteinschätzung, um die Symptome der Angst und die Reaktionen darauf zu messen.
Panikspezifische Fragebögen	Panik Agoraphobie Skala (PAS; Bandelow, 1995; Bandelow, 2016)	Die PAS ist ein Fragebogen zur Selbsteinschätzung, welche die Panikattacken, agoraphobische Vermeidung, antizipatorische Angst, Einschränkungen im täglichen Leben sowie Gesundheitssorgen (Befürchtung körperlicher Schäden bzw. Befürchtung einer organischen Ursache) erfasst.
	Mobilitäts-Inventar (MI; Chambless, Caputo, Jasin, Gracely & Williams, 1985)	Das MI ist ein Fragebogen zur Selbsteinschätzung, der die Schwere der Agoraphobie in 27 verschiedenen Situationen erhebt.
	Fragebogen zur Angst vor körperlichen Symptomen (Body Sensations Questionnaire (BSQ; Chambless, Caputo, Bright & Gallagher, 1984)	Der BSQ ist ein Fragebogen zur Selbsteinschätzung, der die Ausprägung von Angst vor körperlichen Symptomen erfasst.
	Fragebogen zu angstbezogenen Kognitionen (Agoraphobic Cognitions Questionnaire, (ACQ; Chambless, Caputo, Bright & Gallagher, 1984)	Der ACQ erfasst, wie häufig negative angstbezogene Kognitionen bei Patienten auftreten.
	Angst Sensitivitäts Index (ASI; Reiss, Peterson, Gursky & McNally, 1986)	Der ASI ist ein Fragebogen zur Selbsteinschätzung der Angst vor angstbezogenen Symptomen.

blättern erfasst. Jeder dieser Fragebögen besitzt eine gute interne Konsistenz sowie eine angemessene Konstrukt- und Vorhersagevalidität.

Um den Therapeuten die praktische Anwendung dieser Verfahren zu erleichtern, stellen wir zwei zentrale Fragebögen im Anhang und auf der CD-ROM zur Verfügung:

- *Fragebogen für Akzeptanz und Handeln* (FAH-II; Acceptance and Action Questionnaire-II; AAQ-II; Bond et al., 2011; Gloster et al., 2011; vgl. Anhang, S. 124): ein globaler, diagnostisch-unspezifischer Fragebogen zur Messung von psychologischer Flexibilität. Es hat sich wiederholt gezeigt, dass der FAH-II einen großen Teil der Varianz von therapienahen Veränderungen erklärt (Gloster et al., 2014; Hayes et al., 2006; Gloster et al., 2015).
- *Wortwörtlichnehmen von ängstigenden Gefühlen und Gedanken – Believability of Anxious Feelings and Thoughts* (BAFT; Herzberg et al., 2012; vgl. Anhang, S. 125): ein Fragebogen zur Selbsteinschätzung, der die Defusion zu angstähnlichen Gedanken misst. Der Fragebogen erfasst vor allem, wie sehr Patienten ihrem Verstand in Bezug auf angstrelevante Gedanken Glauben schenken. Der BAFT besitzt einen Gesamtwert sowie drei Subskalen: somatische Befürchtungen, Emotionsregulation und negative Bewertungen.

Darüber hinaus möchten wir kurz drei weitere Fragebögen erwähnen, die in ACT-Studien oft zur Anwendung kommen und von Therapeuten benutzt werden können:

- *White Bear Suppression Inventory* (WBSI; Wegner & Zanakos, 1994): ein Selbsteinschätzungsfragebogen, welcher die Tendenz zur chronischen Gedankenunterdrückung misst – das Gegenteil von Akzeptanz.
- *Kentucky Inventory of Mindfulness Skills* (KIMS; Baer, Smith & Allen, 2004): ein Selbsteinschätzungsfragebogen, welcher vier Dimensionen der Gegenwärtigkeit erfasst: beobachten, beschreiben, mit Bedacht handeln und annehmen ohne zu werten.
- *Difficulty with Emotion Regulation Scale* (DERS; Gratz & Roemer, 2004): ein Selbsteinschätzungsfragebogen, der Typen der Emotionsregulation erfasst. Es werden sechs Subskalen unterschieden: Nicht-Akzeptanz emotionaler Reaktionen, Probleme mit zielorientiertem Verhalten, Impulskontrollprobleme, Mangel an emotionaler Aufmerksamkeit, eingeschränkter Zugang zu Emotionsregulationsstrategien und Mangel an emotionaler Klarheit.

2.3.2 Materialien für wöchentliche Veränderungsmessungen

Für die Erfassung von Veränderungen im Therapieverlauf, möchten wir an dieser Stelle ganz besonders auf das *Arbeitsblatt 2: Tägliche ACT-Einschätzung* hinweisen, welches die Patienten einmal täglich ausfüllen sollen (eine Vorlage des Arbeitsblattes befindet sich im Anhang und auf der beiliegenden CD-ROM). Dieses Arbeitsblatt erfasst vier wesentliche ACT-Prozessvariablen.

- *Leiden:* Wie sehr haben Sie sich an diesem Tag über Ihre Ängste aufgeregt und gesorgt?
- *Anstrengung:* Wie viel Anstrengung haben Sie aufgewendet, um angsteinflößende Gefühle oder Gedanken an diesem Tag zum Verschwinden zu bringen (z. B. sie zu unterdrücken, sich abzulenken, sich selbst zu beruhigen oder sich jemand anderen zur Beruhigung zu suchen)?
- *Brauchbarkeit:* Inwiefern hat diese Anstrengung funktioniert, d. h. inwiefern konnten Sie damit Ihr Leben in eine wertgeschätzte Richtung leben? (Wenn Ihr Leben allgemein so wäre, wie in den letzten 24 Stunden, bis zu welchem Grad würden Sie dann den Tag als Teil eines vitalen, funktionierenden Lebens betrachten?).
- *Wertorientierte Aktivitäten:* Wie stark haben Sie sich heute in Verhaltensweisen engagiert, die mit Ihren Werten und Lebenszielen in Übereinstimmung stehen?

Mit diesen wiederholt gestellten Fragen war es uns möglich, bei den Patienten die Einübung ACT-relevanter Fertigkeiten zu Hause zu generieren. Darüber hinaus dienten diese Fragen zur Reflexion über die Bedeutung dieser Fragen im Leben der Patienten und waren oft Stoff für Gespräche in den Sitzungen. Interessanterweise haben wir alleine mit den letzten drei einfachen Fragen nachweisen können, dass sich die Werte der Patienten von Anfang der Therapie an veränderten. Dies geschah sogar noch, bevor eine Reduktion des Leidens festgestellt werden konnte (Gloster et al., in Begutachtung).

Teil II: Beschreibung der Sitzungen

Kapitel 3

Sitzung 1 – Psychoedukation und Behandlungsorientierung

Sitzungsaufbau
1. Einführende Informationen über ACT und die Behandlung (5 Min.) – Metapher: Zwei Berge 2. Anfängliche Problemdiskussion (10 Min.) 3. Psychoedukation (15 Min.) 4. Kreative Hoffnungslosigkeit erzeugen (20 Min.) – Metapher: Kind im Loch 5. Einführung in das Thema Werte (15 Min.) – Metapher: Angsttüren vs. andere Türen – Übung: Grabinschrift „Wofür soll mein Leben stehen?“ 6. Behandlungsschwerpunkt/-ziel (5 Min.) 7. Zentrierungsübung (5 Min.) 8. Grundprinzip für Lebensverbesserungsübungen (5 Min.) 9. Lebensverbesserungsübungen (zu Hause) – Ausfüllen des Arbeitsblattes 3: Beschriften Sie Ihren eigenen Grabstein – Wofür soll mein Leben stehen? oder Bearbeitung von Arbeitsblatt 4: Ansprache zu Ihrem 80. Geburtstag – Erfahrungsüberwachung mit Arbeitsblatt 1: Leben bewusst erleben (LEBEN) – Ausfüllen des Arbeitsblattes 2: Tägliche ACT-Einschätzung
Arbeitsblätter (vgl. CD-ROM) und Materialien
– Arbeitsblatt 1: Leben bewusst erleben (LEBEN) – Arbeitsblatt 2: Tägliche ACT-Einschätzung – Arbeitsblatt 3: Beschriften Sie Ihren eigenen Grabstein – Wofür soll meine Leben stehen? – Arbeitsblatt 4: Ansprache zu Ihrem 80. Geburtstag – Arbeitsblatt 5: Bisherige Lösungsversuche – Arbeitsblatt 6: Einschätzung von Sorgen und Beeinträchtigung – Arbeitsblatt 7: Fallkonzeption

3.1 Ziele der Sitzung

Die erste Sitzung hat fünf Ziele:

1. Einen guten Rapport und eine gute Beziehung zum Patienten herzustellen.
2. Dem Patienten dabei helfen, den Unterschied zwischen eventuell schon bekannten Therapien (z. B. KVT) und der ACT zu erkennen.
3. Die Patienten daran zu erinnern, was sie schon über Angst wissen, und hervorheben, dass Angst in vielen Situationen hilfreich und durchaus „ein Freund“ sein kann.
4. Patienten die aktive, erfahrungsbezogene und mitbestimmende Art einer ACT-Behandlung vorstellen.
5. Das wertorientierte Handeln im täglichen Leben als wichtigstes Behandlungsziel festlegen.

Einführung in kreative Hoffnungslosigkeit. Wichtig ist, dass die Patienten bereits in der ersten Sitzung „kreative Hoffnungslosigkeit“ erleben. Der erste Schritt in eine neue Richtung besteht darin, die bisherigen Problemlösungs- und Bewältigungsversuche, die nicht funktioniert haben, aufzugeben. Anstatt Patienten logisch davon zu überzeugen, versuchen ACT-Therapeuten „kreative Hoffnungslosigkeit“ zu induzieren: Sie lassen Patienten erleben, dass die alten Lösungen nicht funktioniert haben (hoffnungslos sind) und dass die Therapie eine Gelegenheit bietet, bessere Ergebnisse mit einem radikal anderen Ansatz zu erzielen (der kreative Aspekt).

Nützlichkeit vergangener Strategien überprüfen. Dieser neue Ansatz besteht darin, ungewolltes inneres Erleben zu akzeptieren, anstatt zu versuchen, es loszuwerden oder es anderweitig zu bekämpfen. Um dies zu erreichen, müssen Klienten den Kampf aufgeben und loslassen. Vielen Patienten fällt es schwer zu verstehen, was das bedeutet und wie das konkret in ihrem Leben aussehen könnte. Die Anwendung von Metaphern dient dazu, den Patienten eine Vorstellung von Loslassen und Akzeptieren zu vermitteln, ohne sie dabei in komplizierte verbale Analysen zu verstricken. Kreative Hoffnungslosigkeit dient vor allem dazu, die Therapiemotivation zu steigern und die Patienten auf die Behandlung vorzubereiten.

Skizzierung der Behandlung. Sobald die Patienten die Idee der kreativen Hoffnungslosigkeit erfahren haben, beginnen wir schrittweise zu skizzieren, dass diese Behandlung über den Umgang mit Angst hinaus geht und sich eigentlich primär darum drehen soll, den Patienten zu helfen, ein bedeutungsvolles und erfülltes Leben zu leben – vollständig und ohne Abwehr.

Adaptivität von Angst. Angst und Furcht sind unter vielen Umständen adaptiv und müssen keine Feinde und „Monster“ sein. Sie sind ein Teil der menschlichen Erfahrungen und werden nur dann zu Monstern und Hindernissen und damit gestört, wenn wir krampfhaft versuchen, sie zu vermeiden oder ihnen zu entkommen. Die Therapie wird deshalb als eine Gelegenheit gesehen, neue und flexiblere Reaktionsweisen im Umgang mit Angst zu erlernen und zu üben. Die grundlegende Idee ist, dass Patienten Fähigkeiten erlernen, damit Angst nicht länger ein Hindernis für das ist, was sie tun wollen. Dementsprechend verpflichtet sich der Therapeut, sich in der Behandlung vor allem um das zu kümmern, an dem Patienten wirklich etwas liegt und was im Leben des Patienten am meisten zählt. Es geht darum, den Patienten zu helfen, zu akzeptieren, was akzeptiert werden muss, und zu ändern, was geändert werden kann, um bedeutungsvolle Veränderungen und Verbesserungen im Leben zu bewirken.

In einem Satz:

Die Aufgabe des Therapeuten ist es, durch die Bildung einer fürsorglichen und gleichwertigen therapeutischen Beziehung, durch Psychoedukation, durch die Erzeugung von kreativer Hoffnungslosigkeit und die Einführung in das Thema „Werte“ den Grundstein für Veränderungen zu legen.

3.2 Durchführung der Sitzung

3.2.1 Einführende Informationen über ACT und die Behandlung

Organisatorisches

Verwenden Sie nur kurze Zeit für eine allgemeine Einführung zur ACT, die folgende Themenfelder abdecken sollten. Selbstverständlich können Sie hier auch nach Ihren eigenen Vorstellungen vorgehen, folgende Punkte sollten jedoch angesprochen werden:

- ACT behandelt die Art und Weise, wie wir zu schwierigen Emotionen, Gefühlen und/oder körperlichen Reaktionen stehen (z. B. Herzrasen, schwitzende Hände etc.).
- ACT kann zeitweise in gewissem Maße intrusiv und unangenehm sein.
- Im Laufe der Sitzungen kann es vorkommen, dass unangenehme Gefühle auftreten. Wir werden das Auftreten solcher Gefühle nicht versuchen zu vermeiden. Wir können sie im Gegenteil als Gelegenheiten benutzen, andere Umgangsweisen mit unangenehmen Gefühlen einzuüben. Vor allem geht es darum, zu lernen, „am Ball zu bleiben“ und nicht wegzulaufen. Es geht also darum, sich nicht durch unangenehme Gefühle von dem abhalten zu lassen, was man eigentlich tun möchte.
- ACT beinhaltet regelmäßiges Üben.
- Alle Informationen werden vertraulich behandelt, obwohl Sie zur Auskunft verpflichtet sind, wenn der Patient eine Gefahr für sich oder andere darstellt.
- Sprechen Sie es an, wenn Sie zum Zweck der Supervision oder des Trainings von einzelnen Sitzungen Ton- oder Videoaufnahmen machen.
- Stellen Sie dem Patienten eine 24-Stunden-Notrufnummer zur Verfügung.

Ziel und Herangehensweise innerhalb der ACT

Ziel von ACT vs. die Erwartungen von Patienten. Zu irgendeinem Zeitpunkt der Sitzung wird Sie der Patient sehr wahrscheinlich fragen: „Was ist mit meinen Ängsten? Werde ich sie jemals los, oder können Sie mir zumindest helfen, sie zu reduzieren oder zu kontrollieren?“ Wir raten dringend dazu, dass der Therapeut *auf keinen Fall* etwas sagt wie: „Unser Ziel ist nicht die Angstverminderung und Symptomkontrolle.“ Eine solche Feststellung wäre aus Sicht des Patienten wahrscheinlich nicht wünschenswert. Zu diesem Zeitpunkt besteht das Ziel des Patienten höchstwahrscheinlich sehr wohl noch Angstreduktion und Symptomkontrolle, also kann der Therapeut nicht einfach sagen, dass Angstkontrolle nicht „unser" Ziel ist. Obwohl Sie in dieser Sitzung wichtige Anknüpfungspunkte darüber einführen, wie Bemühungen zur Angstkontrolle im Leben Ihres Patienten nach erfolglos gewesen sind, ist es unumgänglich, dass die Patienten die Chance erhalten, die Kosten und die Nutzlosigkeit der Angstkontrolle und der Vermeidungsbemühungen vollständig zu erleben. Genau dies ist das Ziel der vielen erfahrungsbezogenen Übungen in den nächsten Sitzungen. Den Patienten einfach zu sagen, dass Angstverminderung kein explizites Ziel ist, könnte sie ernsthaft befremden und in diesem frühen Stadium überfordern. Es könnte auch zu einem Therapieabbruch führen.

Therapie als Rahmen für Erfahrungen und Übungen. Statt Angstkontrolle und -reduktion auszuschalten – denn diese können sehr wohl erfolgen, selbst wenn sie nicht das Ziel sind –, sollten Therapeuten die Therapie als eine Gelegenheit für die Patienten darstellen, zu lernen und zu üben, auf neue, flexiblere Art zu reagieren, wenn sie Ängste erfahren. Die Grundidee ist, dass die Patienten Wege erlernen, um ihre Ängste nicht länger dem, was sie wollen, im Weg stehen zu lassen.

Behandlungswerte des ACT-Therapeuten. Jegliche Frage und Diskussion zu den Behandlungszielen ist eine gute Gelegenheit für Sie als Therapeut, Ihre Behandlungswerte darzulegen und gegenüber dem Patienten gleich in der ersten Sitzung eine Verpflichtung abzugeben, die auch wirklich ehrlich gemeint ist – es folgt ein Beispiel dafür:

> Frau/Herr _____, ich möchte, dass die Behandlung sich ganz um das dreht, was Ihnen wichtig ist und was Ihnen im Leben am meisten bedeutet. Ich werde tun, was immer ich kann, um Ihnen zu helfen, das zu akzeptieren, was akzeptiert werden muss, und das zu ändern, was Sie ändern können, um Verbesserungen und bedeutungsvolle Änderungen in Ihrem Leben zu erreichen ... den Raum, der Ihnen am wichtigsten ist!

Stellenwert von Übungen. Lassen Sie die Patienten wissen, dass neben dem Absolvieren von Übungen in der Sitzung die eigentliche Hauptkomponente der Behandlung aus dem besteht, was die Patienten zwischen den Sitzungen an Aktivitäten und Übungen durchführen. Übungen während der Sitzungen sind nur „Probeläufe" und sollen lediglich helfen, die Patienten darauf vorzubereiten, dass sie wichtige lebensbereichernde Verbesserungen außerhalb der Sitzungen vollführen können: dort, wo es zählt – in ihrem täglichen Leben! Diese Übungen sind für die Patienten gute Gelegenheiten, etwas anderes zu tun, als sie sonst getan haben; vor allem, sich Schritt für Schritt dem zu stellen, was in ihrem Kopf und Körper vorgeht, während sie Angst haben, um auf diese Weise neue Wege zu erlernen, wie sie auf Angstzustände reagieren können.

Lebensverbesserungsübungen anstatt Hausaufgaben. Wir verwenden den Begriff Hausaufgaben nicht, weil er negative Konnotationen hat. Hausaufgaben muss man in erster Linie machen, weil irgendeine andere Person es von einem verlangt. Stattdessen ziehen wir es wie bereits erwähnt vor, solche Aufgaben als *Lebensverbesserungsübungen* zu bezeichnen, denn genau das ist ihr Zweck: die Verbesserung des Lebens. Weisen Sie Ihre Patienten darauf hin, dass solche Übungen nicht willkürlich sind, sondern Aktivitäten beinhalten werden, die darauf ausgerichtet sind, sie den ihnen wirklich wichtigen Zielen näherzubringen. Der Patient ist letztlich dafür verantwortlich, die Entscheidung zu treffen, solche Übungen auszuführen oder nicht. Es ist wahrscheinlicher, dass er sie ausführt, wenn er sie als frei gewählt und konsistent mit dem, was für ihn wichtig ist, betrachtet.

Erfahrungsbezogenheit der Therapie. Informieren Sie Ihre Patienten darüber, dass die Behandlung hochgradig erfahrungsbezogen ist und dass der Erfolg davon abhängen wird, wie aktiv die Patienten an der Therapie teilnehmen werden. Falls Patienten bereits eine KVT gemacht haben, werden sie von diesem Punkt nicht überrascht sein. Es ist dennoch wichtig, dass die Patienten nicht denken, dass wir „einfach" mehr Expositionsübungen durchführen. Stattdessen sprechen wir von den Übungen immer als Lebensverbesserungsübung. Dies ist kein cleveres Therapiemarketing, sondern vollkommen ehrlich gemeint, denn diese Übungen dienen letztendlich wirklich alle dazu, die Lebensqualität des Patienten zu verbessern.

Umgang der Patienten mit sich selbst. Bei der ACT geht es darum, die Art und Weise zu ändern, wie Patienten mit sich selbst umgehen, einschließlich ihrer Furcht, ihren Ängsten und Sorgen. Es geht darum, besser zu leben. Dazu ist eine ehrlich gemeinte Verpflichtung zur Behandlung erforderlich. Es werden Themen auftauchen, die für Ihre Patienten schwierig sind. Sie könnten sich zeitweise sogar ein wenig schlechter fühlen, bevor es ihnen besser geht. Letztlich wissen Ihre Patienten wahrscheinlich tief in ihrem Innern, dass Dinge nicht funktionieren und ihr Leben nicht so läuft, wie sie es sich wünschen. Andernfalls wären sie nicht bei Ihnen. Worum Sie die Patienten bitten, ist die Entscheidung, der Behandlung eine Chance zu geben und ihre Erwartung, „geheilt zu werden" und ihre Symptome loszuwerden, aufzuschieben. Sie bitten Ihre Patienten nicht, irgendetwas zu wollen. Die Patienten müssen nur dazu bereit sein, das besondere Kartenblatt auszuspielen, dass ihnen ihr Leben ausgeteilt hat (Linehan, 1996).

Verpflichtung und Anstrengung. Vielen Patienten fällt es zunächst schwer, die Wichtigkeit zur Verpflichtung zu begreifen. Die folgenden Beispiele sollten daher hilfreich sein.

Übung macht den Meister

Ein einfaches Beispiel ist, wie man lernt, Fahrrad zu fahren. Die meisten von uns haben das Radfahren gelernt. Wie haben wir dies genau getan? Haben wir es gelernt, indem wir gehört haben, wie jemand das Radfahren beschrieben hat, haben wir uns ein Video angesehen oder ein Buch gelesen? Für die meisten unter uns wird die Antwort auf alle drei Fragen nein sein. Radfahren erforderte eher die direkte Erfahrung, mit beiden Händen am Lenker auf einem Fahrrad zu fahren. Gutes Fahrradfahren erfordert viele Stunden Übung und eine Bereitschaft zu fallen und während des Lernprozesses Kratzer, Stöße und Schrammen abzubekommen. Wenn wir gefallen sind, sind wir gleich wieder aufgestiegen und haben es erneut versucht. Es gibt keinen anderen Weg, das Radfahren zu erlernen als durch eine solche direkte Erfahrung – und selbst erfahrene Fahrradfahrer fallen immer noch ab und zu. Es gibt viele andere Beispiele im Leben, die mehr oder weniger diesem Prinzip folgen (zum Beispiel lernen, zu schwimmen; Auto zu fahren; ein guter Elternteil, Lehrer, Angestellter oder Freund zu sein).

Bekenntnis zu einem Kurs

Erfolge treten oft mit Verzögerung ein. Die Behandlung von Angst wird für einige Patienten weiterhin schwierig und beängstigend sein. Auch wird in einigen Fällen eine positive Wirkung durch ACT erst zu einem späteren Zeitpunkt in der Therapie sichtbar werden. Deshalb sollte der Patient darüber aufgeklärt werden und einwilligen, an der gesamten Behandlung teilzunehmen und die Behandlung nicht auf impulsive Art und Weise zu bewerten.

Wir versuchen, in dieser Therapie einen Raum zu schaffen, in dem Sie mit Ihren Problemen nach vorne gehen können. Insbesondere wenn wir an den Punkt gelangen, an dem wir alte Probleme aufwühlen, mag es manchmal so aussehen, als gingen wir einen Schritt zurück, anstatt einen Schritt nach vorn zu gehen. Es ist wie mit dem Sport: Manchmal tun gute Dinge etwas weh.

Ich bitte Sie nicht um einen Blankoscheck. Wenn wir uns nach vorn bewegen, werden Sie es spüren und es wird für uns beide in Ihrem Leben sichtbar werden. Wir können uns dessen jedoch nicht sicher sein, dass es von einer auf die nächste Woche geschehen wird. Ich schlage daher vor, dass wir zunächst eine Zeitspanne von acht Sitzungen vereinbaren. Lassen Sie uns über diesen Zeitraum hinweg nach vorn bewegen, was auch immer geschieht und selbst wenn Sie zwischendurch am liebsten aufgeben möchten. Dies ist wichtig, denn wenn Sie sich nicht wirklich auf diese Behandlung einlassen, dann werden Sie niemals wissen, ob diese Behandlung nützlich ist oder nicht.

Therapeutische Allianz bilden

Aufbau einer ACT-konsistenten therapeutischen Beziehung. Es ist wichtig, dass Patient und Therapeut ein Gefühl von gegenseitigem Vertrauen und Respekt haben. Außer dem Sammeln und Vermitteln von Informationen sollte der Therapeut daher auch immer warm, empathisch und akzeptierend sein.

Zu dem Zeitpunkt, an dem Patienten vor uns treten, haben sie sicher schon viele Dinge ausprobiert, um Kontrolle über ihre Angst zu erlangen. Sie werden sehr wahrscheinlich beträchtliches Leid empfinden und nicht unbedingt zuversichtlich einer neuen Therapie entgegensehen. Es ist somit für den Therapeuten hilfreich, einen Sinn für den Kampf des Patienten von einer „Innenperspektive" heraus zu bekommen. Dabei können Sie dem Patienten beispielsweise Folgendes vermitteln:

Selbstverständlich habe ich nicht dieselben Erfahrungen gemacht wie Sie. Um Ihnen eine gute Behandlung zu ermöglichen, würde es mir helfen, wenn ich einen Eindruck von Ihrem Kampf mit der Angst bekommen könnte. Dies möchte ich aus Ihrer inneren Perspektive heraus tun, um ein Gefühl zu bekommen, wie die Welt sich aus Ihrer Perspektive anfühlt. Nun werde ich nicht so tun, also ob ich jede Kleinigkeit über die Dinge wüsste, mit denen Sie zu kämpfen haben; wir haben nicht dieselben Erfahrungen. Was wir jedoch teilen, ist tiefergehender. Wir sind beide Menschen, wir haben beide Zugang zu menschlichen Anstrengungen. Meine Expertise hilft Menschen, die stecken geblieben sind und vieles versucht haben, um sich zu lösen, nach vorn zu schreiten. Ihre Aufgabe ist es, Experte bezüglich Ihrer eigenen Erfahrungen zu sein. Meine Aufgabe ist es, darauf zu achten, ob Ihr Vorgehen auf die Besonderheiten Ihrer Schwierigkeiten passt.

Häufig bietet es sich auch an, zu diesem Zeitpunkt die Zwei-Berge-Metapher einzusetzen.

Metapher: Zwei Berge

Es ist, als würden Sie auf einen großen Berg hinaufklettern, auf dem es viele gefährliche Plätze gibt. Meine Aufgabe ist es, Sie im Blick zu behalten und Ihnen eine andere Richtung zuzurufen, wenn ich Stellen sehe, an denen Sie ausrutschen und sich verletzten könnten. Aber ich kann das nicht, weil ich ganz oben auf Ihrem Berg stehe und auf Sie schaue. Ich kann Ihnen dabei helfen, den Berg zu besteigen, weil ich auf meinem eigenen Berg stehe, genau gegenüber Ihres Bergs. Ich muss nicht wissen, wie es sich anfühlt, Ihren Berg zu besteigen, um zu sehen, wo Sie gerade hintreten und was ein besserer Weg für Sie wäre.

3.2.2 Anfängliche Problemdiskussion

Finden Sie zunächst heraus, was den Patienten zu der Therapie bewegt hat und was seine Erwartungen sind. Entwickeln Sie einen ersten therapeutischen Eindruck. Hierzu benötigen Sie das *Arbeitsblatt 7: Fallkonzeption*, auf dem Sie sich Notizen machen können und welches sie anschließend nach der Sitzung vervollständigen.

- Analysieren Sie den Inhalt und die Natur des gegenwärtigen Problems.
- Erfassen Sie die Faktoren, die einen Einfluss auf die Veränderungsmotivation des Patienten haben.
- Analysieren Sie die Faktoren, welche die psychologische Flexibilität des Patienten mindern.
- Erfassen Sie die Faktoren, die psychologische Flexibilität fördern.
- Leiten Sie ein Behandlungsziel und damit verbundene Interventionen ab.

Nutzen Sie Arbeitsblatt 7: Fallkonzeption (vgl. CD-ROM) für Ihre Notizen.

Eruierung des Hauptangstbereichs. Am einfachsten ist die Diskussion, wenn Sie die Patienten über einen zentralen Bereich ihrer Furcht und Ängste befragen, der für sie momentan am bedrückendsten und hinderlichsten ist und seit mindestens einem Monat größere Sorgen verursacht hat. Beachten Sie dabei die folgenden Punkte:

- Bitten Sie Ihre Patienten, Ihnen eine kürzlich aufgetretene Episode der Furcht oder einer Panikattacke zu schildern sowie das damit verbundene Vermeidungs- oder Fluchtverhalten, die phobische Antizipation sowie die Sorgen oder depressiven Gefühlen, zukünftig ähnliche Erlebnisse zu erleben.
- Vermeiden Sie lange Symptombeschreibungen oder eine Darstellung ihrer Störungsgeschichte.
- Diskutieren Sie kurz anhand des *Arbeitsblattes 6: Einschätzung von Sorgen und Beeinträchtigung* jedes Hauptangstfeld (Sozialphobie, posttraumatische Belastungsstörung, Panikstörung/Agoraphobie, generalisierte Angststörung, spezifische Phobien, Zwangsstörungen) mit Ihren Patienten, wobei Sie eher laienhafte Beschreibungen für die Angststörungen verwenden sollten, als DSM-Bezeichnungen. Konzentrieren Sie sich darauf, wie sehr Ihre Patienten von jedem Bereich betroffen sind, und lassen Sie auf einer Skala von 0 bis 8 einschätzen, wie sehr jede davon das Funktionieren ihres Lebens beeinträchtigt. Erleichtern Sie die Einschätzung der Patienten hinsichtlich ihrer Sorgen und Beeinträchtigungen, indem Sie sie dazu veranlassen, über Themenfelder nachzudenken wie zum Beispiel
  - wie viel Zeit ihres täglichen Lebens sie mit einer bestimmten Anzahl von Angstproblemen beschäftigt sind;
  - wie stark ihr tägliches Lebens von Angstproblemen beeinflusst wird;

- wie sehr sie durch Ängste dabei behindert werden, das zu tun, was sie tun wollen;
- wie oft sie in Bezug auf jeden Angstbereich akute Ängste und Furcht verspüren.

Arbeitsblatt 6: Einschätzung von Sorgen und Beeinträchtigung (vgl. CD-ROM)

3.2.3 Psychoedukation

Das Wesen von Furcht und Angst

Der Zweck dieses Abschnittes ist es, den Patienten dabei zu helfen, das Wesen und die Funktion normaler Angst zu verstehen sowie das, was Angst problematisch und zur „Störung" werden lässt (ausführlichere Informationen hierzu finden sich bei Eifert & Forsyth, 2009). Der Therapeut sollte dem Patienten erklären, dass diese frühe Phase der Therapie recht belehrend wirken wird, was bedeutet, dass Sie eine Menge reden und erklären werden und dabei auch fortlaufend um Input durch den Patienten bitten.

Lassen Sie den Patienten sein subjektives Furcht- und Angsterleben schildern. Beginnen Sie, indem Sie den Patienten bitten, zu beschreiben, wie es für ihn ist, Furcht zu empfinden oder vor etwas Angst zu haben. Dabei sollten Sie nach drei Komponenten Ausschau halten: (1) Gefühle der Angst und Furcht, namentlich körperliche Empfindungen (zum Beispiel Herzflattern, Schwitzen, Sehschwindel, trübe Sicht, Atemnot, Verspannung), (2) kognitive Aspekte (oder das, was Patienten denken, wenn sie Angst haben) und (3) gezeigtes Verhalten (was Patienten während oder sofort nach einer Episode der Furcht oder Angst tun, wie z. B. Flucht oder Vermeidung). Eine nähere Betrachtung dieses „dreifachen Angst-Reaktionsmodus" ist in Eifert und Wilson (1991) enthalten.

Themen der Psychoedukation. Therapeuten sollten darauf achten, dass in dieser Diskussion die folgenden Punkte zur Sprache kommen (zusätzliche Informationen hierzu finden Sie in Eifert & Forsyth, 2009, Kapitel 7):

- Natur und Funktion von normaler Angst.
- Was ist Angst?
- Was ist der Zweck von Angst? Ist sie für irgendetwas nützlich?
- Was macht Angst problematisch oder „störend"?
- Angststörungen sind verbreiteter als die meisten Menschen denken.
- Sind Angststörungen gefährlich?

Wodurch wurden Ängste zu einem Problem im Leben des Patienten?

Achten Sie bei dieser Diskussion auf jedwede Muster von Vermeidungsverhalten und kennzeichnen Sie es als solches. Therapeuten sollten auch auf andere Formen von Verhalten achten, das darauf ausgerichtet ist, Angst und Furcht zu bewältigen. Nachstehend illustriert ein kurzer klinischer Dialog die Konsequenzen eines solchen Vermeidungsverhaltens für den Patienten.

Beispiel:

Th.: Können Sie mir ein aktuelles Beispiel nennen, als Sie ein starkes Gefühl der Angst erlebt haben?

Pat.: Nun, eines Tages baten mich meine Freunde, mit ihnen einen neuen Kinofilm anzuschauen. Ich wollte wirklich gehen, aber dann bekam ich Angst davor, in einem dunklen Kinosaal mit einer großen Zahl von Leuten zu sitzen.

Th.: Also, es hört sich an, als würden Sie Kinofilme wirklich mögen und als ob das Ansehen von Kinofilmen wichtig für Sie wäre.

Pat.: Oh, ja, ich bin eine Art Kinofan.

Th.: Ich habe auch das Gefühl, dass Sie letzten Endes nicht ins Kino gegangen sind. Liege ich richtig?

Pat.: Leider ja. Ich habe meinen Freunden erzählt, dass ich mich nicht wohl fühle – wie bei einer Erkältung. Ich war gar nicht wirklich krank, aber sie haben mir die Geschichte abgekauft.

Th.: Was haben Sie an diesem Abend dann noch getan?

Pat.: Ich bin allein zu Hause geblieben und habe mich schlecht gefühlt mit mir und damit, dass ich nicht einfach so sein kann wie andere Menschen.

Th.: Hmmm ... also, obwohl Sie nicht krank waren, haben Sie den Rest der Nacht damit verbracht, sich „krank" zu fühlen.

Pat.: [lange Pause] Ja, das passiert mir oft, auch wenn ich schon vorher weiß, dass es nicht gut für mich ist.

Herausarbeiten, wie Vermeidung zum Problem wird und einem erfüllten Leben im Weg steht. Hier geht es darum, was Patienten im Umgang mit ihren Ängsten tun und was sie folglich nicht tun, was sie daran hindert, voll und konsistent wertorientiert zu leben. Wir empfehlen daher den Therapeuten zu betonen, dass es ein primäres Ziel der

Therapie ist, den Patienten zu einem erfüllteren Leben zu verhelfen. In Sitzung 2 steht dann mehr Zeit zur Verfügung, um ausführlich zu explorieren, welche Auswirkungen die Anstrengungen, die Angst zu kontrollieren, auf das Leben des Patienten sowie auf subtilere Muster von Flucht und Vermeidung hatten. Diese Analyse ist eine wichtige Voraussetzung dafür, sich von der Symptomabbau-Agenda und dem Streben nach schneller „Heilung" zu lösen und andere Wege des Umgangs mit der Angst zu explorieren.

3.2.4 Kreative Hoffnungslosigkeit erzeugen

Wichtige Ziele:

- Untergraben Sie das Festhalten von Patienten an der Veränderungsagenda und fokussieren Sie auf die Brauchbarkeit.
- Generieren Sie eine Liste von „Lösungen" (Durchsicht von Mustern und Kosten der Vermeidung): Was haben Sie getan? Wie hat es funktioniert?
- Erzeugen Sie kreativer Hoffnungslosigkeit.

Aufdecken von Mustern und Kosten der Vermeidung

Formen der Vermeidung. Der Zweck dieser Diskussion ist es, zu enthüllen, auf welche Art und Weise sich die Patienten „festgefahren" fühlen. Beginnen Sie, indem Sie die Patienten bitten, Dinge zu beschreiben, die sie in der Vergangenheit ausprobiert haben, um mit Ängsten fertig zu werden. Gehen Sie dazu einige spezifische Beispiele durch. Zum Beispiel könnten die Patienten versucht haben, sich zu entspannen oder abzulenken, anders zu atmen, Pillen einzunehmen, sich selbst Mut zuzusprechen, mit ihren Gedanken und Sorgen zu kämpfen oder mit anderen Menschen zu sprechen. Gibt es Dinge, die sie noch nicht versucht haben? Das Ziel hierbei ist, so viele Informationen wie möglich über Strategien zusammenzutragen, die die Patienten in der Vergangenheit ausprobiert haben und vielleicht jetzt noch verfolgen.

Mit dem Arbeitsblatt 5 möchten wir den Therapeuten ein Hilfsmittel anbieten, das in Form einer Liste die verschiedenen Versuche bzw. Strategien, Angst und andere Emotionen zu kontrollieren, zusammenfasst. Durch das Notieren der bisherigen Lösungsansätze wird für den Patienten deutlich, dass er sich wirklich sehr bemüht und angestrengt hat, dass aber die durchaus logisch erscheinenden Herangehensweisen trotzdem langfristig nicht erfolgreich waren. Sie haben nicht funktioniert, weil sie gar nicht funktionieren konnten. Nach unserer Erfahrung ist es nicht ausreichend, dem Patienten dies einfach mitzuteilen. Nur die eigene Beurteilung vergangener Versuche und Anstrengungen macht die Schlussfolgerung (die Lösungsversuche sind langfristig nicht erfolgreich) deutlich, dadurch wird sie ein Teil des Erlebens und der Erfahrung des Patienten.

Es ist wichtig, dass die Therapeuten dabei die Rolle eines neutralen Betrachters einnehmen und nicht selber Beurteilungen vornehmen. Stattdessen sollten sie sich immer wieder zusammen mit den Patienten jeden Aspekt gemeinsam ansehen und nachfragen: Hat Ihnen dies wirklich geholfen oder nicht? Manche Patienten sind sehr schnell bereit, den Nutzen ihrer Lösungsversuche abzulehnen, um beim Therapeuten einen guten Eindruck zu machen. Besonders bei solchen Klienten empfehlen wir, hervorzuheben, dass einige ihrer Lösungsversuche tatsächlich funktioniert haben, zumindest kurzfristig. Am Ende der Liste sind auch noch einige Lösungsversuche aufgeführt, die häufig von den Patienten vergessen werden, wie z. B. die Therapie, die sie gerade wahrnehmen. Nach unseren Erfahrungen hilft diese Methode, rigides, regelgeleitetes Verhalten aufzulockern („Ich muss meine Angst loswerden, um zu leben") und ermöglicht eine Neuorientierung und Weiterentwicklung.

Wir konnten weiterhin feststellen, dass das Überspringen dieser Erfahrungsübung oder eine nur oberflächliche intellektuelle Durchführungsweise zu späteren Komplikationen führen kann. In solchen Fällen mussten wir zu dieser Übung zurückkehren, um sicherstellen, dass der Patient emotional voll bereit ist und wirklich will, etwas Neues zu versuchen.

Arbeitsblatt 5: Bisherige Lösungsversuche (vgl. CD-ROM)

Was hat der Patient versucht?

Was hat dem Patienten die Vermeidung gebracht? Die meisten Patienten funktionieren innerhalb eines Systems, in dem unerwünschte psychologische Inhalte zum Hindernis für ein effektives Leben aufgebaut werden. Auf der Basis dieses Systems hat der Patient versucht, die Situation und damit den psychologischen Inhalt zu verändern, oder er hat versucht, mit dem psychologischen Inhalt umzugehen, z. B. indem er ihn vermieden, ihn erörtert, mit ihm gestritten, ihn hinterfragt, ihn gerechtfertigt, ihn rationalisiert, ihn geleugnet, ihn ignoriert, ihn toleriert usw. hat. Der Therapeut sollte sich bemühen, all die verschiedenen Strategien, die benutzt wurden, und den Erfolg, zu dem sie geführt haben, aufzuzählen. Das sollte ohne jegliche therapeutische Kritik oder Arroganz erfolgen.

Verdeutlichen Sie den Unterschied zum Umgang mit Sicherheitsverhaltensweisen. Die Strategien, die der Patient genutzt hat, können eine Vielzahl von Therapiemethoden und andere kulturell unterstützte Methoden der Veränderung beinhalten, wie z. B. Medikamente einnehmen, Entspannungstraining, kognitives Umstrukturieren, Religion, Meditation, Vermeidung, soziale Beruhigung und Beschwichtigung, Ablenkung usw. In jedem Fall sollte der ACT-Therapeut die Veränderungsmethoden sehr klar herausarbeiten und mit dem System des Patienten in Verbindung bringen. Der folgende Dialog stellt dar, wie ein ACT-Therapeut das Veränderungsprogramm eines chronischen „Schwarzsehers" untersucht:

Beispiel:

Pat.: Na ja, manchmal versuche ich, mich herauszureden. Ich sage mir: „Das ist doch albern, du machst aus einer Mücke einen Elefanten."

Th.: Mit anderen Worten, Sie kritisieren und beschimpfen sich selbst. Und der Zweck dieser Kritik ist ... ?

Pat.: … mich dazu zu bringen, damit aufzuhören.

Th.: Sich zu einer Veränderung zu bewegen, um aufzuhören, pessimistisch zu sein.

Pat.: Ja .... Die Dinge, über die ich mir Sorgen mache, sind albern. Ich meine, einige der Dinge, über die ich nachdenke, sind einfach Quatsch.

Th.: Und die Idee ist die, dass, wenn Sie diese Sorgen – diese Gedanken – loswerden könnten, dann die Angst geringer *wäre*, und Sie in der Lage *wären*, sich Ihren Alltagsproblemen besser zu stellen.

Pat.: Richtig, aber es ist ziemlich schwierig, mich selbst davon zu überzeugen, damit aufzuhören, sodass es manchmal funktioniert und manchmal nicht.

Th.: Wenn Sie sich also selbst davon überzeugen könnten, dass Sie sich keine Sorgen machen müssen, dann würde es funktionieren und die Dinge würden anfangen, wieder voranzugehen. O.K. Bis jetzt haben wir Kritik, Sich-selbst-Ausschimpfen und Ihre Versuche, sich selbst davon zu überzeugen, aufzuhören. Was haben Sie sonst noch versucht?

Struktur des Systems, NICHT das System selbst wird hinterfragt. Der ACT-Therapeut arbeitet durch diese Art des Fragens die Struktur des Systems heraus. Das System selbst wird nicht hinterfragt – tatsächlich nimmt der Therapeut die Position ein, dass alles, was der Patient gemacht hat, verständlich und normal ist. Es ist nicht in dem Sinne normal, dass es hilfreich oder funktionstüchtig ist. Es ist eher ein Beispiel genau dafür, wie das System funktioniert. Der Patient befolgt ein kulturell untermauertes System. Es ist eine gute Idee, den Therapierahmen selbst ebenfalls in diese Art der Exploration mit einzubeziehen. Auch der Gang in die Therapie selbst ist eine weitere Veränderungsanstrengung. Das kann hilfreich sein, da so gezeigt wird, dass der Therapeut sich nicht dagegen wehrt, in das Programm des Patienten hineingezogen zu werden. Dazu ein Beispiel aus einer Sitzung mit einem depressiven Patienten mitten in einer Scheidung:

Beispiel: Therapie als weiterer Kontrollversuch

Th.: Und dies ... hierher zu kommen. Ist das auch Teil dieser Bemühung, etwas daran zu ändern, wie schlecht Sie sich fühlen?

Pat.: Natürlich. Ich bin mir nicht sicher, was mir das tatsächlich bringen wird, aber wenn ich mich mir selbst gegenüber nur ein bisschen besser fühlen würde, wäre es die Sache schon wert.

Th.: Also hoffen Sie, einige der schlechten Gefühle wegzukriegen und mehr gute Gefühle zu bekommen, weil Sie dann in der Lage wären, weiterzukommen?

Pat.: [macht eine Pause] Ich denke schon.

Th.: Also ist dies eine weitere Sache, die Sie ausprobieren wollen. Gut. Dann lassen Sie uns diese Therapie zu der Liste hinzufügen. Es ist eine weitere Sache, die Sie getan haben, um sich besser zu fühlen.

Pat.: Ich habe fast alles, was mir einfiel, versucht, um mich besser zu fühlen.

Th.: Ich bin mir sicher, dass Sie das getan haben. Das haben Sie wirklich. Und die Therapie ist noch ein weiterer Versuch.

Pat.: Sie sagen das so, als ob es da eine Alternative gäbe.

Th.: Na ja. Ich weiß nicht. Im Moment möchte ich nur Klarheit darüber haben, was Sie versucht haben und wie das funktioniert hat.

Wie hat es funktioniert?

Nützlichkeit der Strategien hinterfragen. Der nächste Schritt dient dazu, dem Patienten zu helfen die Methoden zum Angstmanagement zu bewerten, und festzustellen, ob sie funktioniert haben. Hat die Vermeidung funktioniert? Hat die Fluchtreaktion funktioniert? Hat die Ablenkung funktioniert? Der Zweck dieser Diskussion ist, die Brauchbarkeit von früheren Lösungsversuchen zu überprüfen. Es geht nicht darum, welche Versuche richtig oder falsch waren. Es geht darum, ob sie für den Patienten funktioniert haben oder nicht.

Beispiel: Einschätzung der Nützlichkeit der verwendeten Strategien

Pat.: Es ist oft schwierig, mich selbst davon zu überzeugen, sodass es manchmal funktioniert und manchmal nicht.

Th.: O.K. Lassen Sie mich Folgendes fragen: Ihr Verstand sagt Ihnen, dass Sie, wenn Sie sich selbst davon überzeugen können, dass Ihre Sorgen albern sind, aufhören würden, diese Sorgen zu haben. Sie würden weniger ängstlich sein und dann würden Sie besser dran sein. Richtig?

Pat.: Richtig.

Th.: Und funktioniert das? Was sagt Ihnen Ihre Erfahrung?

Pat.: Manchmal klappt es. Aber ich kann sie mir nicht immer ausreden.

Th.: Und selbst wenn es funktioniert, wenn wir den zeitlichen Rahmen ein bisschen erweitern … Würden Sie sagen, dass Sie im Laufe der Zeit, während derer Sie den Regeln Ihres Verstandes folgen, insgesamt gesehen mehr oder weniger Sorgen hatten?

Pat.: Insgesamt gesehen mehr.

Th.: Das sieht wie eine Paradoxie aus, meinen Sie nicht? Sie tun, was Ihr Verstand Ihnen sagt, manchmal scheint es sogar zu funktionieren, und dann scheint es irgendwie, als ob die Sorgen und Befürchtungen immer größer und nicht kleiner werden. Sie haben mehr Bedeutung, nicht weniger.

Pat.: Insgesamt gesehen mehr.

Th.: Das sieht wie eine Paradoxie aus, meinen Sie nicht? Sie tun, was Ihr Verstand Ihnen sagt, manchmal scheint es sogar zu funktionieren, und dann scheint es irgendwie, als ob die Sorgen und Befürchtungen immer größer und nicht kleiner werden. Sie haben mehr Bedeutung, nicht weniger.

Pat.: Was soll ich also machen?

Th.: Was sagt Ihnen Ihr Verstand, was Sie tun sollen?

Pat.: Mir mehr Mühe geben.

Th.: Interessant. Und haben Sie sich mehr Mühe gegeben?

Pat.: Immer mehr und mehr.

Th.: Und wie hat das funktioniert? Hat es sich auf lange Sicht oder auf eine fundamentale Art ausgezahlt, sodass Sie durch dieses Tun die Situation verändert haben und es kein Problem mehr damit gibt? Oder versinken Sie immer tiefer, während Sie sich mehr und mehr anstrengen?

Pat.: Ich versinke immer tiefer.

Th.: Wenn ein Anlageberater uns mit so etwas aufwarten würde, hätten wir ihn schon längst gefeuert, aber in diesem Fall ermuntert Sie Ihr Verstand ständig zu einer Plackerei, die sich grundsätzlich nicht wirklich auszahlt. Ihr Verstand verfolgt Sie immer wieder mit seinem „Blablabla", und es ist wirklich hart, es nicht noch einmal zu versuchen. Ich meine, was sonst können Sie tun als das, was Ihr Verstand Ihnen sagt? Doch kann es vielleicht so sein, dass wir hier an einen Punkt kommen, an dem sich die Frage stellt: „Mit wem wollen Sie gehen? Mit Ihrem Verstand oder Ihrer Erfahrung?". Bis jetzt war die Antwort „mit Ihrem Verstand", aber ich möchte, dass Sie nur einmal zur Kenntnis nehmen, was Ihre Erfahrung Ihnen dazu sagt, wie gut das funktioniert hat.

Die Autoren des ersten ACT-Behandlungsmanuals für Ängste (Hayes, Wilson, Afari & McCurry, 1990) schlugen vor, den Patienten dazu Folgendes mitzuteilen:

Sie haben alles versucht, was logischerweise getan werden kann, haben alle offensichtlichen Techniken ausprobiert. Und keine von ihnen hat funktioniert. Wenn es wahr ist, dass nach

Ihrer Erfahrung Ängste nicht auf Ihre sehr logischen Versuche, sie loszuwerden, reagiert haben, dann stimmt hier etwas nicht. Ist es nicht wahr, dass sogar das, was wir in der Therapie getan haben, zwar ihre Angst beeinflusst hat, aber dass der Kampf anhielt? Könnte es sein, dass gerade Ihre Bemühungen, das Problem zu lösen, tatsächlich ein Teil des Problems waren? Was immer wie eine Lösung aussah, ist möglicherweise keine Lösung – sie könnte tatsächlich ein Teil des Problems sein.

Hayes und Kollegen (1990) weisen darauf hin, dass die Patienten daraufhin das verteidigen könnten, was sie in der Vergangenheit getan haben, weil diese Übung scheinbar das angreift, was sie als die Lösung ihrer Probleme ansehen, und dadurch implizit ihre Vernunft. Es ist für die Therapeuten wichtig, dass sie sich nicht im Inhalt dessen, was der Patient sagt, verfangen – keine Diskussionen, keine Versuche, den Patienten von irgendetwas zu überzeugen. Stattdessen kommen Sie auf die einfache Frage zurück, ob diese Strategien für sie funktioniert haben. Wozu haben sie geführt? Das schließt übrigens die Verteidigung dessen, was sie bezüglich ihrer Ängste getan haben und was sie bezüglich ihrer Angst mit Ihnen in der Therapiesitzung getan haben, mit ein. Wenn der Patient eine Antwort gibt, die impliziert, dass eine bestimmte Strategie funktioniert hat, sollte der Therapeut vorsichtig und ohne Häme nachfragen:

Wenn das die Lösung war, warum sind Sie dann hier?

Seien Sie empathisch und erkennen Sie die Bemühungen des Patienten an. In einem derartigen Dialog kann es sein, dass die Patienten meinen, der Therapeut schiebe ihnen die Schuld für ihre missliche Situation zu. Vielleicht fühlen sie sich auch beschämt und dumm. Die Therapeuten sollten nicht in eine übergeordnete Rolle gegenüber den Patienten verfallen oder versuchen, sie logisch von seinem Standpunkt zu überzeugen. Dies ist eine gute Möglichkeit für Therapeuten, Mitgefühl aufzubauen und Empathie zu zeigen, indem sie die harte Arbeit und die Anstrengungen würdigen, die die Patienten in vergangene Kontrollanstrengungen gesteckt haben, und sie sollten Verständnis für die Gründe der Patienten zeigen, solche Versuche zu unternehmen. Wir empfehlen daher, dass Sie als Therapeut die Lösungsversuche, Ängste in den Griff zu bekommen und zu kontrollieren, einfühlsam und ohne Vorurteile erforschen, wobei der Blick fest darauf gerichtet bleibt, wie diese kurz- und langzeitig funktioniert haben. Die Patienten haben diese Kontrollanstrengungen unternommen, weil solche Strategien kurzzeitig oftmals zu einer begrenzten oder vollen Erleichterung von Ängsten und Furcht geführt haben. Der kumulative Effekt solcher kurzzeitig wirksamen Angstbewältigungsstrategien ist jedoch ein langfristiges Leiden.

Kosten von Vermeidungsverhalten

Der Zweck dieser Erörterung geht über das Bewerten der Effektivität von Kontroll- und Vermeidungsbemühungen, um Ängste zu reduzieren oder in den Griff zu bekommen, hinaus. Die Diskussion muss gerade auch die persönlichen Kosten dieser Bemühungen für die Patienten in Bezug auf die Einschränkungen und Begrenzungen ihres Lebens identifizieren. In diesem Zusammenhang und auch ein wenig später in den Sitzungen können Sie sich auf die Erfahrungen beziehen, die Ihr Patient im *Arbeitsblatt 1: Leben bewusst erleben (LEBEN)* skizziert hat.

Arbeitsblatt 1: Leben bewusst erleben (LEBEN) (vgl. CD-ROM)

Wichtige Fragen, die den Patienten gestellt werden müssen, sind:

- Was waren die langfristigen Kosten Ihres Vermeidungsverhaltens?
- Was haben Sie in der Konsequenz für die Bewältigung Ihrer Ängste und Sorgen aufgegeben?
- Was ist über längere Sicht mit Ihrem Leben passiert? Haben Sie mehr oder weniger mit Ihrem Leben anfangen können?
- Sind Ihre Möglichkeiten gewachsen oder hat sich Ihr „Lebensraum" mit der Zeit verengt?
- Was würden Sie mit Ihrer Zeit anfangen, wenn sie nicht dadurch verbraucht würde, Ängste, Furcht, unruhige Gedanken, Erinnerungen und Derartiges in den Griff zu bekommen?

Diskussion der Kosten des Vermeidungsverhaltens. Die Diskussion über vergangene Erlebensvermeidung und Kontrollbemühungen enthüllt mit hoher Wahrscheinlichkeit, dass die alten Lösungen nicht funktioniert haben. Die Diskussion mag auch enthüllen, dass diese Bemühungen beträchtliche persönliche Kosten verursacht haben. Hoffnungslosigkeit ist ein Zustand, in dem Patienten fühlen, dass vergangene Lösungen nicht funktioniert haben und auch in Zukunft nicht funktionieren werden, weil sie nicht funktionieren können. Bei Hoffnungslosigkeit geht es nicht darum, aus einem Gefühl der Verzweiflung heraus aufzugeben, sondern darum, zu erfahren, dass vergangene Angstbewältigungsstrategien nicht funktioniert haben. Der Therapeut sollte daher die Furcht des Patienten vor der Hoffnungslosigkeit derzeitiger Lösungen bestätigen und dabei gleichzeitig der Versuchung widerstehen, den Patienten durch Versicherungen wie „es wird schon besser werden" aufzubauen oder zu motivieren.

Kreative Hoffnungslosigkeit – vergangene Lösungen, NICHT der Patient ist hoffnungslos. Therapeuten mögen zögern, Hoffnungslosigkeit zu fördern, weil sie der allgemein anerkannten therapeutischen Lehre entgegenzustehen scheint, dass Therapeuten ihren Patienten Hoffnung geben sollten. Paradoxerweise ist es genau das, was kreative Hoffnungslosigkeit tut. Sie gibt allerdings eine solche Hoffnung nicht durch billiges Mut zusprechen, sondern durch ein ehrliches Feedback. Den Patienten zu der Erfahrung zu verhelfen, dass sie sich in einem destruktiven Kampf verstrickt haben, ist wichtig und bedeutet für die Patienten keine Verzweiflung; eine solche Hoffnungslosigkeit ist kreativ, weil sie neuen und ganz anderen Optionen erlaubt, ans Licht zu kommen (vgl. Hayes, Strosahl & Wilson, 2014). Was Hoffnungslosigkeit kreativ macht, ist die Betonung der Hoffnungslosigkeit *vergangener* Lösungen und dessen, dass diese *Lösungen* hoffnungslos sind, nicht der Patient. Diese Betonung impliziert, dass es Grund zur Hoffnung gibt, wenn der Patient, wenn Ängste auftreten, sich dafür entscheidet, einen anderen Weg einzuschlagen als bisher.

Das folgende Fallbeispiel soll diese Perspektive illustrieren:

Beispiel:

Kerstin fuhr eines Nachmittags mit dem Auto und stellte fest, dass ihr das Benzin ausging. Deshalb hielt sie an der nächsten Tankstelle, füllte ihren Tank auf und wollte zum Bezahlen ins Gebäude gehen. Vor ihr tat ein Mann dasselbe. Er erreichte die Tür vor Kerstin und drückte sie auf, um hineinzugehen. Kerstin wartete geduldig dahinter. Der Mann drückte und drückte gegen die Tür, aber die Tür wollte sich nicht öffnen. Kerstin konnte hören, wie der Mann vor Frustration schimpfte und stöhnte, und sah dann zu, wie er an die Tür klopfte, weil er dachte, sie sei von innen verschlossen. Kerstin schaute an dem Mann vorbei und sah drinnen viele Menschen und ein Schild an der Tür. Auf dem Schild stand „Ziehen". Kein noch so starkes Drücken an der Tür würde sie öffnen, selbst wenn sie unverschlossen war. Kerstin ging auf den Mann zu und schlug ihm freundlich vor, etwas anderes zu versuchen: zu ziehen statt zu drücken. Natürlich öffnete sich die Tür und beide gingen zum Bezahlen in das Gebäude hinein.

Bei kreativer Hoffnungslosigkeit geht es genau darum, den Patienten mit Freundlichkeit und Mitgefühl erfahren zu lassen, dass das Drücken gegen die Ängste nicht hilft und eine andere Reaktion alles sein könnte, was man braucht.

Der Zweck der folgenden Metapher ist es, die Patienten die Hoffnungslosigkeit ihres Kampfes gegen ihre Ängste erfahren zu lassen und dass es an der Zeit sein könnte, sich eine grundlegend andere Strategie anzueignen, wenn Ängste auftreten. Die grundlegende Idee ist hierbei zu zeigen, dass die Strategie „mehr vom selben" nicht funktioniert. Diese Metapher dient dazu, eine wichtige Saat für nachfolgende Interventionen zu legen und mit alten Annahmen und unrealistischen Erwartungen an die Therapie zu brechen. Insbesondere soll sie die Patienten erfahren lassen, dass die Therapie sie nicht mit einer besseren Kontrolle über ihre Ängste versorgen kann.

Es ist unwahrscheinlich, dass sich die Situation der Patienten ändert, wenn der Therapeut versucht, ihnen dieselbe Art von Kontrollanstrengungen beizubringen, wie sie sie in der Vergangenheit ohne Erfolg angewendet haben. Zum Beispiel wäre es für Patienten, die sich in der Vergangenheit ohne Erfolg Mut zugesprochen oder abgelenkt haben, nicht hilfreich, wenn der Therapeut versuchen würde, ihnen jetzt ähnliche Strategien beizubringen.

Metapher: Kind im Loch

Stellen Sie sich ein fröhliches Kind vor, das durch ein weites, offenes Feld läuft. Wir denken oft, dass so unser Leben aussehen sollte: blühend und sorgenfrei. Versuchen Sie, sich diese Szene lebhaft vorzustellen. Nun stellen

Sie sich vor, wie durch eine traurige Wendung des Schicksals das über das Feld rennende Kind in ein Loch fällt. Es ist ein Loch namens Angst. Es war nicht die Schuld des Kindes, dort hineinzufallen – es ist einfach passiert. Das perfekte Leben ist nun unvollkommen. Das Kind kämpft und kämpft, um aus dem Loch hinauszuklettern, aber es gibt keinen Fluchtweg. Wenn Klettern nicht funktioniert, muss es einen anderen Weg geben, um herauszukommen. Es denkt bei sich: „Vielleicht ist Graben ein Weg, um hier herauszukommen.“ Also lässt sich das Kind auf die Hände und die Knie nieder und fängt an, zu graben. Es gräbt und gräbt und gräbt ... und fährt fort zu graben. Aber wo ist das Kind nach all diesem Graben? Es sieht sich um und ist immer noch im Loch. Also versucht es härter und schneller zu arbeiten und denkt: „Vielleicht funktioniert es, wenn ich nur fester und schneller und mit beiden Händen grabe.“ Nach einer Weile hört es auf und sieht sich erneut um. Und wo befindet es sich? Es sitzt sogar noch tiefer im Loch. Alle diese Bemühungen und die harte Arbeit – und was ist das Ergebnis? Das Loch ist nur noch tiefer und größer geworden – und das Kind hat nur noch mehr Angst und ist noch frustrierter.

Entspricht das Ihrer Erfahrung? Offensichtlich liegt das Problem nicht im Mangel an Anstrengung. Wie das Kind, das alles gegeben hat, um sich heraus zu graben, haben Sie ebenfalls alles versucht: Sie haben das Ablenkungs-Graben versucht, das Entspannungs-Graben, das Positiv-Denken-Graben, das Aufsuchen-eines-Therapeuten-Graben *[setzen Sie andere Strategien ein, die der Patient angewendet hat]*. Dennoch haben sich diese ganzen Anstrengungen nicht ausgezahlt.

Tatsächlich war das Ergebnis immer nur ein noch größeres Problem. Vielleicht ist der ganze Ansatz des Grabens hoffnungslos und es spielt keine Rolle, ob Sie Ihre Hände benutzen, Ihren Kopf, Entspannung oder die Hilfe anderer Menschen. Das Entscheidende ist, dass Sie immer noch graben und dass Sie das nur tiefer ins Loch bringt.

Beispiel:

Pat.: Vielleicht könnten Sie mir etwas zeigen oder mir einen besseren Weg beibringen, wie ich daraus entkommen kann?

Th.: Tatsächlich kann ich Ihnen keine bessere Art und Weise des Grabens geben, und selbst wenn ich es täte, was sagt Ihnen Ihre Erfahrung? Würde es Ihnen helfen? Schließlich würden Sie nur besser graben und schließlich in einem noch tieferen Loch enden.

Pat.: Sie sagen mir also, dass es keinen Weg aus meinem Angstloch gibt und ich aufgeben sollte?

Th.: Bitte glauben Sie nicht, was Ihnen mein Kopf oder Ihr Kopf einzureden scheint. Schauen Sie nur auf Ihre Erfahrung und prüfen Sie, was sie Ihnen sagt. Ich weiß, dass Ihnen Ihr Kopf sagt, dass es doch einen besseren Weg zu graben geben muss und Sie ihn finden müssen. Ihr Kopf hat Ihnen auch geraten, sich zu entspannen, zu Hause zu bleiben, positives Denken anzuwenden und so weiter. Hat es Ihnen geholfen, wenn Sie auf Ihren Kopf gehört haben und diese Dinge getan haben?

Pat.: Manchmal haben diese Dinge ein wenig geholfen, aber letztlich waren sie ziemlich nutzlos. Das ist der Grund, warum ich wirklich gehofft habe, dass Sie mir helfen könnten. Schließlich sind Sie der Experte.

Th.: Es mag Sie vielleicht überraschen, aber ich denke, dass Sie der Experte sind, wenn es um Ihre Erfahrungen geht. Niemand kennt Sie besser als Sie sich selbst. Die entscheidende Frage für Sie ist: Wem trauen Sie jetzt? Ihrem Kopf oder Ihrer Erfahrung? Welche dieser beiden Stimmen, denken Sie, wird Sie näher zu dem Leben hinsteuern, das Sie leben möchten?

Pat.: Ich bin nicht sicher. Ich weiß nur, dass ich ziemlich weit weg bin von dem, was ich sein möchte.

Th.: Ich würde sehr gern einige Zeit darauf verwenden, zu erforschen, wo Sie sein möchten. Vielleicht ist es gerade jetzt nicht Ihre Aufgabe, sich zu überlegen, wie Sie aus dem Loch kommen. Schließlich haben Sie das bisher die ganze Zeit getan. Stattdessen könnten Sie das genaue Gegenteil machen und mit dem Graben aufhören. Das hätte auch den Vorteil, dass Ihre Hände für andere Aktivitäten frei wären. Das ist eine sehr schwierige und mutige Sache. Das Graben zu lassen, scheint Sie dazu zu verdammen, für immer im Loch zu bleiben. Ihre besten Verbündeten sind jetzt Ihr Schmerz und Ihr Wissen, das auf der Erfahrung basiert, dass keine Art des Grabens funktioniert hat. Haben Sie genug gelitten? Sind Sie bereit, das Graben aufzugeben und etwas ganz anderes zu tun? Können Sie sich selbst erlauben, einfach im Loch zu sein?

An dieser Stelle gibt es zwei Möglichkeiten:

1. Der Patient fordert eine neue „Lösung" von Ihnen (vgl. Beispiel 1).
2. Der Patient ist imstande, im Loch zu sitzen und ist bereit für eine neue Lösung (vgl. Beispiel 2).

Beispiel 1:

Th.: Okay, ich kann Ihren Wunsch nachvollziehen. Sie haben bereits eine intensive Therapie durchgemacht. Sie haben … *[Bitte Beispiele nennen].* Und obwohl Sie aus Erfahrung wissen, dass es nicht funktioniert, hoffen Sie nun, dass ich Ihnen einen besonderen Trick zeige, der Ihre Angst verschwinden lässt und Sie aus diesem Loch herausholt. Ich frage mich dennoch, ob Sie denken, dass dieser Wunsch, obwohl er absolut verständlich ist, ebenfalls ein Teil des Grabens ist?

Pat.: Vielleicht. Aber warum bin ich dann hier? Ich dachte, dass diese Therapie mir etwas Neues bieten könnte, was die alte nicht konnte.

Th.: Nun, vielleicht. Aber vielleicht nicht in der Art und Weise, wie Sie diese Frage verstehen. Ich versichere Ihnen, dass ich darum bemüht bin, Ihnen zu helfen und alles zu tun, um diesen Weg mit Ihnen zu gehen. Zunächst jedoch frage ich mich: Ist es möglich, das Graben aufzugeben. Und wenn es nur ist, um zu sehen, was sonst passieren könnte?

Pat.: Nun, vielleicht, glaube ich …

Th.: Ich verlange nicht von Ihnen, mir zu glauben. Ich bitte Sie darum, an Ihre Erfahrungen zu denken. Wenn mir etwas, das Sie mich fragen, sehr alt und bekannt vorkommt, dann ist dies vielleicht eine Art Vorwand, um herauszufinden, wie Sie besser graben können. Was ich nun versuchen möchte, ist zu schauen, was geschieht, wenn wir einfach aufhören zu graben.

Pat.: Mmh, vielleicht.

Th.: Eines der Dinge die wir aus den Augen verlieren, wenn wir zu beschäftigt mit Graben sind, ist, was uns wirklich wichtig ist.

Beispiel 2:

Th.: Ich möchte Sie wissen lassen, wie sehr ich Ihre Entscheidung respektiere und die wirklich schwierige Wahl, das Graben aufzugeben, bewundere. Somit haben wir die Chance, unsere Aufmerksamkeit etwas anderem zuzuwenden, etwas für uns absolut Wichtigem. Dies könnte ein wichtiger und wertvoller Schritt sein.

3.2.5 Einführung in das Thema Werte

Warum Werte bereits in der ersten Sitzung behandelt werden. Der verbleibende Teil der ersten Sitzung wird darauf verwendet, mit Patienten gemeinsam über persönliche Werte nachzudenken und diese zu identifizieren. Der Grund dafür liegt in einer Grundannahme von ACT (Eifert & Forsyth, 2009): Einer der wichtigsten Prozesse, der verantwortlich dafür ist, dass Individuen nicht länger unter ihrem emotionalen Kampf leiden, ist nicht die Emotionsregulation, sondern der Prozess, der eine Erhöhung der Aktivität in wertgeschätzten Tätigkeiten fördert. Deshalb wird die Komponente der Werteexploration innerhalb der ACT in diesem Manual sehr früh eingeführt. Weiterhin wollen wir, dass die Patienten verstehen, dass das, was in einer eventuell früher durchgeführten Therapie gemacht wurde, sich von dem unterscheidet, was wir jetzt machen. Explizite Arbeit an Werten zu diesem Zeitpunkt ist auch ein Weg, um Therapiemotivation herzustellen. Das Ziel ist, frühzeitig die Weichen zu stellen, um die manchmal schwierige Therapiearbeit lohnenswert zu machen und den Kompass eindeutig nach vorn auszurichten.

Einführung in die Thematik Werte: Lebenswerte sind der Therapiekompass

Patienten glauben zumeist, das Ziel von Therapie sei, Angst und andere ungewollte (negative) Gefühle, Gedanken und Empfindungen loszuwerden. Ihr Hauptziel ist oft, Probleme zu beseitigen, indem sie potenzielle Barrieren direkt aus dem Weg schaffen wollen, um so emotionale Freiheit zu erlangen. Aus der Sicht von ACT ist Angstreduktion kein direktes Therapieziel. Wir wissen jedoch aus der Forschung (Arch et al., 2012; Gloster et al., 2015), dass Angstreduktion und ein stärkeres Wohlbefinden sehr oft eine Begleiterscheinung von erfolgreicher ACT sind. Das Hauptanliegen von ACT ist es, den Patienten dabei zu helfen, ihren Lebenswerten entsprechend sinnvoll zu leben. Selbst wenn dabei von Zeit zu Zeit immer noch Ängste und Sorgen auftreten, werden sie nicht länger hinderlich sein.

Werte machen harte Arbeit lohnenswert

Es ist Zeit einen anderen Weg zu gehen, und zwar in Richtung Werte. Manchmal wundern sich die Patienten darüber, warum die Therapeuten in einem Behandlungsprogramm für Angststörungen über Werte sprechen. Sagen Sie Ihren Patienten, dass ihr Fokus ganz am Anfang der Therapie darauf lag, ihre Ängste zu bewältigen oder sie loszuwerden. Das hat in ihrem Leben nicht funktioniert. Stattdessen hat es mehr Probleme verursacht und nur wenige von diesen gelöst.

An dieser Stelle fragen Patienten oft etwas verzweifelt: „Was soll ich denn tun?", und wir empfehlen die folgende Antwort:

> Es gibt keine einfache Antwort darauf, was genau bei Ihnen funktioniert. Was wir nicht tun wollen, ist, die gleiche alte Straße, auf der Sie zum ersten Mal steckengeblieben sind, wieder entlangzugehen. Vielleicht ist es an der Zeit, herauszufinden, was Sie wirklich tun wollen. Was ist Ihnen am wichtigsten?

Sagen Sie den Patienten, dass die Behandlung sich darum drehen wird, zu lernen, dass sie es verdienen, ein erfüllendes Leben zu leben. Sie werden ihnen dabei helfen, einen Weg zu finden, wie sie sich zu einem Plan verpflichten können, der sie in diese Richtung führt. Als Therapeut gehen Sie die Verpflichtung ein, Ihren Patienten zu helfen, ihre selbstgewählten Werte und Ziele zu entdecken und sich in einer systematischen Weise in deren Richtung zu bewegen, sodass sie ihr Leben zurückgewinnen. In diesem Prozess könnten Ihre Patienten wiederentdecken – oder vielleicht zum ersten Mal entdecken –, was ihnen am wichtigsten ist.

Die folgende kurze Metapher, die nach Eifert und Heffner (2003) angepasst wurde, könnte dabei helfen, diesen Prozess für Ihre Patienten zu veranschaulichen:

Metapher: Angsttüren vs. andere Türen

Stellen Sie sich das Leben als das Durchwandern eines Korridors mit vielen Türen vor. Sie *[der Patient]* haben die Macht, sich zu entscheiden, welche Tür Sie öffnen und welchen Raum Sie betreten. Auf einer dieser Türen steht „Angst". Sie haben schon seit so langer Zeit die Angsttüre gewählt, dass Sie den Blick für die andere Türen verloren haben, die Ihnen als Optionen auch zur Verfügung stehen. Diese Sitzung und die Übungen zu Hause wollen Sie dazu ermutigen, sich für andere Optionen zu öffnen und diese zu erkunden. Sie können sich herauswagen und andere Türen öffnen. Sie können sich natürlich auch dafür entscheiden, im Angstraum zu bleiben.

Ihr Leben stellt Sie hier jedoch vor eine Wahl: Welche Tür möchten Sie wählen? Wenn Sie eingesperrt hinter der Angsttüre sitzen, was wird das dann für Ihr Leben bedeuten? Dies ist eine der wichtigsten Fragen an Sie: Möchten Sie um jeden Preis frei von Ängsten und Panik sein oder möchten Sie Ihr Leben zurückerhalten? Jetzt ist die Zeit, den Mut aufzubringen, andere Türen in Ihrem Lebenskorridor zu erkunden. Denken Sie über Ihr Leben nach: Abgesehen von der Angst, welche anderen Türen können Sie öffnen?

Übung „Beschriften Sie Ihren eigenen Grabstein"

Die Grabinschrift-Übung ermöglicht eine etwas tiefergehende Diskussion von persönlichen Lebenswerten des Patienten. Diese Übung wird innerhalb der Therapie normalerweise (z. B. Eifert & Forsyth, 2009) erst später benutzt. Wir haben sie jedoch mit Bedacht vorverlegt, um den Patienten zu verdeutlichen, dass wir ein anderes Ziel verfolgen als andere, auf Konfrontation basierende Therapien, die der Patient vielleicht schon kennt.

Der Zweck dieser oft sehr eindrucksvollen Übung, die nach Vorlagen von Eifert und Forsyth (2009) und Hayes et al. (2014) angepasst wurde, besteht darin, den Patienten zu helfen, sich über ihre Werte klar zu werden und auf der Erlebensebene zu spüren, was ihnen wichtig ist. Ist es das Besiegen ihrer Ängste oder das Führen eines wertgeschätzten, reichen Lebens?

Den Therapeuten stehen hier zwei Übungen zur Auswahl. Im Regelfall empfehlen wir die Übung auf *Arbeitsblatt 3: Beschriften Sie Ihren eigenen Grabstein – Wofür soll mein Leben stehen?* (vgl. CD-ROM). Diese Übung hat mit dem eigenen Tod zu tun und könnte daher auf depressive Patienten überwältigend wirken. Bei einem BDI-Wert von ≥ 29 empfehlen wir daher die Übung auf *Arbeitsblatt 4: Ansprache zu Ihrem 80. Geburtstag* durchzuführen (vgl. CD-ROM). Geben Sie dem Patienten ein Exemplar des Arbeitsblattes, bevor Sie mit weiteren Erklärungen fortfahren.

Übung Grabinschrift: Wofür soll mein Leben stehen?

Stellen Sie sich vor, dass eines Tages ein Grabstein auf Ihrem Grab stehen wird. Beachten Sie, dass die Grabinschrift noch nicht eingetragen wurde. Welche Inschrift würden Sie gern auf dem Grabstein sehen, der die Essenz Ihres Lebens erfasst? Als was wollen Sie in Erinnerung bleiben? Wofür, wünschen Sie sich, soll Ihr Leben stehen? Worum soll es bei Ihnen gehen? Nehmen Sie dieses Blatt mit nach Hause und nehmen Sie sich Zeit, um über diese wirklich wichtige Frage nachzudenken. Wenn Sie eine Antwort finden – oder mehr als eine –, dann schreiben Sie sie auf die Zeilen „Ihres" Grabsteins. Das mag Ihnen wie eine weitere seltsame und vielleicht etwas beängstigende Übung vorkommen. Wenn Sie jedoch mitmachen und die Übung abschließen, obwohl Sie sich ein wenig unwohl fühlen, wird Ihnen das helfen, mit dem in Berührung zu kommen, wofür Ihr Leben nach Ihren Wünschen stehen soll.

Dies ist keine rein hypothetische Übung. Das, womit Sie in Erinnerung bleiben – was Ihr Leben definiert –, ist von Ihnen selbst abhängig. Es hängt davon ab, was Sie jetzt tun. Es hängt von den Handlungen ab, die Sie ergreifen, die mit dem konsistent sind, was Ihnen wichtig ist. Auf diese Weise können Sie bestimmen, wie Ihre eigene Grabinschrift lauten soll. Ich kann Ihnen nicht versprechen, dass die Menschen Ihnen am Ende Ihres Lebens ein großes Ehrendenkmal erbauen. Dennoch besteht, wenn Sie sich hartnäckig in die von Ihnen wertgeschätzten Richtungen bewegen, die Chance, dass die Menschen mehr auf Ihren Grabstein schreiben werden als „Hier liegt *[Name Ihres Patienten]* – er besiegte seine Panikstörung" oder „Hier liegt *[Name Ihres Patienten]* – er hat seine Sorgen in den Griff gekriegt" *[individualisieren Sie dies, damit es auf das Hauptproblem des Patienten passt].*

Was bedeutet es, dass Menschen solche Dinge nie auf Grabsteinen erwähnen? Könnte es bedeuten, dass das Ziel, an dem Sie bisher so extrem hart gearbeitet haben, um es zu erreichen, letztlich im großen Entwurf der Dinge doch nicht viel zählt? Eine wichtige Frage, die Sie sich jetzt stellen sollten, lautet: Tun Sie in Ihrem Leben Dinge, um die Person zu sein, die Sie sein wollen? Wenn nicht, ist es jetzt an der Zeit, das Leben zu leben, das Sie möchten, und die Dinge zu tun, die Ihnen am wichtigsten sind. Jede Minute, die Sie zu Hause damit verbringen, keine Panik zu haben *[individualisieren Sie dies und setzten Sie die schlimmste Furcht des Patienten ein],* entfernt Sie eine Minute von dem, was wirklich und letztendlich für Sie zählt.

Ein wertgeschätztes Leben ist ein lebenslanger Prozess, in dem Straßensperren und Barrieren auftauchen. Jeder Tag, den Sie leben, ist ein Tag, an dem Sie sich in Ihre wertgeschätzte Richtung bewegen und dabei gegebenenfalls Ihre schmerzvollen Gedanken und Gefühle mitnehmen können. In gewisser Weise schreiben wir durch die Entscheidungen, die wir treffen, und die Handlungen, die wir an jedem einzelnen Tag unternehmen, wirklich unsere eigene Grabinschrift. Also noch einmal: Wie soll Ihre Grabinschrift lauten, wenn Sie nicht mehr am Leben sind? Das ist eine der wichtigsten Fragen, die wir Ihnen in diesem Programm stellen.

Zweite Variante der Übung. Es besteht die Möglichkeit, diese Übung in einer weiteren Variante durchzuführen. Wenn Sie genügend Zeit haben, würden wir Ihnen empfehlen, diese zweite Variante durchzuführen. Sie sollten dazu dem Patienten zwei Exemplare des *Arbeitsblattes 3: Beschriften Sie Ihren eigenen Grabstein – Wofür soll mein Leben stehen?* geben. Der Patient soll zunächst die eigene Grabinschrift so aufschreiben, als wäre er heute gestorben. Die Grabinschrift sollte sich darauf konzentrieren, was der Patient alles unternommen hat, um seine Ängste in den Griff zu bekommen und was die Kosten dieser Kontrollversuche waren.

Eine unserer Patienten mit Panik und Agoraphobie hat ihren „Angst-Management-Grabstein" wie folgt beschriftet:

Beispiel:

Hier liegt Susanne.
Die letzten 8 Jahre zu Hause verbracht.
Aus Angst vor Panik Beruf aufgegeben.
Keine Freunde außerhalb der Familie.
Nie in den Bergen gewesen.
Geld, Zeit und Leben vergeudet.

Der zweite Teil der Übung besteht darin, dass der Patient auf dem zweiten Exemplar des Arbeitsblattes notieren sollte, was er vom Leben möchte und wofür sein Leben stehen soll. Beide Grabinschriften können dann in der nächsten Sitzung verglichen und besprochen werden.

Wir bitten also die Patienten, die nächste Woche über darüber nachzudenken, was in ihrem Leben bedeutsam sein soll (dies können sie im Arbeitsblatt notieren, über das in der nächsten Sitzung dann gesprochen wird). Es ist wichtig, bereits zum jetzigen Zeitpunkt eine Festlegung bezüglich der Richtung der Werte des Patienten zu treffen, unabhängig davon, wie diffus dies zum momentanen Zeitpunkt sein mag. Es wird den Patienten helfen, zu verstehen, dass diese Therapie ein anderes Ziel als die „bloße" Angstreduktion verfolgt.

Beispiel:

Th.: Obwohl dies nicht die endgültige Version ist, möchte ich, dass Sie mit dieser Aussage in Ihrer Grabinschrift und dem, was Sie wirklich in Ihrem Leben wollen, Kontakt herstellen. Sind Sie in der Lage aufzustehen, mir direkt in die Augen zu schauen und mir ehrlich zu sagen, was am stärksten auf Ihre Person zutrifft, wie Sie sich Ihr Leben vorstellen würden, wenn Sie es nicht in einer Angstbox verbringen müssten?

Pat.: Es ist zwar etwas komisch, aber ich glaube schon, dass ich das kann.

Th.: Okay, dann tun Sie es: Wie wollen Sie sein?

Pat.: Ich möchte ein liebvoller Partner sein, unabhängig und ein großartiger Architekt.

Th.: Dann möchte ich, dass sich das, was wir gemeinsam machen, um diese Punkte dreht. [Pause]. Ich verpflichte mich dazu, nach bestem Wissen alles zu tun, um Ihnen zu helfen, im weiteren Verlauf der Therapie in diese Richtung zu gehen. Diese Richtung soll unser Kompass sein. Sind Sie bereit, zu Hause noch einmal weiter darüber nachzudenken und dieses Arbeitsblatt noch einmal auszufüllen, damit wir es in unserer nächsten Sitzung besprechen können?

Geben Sie dem Patienten entweder Arbeitsblatt 3: Beschriften Sie Ihren eigenen Grabstein – Wofür soll mein Leben stehen? (vgl. CD-ROM) oder Arbeitsblatt 4: Ansprache zu Ihrem 80. Geburtstag (vgl. CD-ROM) als Lebensverbesserungsübung mit nach Hause, je nachdem, welche der beiden zur Verfügung stehenden Übungen durchgeführt werden soll.

3.2.6 Behandlungsschwerpunkt/-ziel

Das Erlernen des achtsamen Akzeptierens ungewollter Erfahrungen ist ein zentraler Behandlungsschwerpunkt und konkretes Lernziel in der ACT. Es kommt daher auf irgendeine Art und Weise in jeder Therapiesitzung zur Sprache. Um die Patienten mit diesem Thema zunächst rein auf der Erlebensebene ohne jegliche theoretische Erklärungen vertraut zu machen, schließen wir die erste Sitzung mit einer kleinen Achtsamkeitsübung ab, die dem Patienten helfen wird, sich am Anfang jeder Therapiesitzung darauf zu konzentrieren, warum sie eigentlich in der Therapie sind und an welchem Punkt sie sich derzeit befinden.

Worte sind keine Ersatz für direkte Erfahrungen. In einer kurzen Einführung können Therapeuten die Patienten darauf hinweisen, dass Worte allein kein Ersatz für direkte Erfahrungen in der Welt sind. Zum Beispiel ist das Hören einer Beschreibung eines wunderschönen Sonnenuntergangs an einem Strand, über den der Wind fegt, mit dem Geräusch von Vögeln sowie dem Geschmack und dem Gefühl einer sanften Meeresbrise auf dem eigenen Gesicht schön, aber nicht vergleichbar mit der Erfahrung, tatsächlich in diesem Moment am Strand zu sein. Das setzt natürlich voraus, dass uns unsere direkten Erfahrungen, so wie sie sind, völlig präsent sind, selbst jetzt während der Therapie. Völlig präsent zu sein, ist schwierig angesichts des schnelllebigen Lebens, das viele von uns führen. So essen wir zum Beispiel eine Mahlzeit, während wir lesen oder fernsehen, wir denken während der Morgendusche darüber nach, was wir anziehen werden und was wir an diesem Tag zu tun haben, wir fahren Auto, während wir per Handy telefonieren und so weiter. Wenn das

Ziel darin besteht, zu essen, eine entspannende Dusche zu genießen oder das Autofahren wahrzunehmen, dann sollten wir jedes davon für sich tun, ohne zugleich irgendetwas anderes zu unternehmen. Andernfalls wird jede Aktivität herabgesetzt, weil wir nicht voll präsent und ausschließlich bei diesem Ereignis sind.

Erläutern Sie den Zweck von Zentrierungsübungen. Erzählen Sie den Patienten, dass Sie jede Sitzung mit einer Achtsamkeits- oder „Zentrierungsübung" beginnen möchten. Der Zweck dieser Übungen ist es, den Patienten zu helfen, für neue Erfahrungen bereit zu sein und immer besser zu spüren und wahrzunehmen, was in ihnen eigentlich vorgeht. Diese erste Sitzung soll mit einer solchen Übung abgeschlossen werden.

3.2.7 Zentrierungsübung

Die erste Sitzung sollte mit einer kleinen Übung abgeschlossen werden, die dem Patienten helfen wird, sich darauf zu konzentrieren, warum er hier ist und an welchem Punkt er sich derzeit befindet.

Okay, wir haben heute vieles besprochen. Bevor wir nun die erste Sitzung abschließen, würde ich gern mit Ihnen zusammen eine kleine Übung machen, die uns helfen soll, uns auf das Wichtigste zu konzentrieren. Ich habe Sie in dieser ersten Sitzung eventuell ziemlich verwirrt und Sie sind vielleicht ein wenig durcheinander, und fragen sich, wo Sie mit dieser Therapie hineingeraten sind. Sie sind nicht der Erste/die Erste, die/der sich so fühlt. Jegliche Gefühle und Gedanken dieser Art sind ein Teil des Prozesses, worüber wir auch schon in unserer heutigen Sitzung gesprochen haben. Sind Sie bereit, diese Übung mitzumachen? Es ist eine Übung mit geschlossenen Augen und sie wird nur vier bis fünf Minuten beanspruchen.

Auch wenn es sich wie eine Entspannungsübung anhört, ist das Ziel nicht, sich zu entspannen. In dieser Übung geht es vor allem darum, bewusst alles einfach wahrzunehmen, was um Sie herum und in Ihnen vorgeht, und sich diesem Erleben mit Bereitschaft und ohne Abwehr zu öffnen. Die Übung soll auch immer wieder vergegenwärtigen, worüber es in unserer Zusammenarbeit gehen soll. Sind Sie bereit diese Übung einmal auszuprobieren?

Durchführung der Zentrierungsübung. Achten Sie auf die Reaktion des Patienten und führen Sie die Übung für maximal fünf Minuten durch, und zwar auf eine langsame und sanfte Art und Weise, etwa so als wäre sie eine Entspannungsübung.

1. Machen Sie es sich auf Ihrem Stuhl bequem. Setzen Sie sich aufrecht hin mit Ihren Füßen flach auf dem Boden, Ihre Arme und Beine sind nicht gekreuzt und Ihre Hände ruhen in Ihrem Schoss. Erlauben Sie Ihren Augen, sich sanft zu schließen. Machen Sie ein paar ruhige Atemzüge: ein ... und aus – ein ... und aus. Achten Sie auf das Geräusch und das Gefühl Ihres eigenen Atems, während Sie ein- und ausatmen. Sie brauchen nicht schneller oder langsamer, tiefer oder flacher zu atmen. Lassen Sie einfach den Atem sich selbst atmen. Spüren Sie, wie die Luft von Ihrer Brust durch die Nase und den Mund strömt ... und atmen Sie ein ... und aus. [Pause 20 Sekunden]
2. Achten Sie auf Ihren Atem mit einem Gefühl von Freundlichkeit und sanftem Erlauben. Sie brauchen sich nur auf Ihren Atem zu konzentrieren. Lassen Sie sich in seinen natürlichen Rhythmus sinken: Brustkorb und Bauch steigen und fallen sanft, und Sie atmen ein und aus ... ein und aus ... Wenn Sie feststellen, dass Sie abgelenkt werden oder Ihre Gedanken wandern, nehmen Sie das sanft zur Kenntnis und richten Sie Ihre Aufmerksamkeit wieder auf den Rhythmus Ihres Atems und das Ansteigen und Abfallen von Brustkorb und Bauch. Was beobachten Sie? Und können Sie sich bewusst machen, wer es ist, der das Beobachtete beobachtet? Üben Sie dieses freundliche Beobachten noch ein bisschen weiter [Pause 20 Sekunden].
3. Nun richten Sie Ihre Aufmerksamkeit darauf, hier in diesem Raum zu sein. Achten Sie auf Geräusche, die innerhalb und außerhalb dieses Raumes auftreten könnten. Konzentrieren Sie sich auf die Stelle, an der Ihr Körper den Stuhl berührt. Welche Empfindungen bemerken Sie? Wie fühlt es sich an zu sitzen, wo Sie sitzen? Achten Sie auf die Stelle, an der Ihre Hände Ihre Beine berühren. Wie fühlen sich Ihre Füße in der Position an, in der sie sind? Was nehmen Sie in Ihrem restlichen Körper wahr? Wenn Sie irgendetwas in Ihrem Körper spüren, dann bemerken Sie es nur und erkennen seine Anwesenheit an.

Achten Sie auch darauf, wie sich diese Gefühle von Moment zu Moment ändern oder wechseln, ganz von allein. Versuchen Sie nicht, sie zu ändern. [Pause 15 Sekunden].

4. Versuchen Sie auch, den Einsatz von Ihnen und mir in diesem Raum zu fühlen – das, wofür wir hier sind. Wenn Sie denken, dass das etwas komisch klingt, dann nehmen Sie nur die Anwesenheit dieser Bewertung wahr und kommen Sie darauf zurück, um was es für Sie in diesem Raum geht. Machen Sie sich den Sinn und Wert bewusst, dem Sie und ich durch unsere Anwesenheit hier dienen. Erlauben Sie sich, ohne innerlich fortzulaufen bei dem zu bleiben, was Sie fürchten. Achten Sie dabei auf auftretende Zweifel, Bedenken und Sorgen. Nehmen Sie diese nur wahr und erkennen Sie ihre Anwesenheit an. Geben Sie ihnen Raum. Sie müssen sie nicht dazu bringen, zu verschwinden oder an ihnen arbeiten. Nun versuchen Sie für einen Moment, sich auf Ihre Werte und Ziele zu besinnen. Warum sind Sie hier? ... Wohin wollen Sie gehen? ... Was möchten Sie tun?
5. Dann, wenn Sie bereit sind, lassen Sie alle diese Gedanken los und erweitern Sie schrittweise Ihre Aufmerksamkeit, um die Geräusche um Sie herum aufzunehmen. Dann öffnen Sie langsam Ihre Augen mit der Absicht, Ihre Erfahrungen freundlich wahrzunehmen und diese Absicht auf den Rest des Tages zu übertragen.

3.2.8 Grundprinzip für Lebensverbesserungsübungen

Vorstellung der Arbeitsblätter zur Therapieverlaufskontrolle. Es ist nützlich, zwischen dieser ersten Sitzung und der nächsten mit einer Art Selbstbeobachtung zu beginnen. Eine strukturierte einfache Selbstbeobachtung per Fragebogen dient sowohl für den Therapeuten als auch für den Patienten verschiedenen Funktionen. Für den Therapeuten erlauben Selbstbeobachtungsaufgaben die Bewertung des Therapiefortschritts und eine bessere Sicht auf die täglichen Erfahrungen des Patienten in der Therapie und mit der Welt außerhalb. Die sich daraus ergebenden Daten können quantitativ (zum Beispiel über Abbildungen, Häufigkeiten, Mittelwerte) und qualitativ für den Patienten zusammengefasst werden. Aus der Perspektive des Patienten können einfache Selbstbeobachtungsfragebögen helfen, Muster des Erlebensvermeidungsverhaltens und des Nichthandelns und die damit verbundenen Kosten sichtbarer zu machen. Ebenso wie wir wollen, dass unsere Patienten in der Therapie voll dabei sind, möchten wir, dass sie auch an ihrem täglichen Leben voll teilnehmen. Es ist daher wichtig, diese erste Sitzung mit einer klaren Begründung für das Ausfüllen von Selbstbeobachtungsfragebögen und Lebensverbesserungsübungen zu beenden. Beide am Ende dieser Sitzung vorgestellten Arbeitsblätter werden die ganze Behandlung hindurch angewendet.

Leben bewusst erleben (LEBEN)

Das *Arbeitsblatt 1: Leben bewusst erleben (LEBEN)* (vgl. CD-ROM) dient dazu, Kontexte zu beobachten und zu beschreiben:

- in denen Ängste, Furcht und Sorgen auftauchen;
- das damit zusammenhängende innere Erleben;
- die Bereitwilligkeit des Patienten, Übungen durchzuführen;
- die Weise, wie die Reaktionen des Patienten auf ihr Erleben ihren Werten und Zielen im Weg stehen.

Das Akronym LEBEN ist kein Zufall; es ist ein bewusster Versuch, diese Übungen in den Kontext dessen zu stellen, worum es bei all diesen Übungen geht und was wirklich zählt: zu leben. Besprechen Sie daher mit Ihren Patienten vor dem Ende der Sitzung dieses Arbeitsblatt. Zeigen Sie ihnen, wie sie dieses Arbeitsblatt ausfüllen sollen und bitten Sie sie, kurz nach jeder Episode die in der Situation aufgetretenen unerwünschten Gedanken, Empfindungen oder Gefühle in das Arbeitsblatt einzutragen. Stellen Sie genügend Exemplare bereit, sodass, wenn nötig, täglich mehrere Episoden dokumentiert werden können. Sagen Sie Ihren Patienten, dass Sie gern ihre Aufzeichnungen zum Beginn der nächsten und den folgenden Sitzungen sehen würden. Fragen Sie die Patienten, ob sie bereit sind, dies zu tun – machen Sie es zu ihrer Entscheidung als Teil ihrer Verpflichtung zur Therapie.

Geben Sie das Arbeitsblatt 1: Leben bewusst erleben (LEBEN) (vgl. CD-ROM) als Lebensverbesserungsübung mit nach Hause.

Tägliche ACT-Einschätzung

Bitten Sie Ihre Patienten auch, das *Arbeitsblatt 2: Tägliche ACT-Einschätzung* (vgl. CD-ROM) am Ende jedes Tages auszufüllen, anhand dessen sie eine Einschätzung auf einer Skala von 0 (überhaupt nicht) bis 10 (in sehr starkem Ausmaß) darüber durchführen,

- wie aufgeregt und besorgt sie an diesem Tag aufgrund von angsteinflößenden Gedanken waren;
- wie viel Anstrengung sie an diesem Tag aufgebracht haben, um Angst auslösende Gedanken und Gefühle loszuwerden;
- bis zu welchem Grad sie den Tag als Teil eines vitalen, funktionierenden Lebens betrachten würden;
- wie sehr sie sich in Verhaltensweisen engagiert haben, die in Übereinstimmung mit ihren Werten und Lebenszielen stehen.

Beide Einschätzungen werden über die ganze Behandlung hinweg als Prozess- und Ergebnismaße gesammelt und können bei entsprechenden Veränderungen durchaus einen positiven Einfluss auf Therapiemotivation haben.

Geben Sie das Arbeitsblatt 2: Tägliche ACT-Einschätzung (vgl. CD-ROM) als Lebensverbesserungsübung mit nach Hause.

3.2.9 Lebensverbesserungsübungen (zu Hause)

Geben Sie dem Patienten die notwendigen Arbeitsblätter für die Übungen mit nach Hause und stellen Sie sicher, dass er verstanden hat, in welcher Form er die Arbeitsblätter zu Hause nutzen soll:

- Ausfüllen des *Arbeitsblattes 3: Beschriften Sie Ihren eigenen Grabstein* oder des *Arbeitsblattes 4: Ansprache zu Ihrem 80. Geburtstag.*
- Erfahrungsüberwachung mit *Arbeitsblatt 1: Leben bewusst erleben (LEBEN).*
- Ausfüllen des *Arbeitsblattes 2: Tägliche ACT-Einschätzung.*

Kapitel 4

Sitzung 2 – Kontrolle ist das Problem – Therapiemotivation durch kreative Hoffnungslosigkeit

Sitzungsaufbau
1. Zentrierungsübung (5 Min.) 2. Besprechen der täglichen Praxis (5 Min.) 3. Vertiefen der kreativen Hoffnungslosigkeit – Selbstvorwürfe vs. Reaktionsfähigkeit 4. Kontrolle ist nicht die Lösung, sondern das Problem (10 Min.) – Metapher: Füttern des Angst-Tigers – Metapher: Tauziehen mit dem Angstmonster – Übung: Tauziehen – Metapher: Der Lügendetektor (5 bis 10 Min.) 5. Ängste eher beobachten als auf sie zu reagieren (20 Min.) – Übung: Gedanken und Gefühle achtsam beobachten (15 Min.) 6. Lebensverbesserungsübungen (zu Hause) – Fortsetzung der Aufzeichnung von angst- und furchtbezogenen Erfahrungen mithilfe des Arbeitsblattes 1: Leben bewusst erleben (LEBEN) – Ausfüllen des Arbeitsblattes 2: Tägliche ACT-Einschätzung – Ausfüllen des Arbeitsblattes 9: Was habe ich diese Woche für meine Ängste aufgegeben? – Ausfüllen des Arbeitsblattes 8: Gedanken und Gefühle achtsam beobachten und tägliche Anwendung der Übung „Gedanken und Gefühle achtsam beobachten"
Arbeitsblätter (vgl. CD-ROM) und Materialien
– Arbeitsblatt 1: Leben bewusst erleben (LEBEN) – Arbeitsblatt 2: Tägliche ACT-Einschätzung – Arbeitsblatt 8: Gedanken und Gefühle achtsam beobachten – Arbeitsblatt 9: Was habe ich diese Woche für meine Ängste aufgegeben? – Ein etwa ein Meter langes Seil für die Übung „Tauziehen"

4.1 Ziele der Sitzung

Kreative Hoffnungslosigkeit. Diese Sitzung soll die Therapiemotivation durch das Schaffen von „kreativer Hoffnungslosigkeit" (KH) erhöhen. Das Hauptziel dieser Sitzung ist, die bisherigen unwirksamen Strategien im Umgang mit Problemen zu überprüfen und sich dann von ihnen abzuwenden, wenn diese nicht wirklich geholfen haben, die Lebensqualität zu verbessern. Deswegen haben sich die Therapeuten in der ersten Sitzung darauf konzentriert, die Nützlichkeit („Brauchbarkeit") und die „Kosten" der verschiedenen bisherigen Problemumgangsstrategien zu erkunden, um als Alternative zu Angstkontrolle und -vermeidung einen Akzeptanzkontext für die Behandlung zu schaffen. Die Untersuchung von Kontrolle dient an dieser Stelle dazu, Kontrollbemühungen als Problem und nicht als Lösung zu sehen. Die Nutzlosigkeit vorangegangener Vermeidungs- und Kontrollstrategien wird ausgedehnt, sodass die Patienten sehen, dass sich nichts ändern wird, solange sie nicht ihre Art und Weise, mit Angst umzugehen, verändern. Eine verwandte Botschaft ist „nicht *Sie* sind hoffnungslos – sondern Ihre in der Vergangenheit benutzten Bemühungen sind es!".

Loslassen von vergangenen Lösungsansätzen. Dieser Veränderungsprozess wird nicht durch Erklärungen des Therapeuten in Gang gesetzt, sondern durch eine Reihe von Metaphern und Erfahrungsübungen, die in der Sitzung durch den Therapeuten und den Patienten zusammen ausgeführt werden. Der Zweck dieser Übungen besteht darin, die Patienten erfahren zu lassen, wie ihre diversen Versuche, angstbezogene Erfahrungen (körperliche Empfindungen, Bilder, Sorgen etc.) zu umgehen, zu regulieren und zu bekämpfen, nicht funktioniert und ihr Leben eingeschränkt haben. Die Übungen sollen auch zeigen, dass es möglich ist, vom Kampf abzulassen und sehr wohl Dinge zu unternehmen, die ihnen bisher als unmöglich erschienen.

Erhöhung der psychologischen Flexibilität. In der Sitzung wird außerdem damit fortgefahren, den Patienten zu helfen, sich auf ihre Werte zu fokussieren und diese als einen Wegweiser im Leben zu nutzen. Ebenfalls werden neue Möglichkeiten für den Umgang mit ungewollten Emotionen entwickelt – und zwar in Form von „den Kampf beenden und beobachten". Viele Patienten können jedoch nur schwer begreifen, was Loslassen im praktischen Sinn bedeutet und wie ein Verhalten des Loslassens tatsächlich aussieht. Ein praktischer Aspekt des Loslassens ist, zu lernen, angstbezogene Erfahrungen achtsam zu beobachten, statt dagegen anzukämpfen oder zu versuchen, sie zu eliminieren. Dieses Thema wird mit einer Metapher und einer Achtsamkeitsübung eingeleitet. Die Achtsamkeitsübung hilft den Patienten außerdem dabei, psychologische Flexibilität zu erhöhen, indem sie üben, im Hier und Jetzt zu sein.

4.2 Durchführung der Sitzung

4.2.1 Zentrierungsübung

Beginnen Sie die Sitzung mit der Zentrierungsübung, die wir am Ende der Sitzung 1 (vgl. Kap. 3, S. 53) beschrieben haben.

4.2.2 Besprechen der täglichen Praxis

Besprechen der Grabinschriftübung. Gehen Sie zuerst auf die Grabinschriftübung ein und diskutieren Sie die Erfahrung des Patienten mit dieser Übung. Wenn der Patient einen oder mehrere zentrale Werte identifiziert hat, kann der Therapeut fragen, ob der Patient bereit ist, Position zu beziehen und sich diesen Werten gegenüber zu verpflichten.

Beispiel:

Th.: So wie wir es auch letzte Woche schon gemacht haben, möchte ich, dass Sie zu dieser Formulierung in Ihrer Grabinschrift eine Beziehung herstellen und dazu, was Sie wirklich in Ihrem Leben haben möchten. Weil es so wichtig ist, möchte ich sichergehen, dass es letzte Woche auch wirklich Ihren Wünschen entsprochen hat. Jetzt, nachdem Sie einige Tage darüber nachdenken konnten und einiges aufgeschrieben haben, sagen Sie mir doch noch einmal, was Ihnen wirklich am Herzen liegt, worum es nach Ihren Wünschen in Ihrem Leben gehen soll, wenn Sie nicht ein Leben im „Angstkäfig" führen würden?

Pat.: Ich möchte ein liebevoller Partner sein, unabhängig und ein großer Architekt.

Th.: [Halten Sie Augenkontakt mit dem Patienten.] Wie ich Ihnen schon das letzte Mal gesagt habe, möchte ich, dass sich das, was wir hier tun, genau darum dreht! [Machen Sie eine Pause.] Sie können in diese Richtung gehen. Und ich verspreche Ihnen, alles zu tun, was ich kann, um Ihnen auf dem Weg in diese Richtung zu helfen.

Besprechen des Arbeitsblattes 2. Betrachten Sie abschließend die täglichen ACT-Einschätzungen und fragen Sie die Patienten, ob sie irgendwelche Fragen haben bezüglich dessen, was während der letzten Sitzung passiert ist oder besprochen wurde, und liefern Sie kurze Antworten, ohne sich in lange Diskussionen zu verzetteln.

Die Erörterung, worum sich das Leben nach den Wünschen der Patienten drehen soll, und ihre nachfolgende Verpflichtung auf diese Werte ist eine gute Basis für eine spezifischere Diskussion über Werte und Lebensziele. Einige Patienten sind zu Beginn unschlüssig darüber, was der Therapeut mit Werten und Lebenszielen meint. Im Gespräch mit den Patienten vergleichen wir Werte oft mit einem Kompass oder mit einem Leuchtturm. Werte geben uns eine Orientierung in der oft stürmischen See des Lebens. Sie zeigen uns die Richtung, wohin wir in unserem Leben gehen wollen.

Lebensziele des Patienten neu überdenken. Ein konkreter Weg zur Beschreibung von Werten ist, sich Werte als Lebensbereiche vorzustellen, die den meisten Menschen mehr oder weniger wichtig sind. Wir kategorisieren Werte in Domänen oder Bereiche: Familie, Freunde, Partnerschaft, Elternschaft, Freizeit/Hobby, Ausbildung, Arbeit/Karriere, Umwelt/Natur, Gesundheit/Fitness und Spiritualität. Obwohl wir diese Lebensbereiche getrennt aufführen, überschneiden sie sich oft. Zum Beispiel kann der Wert der Ausbildung zu einer Karriere führen und die Karriere dazu, dass man neue Freunde kennenlernt.

Die Angst-Management-Grabinschrift und andere Übungen machen Menschen oft traurig, wenn ihnen dabei klar wird, wie viel sie von ihrem Leben für die Bewältigung oder zur Vermeidung ihrer Ängste in die Warteschleife gestellt haben. Das ist eine gute Gelegenheit, um die Handlungsziele des Patienten neu zu überdenken und klar zu formulieren. Bis jetzt war die Taktik typischerweise: „Ich werde mein Leben nur auf die Reihe kriegen, wenn ich meine Angstsymptome in den Griff bekommen habe.“ Therapeuten können ihre Patienten dazu ermutigen, diese Lebensrichtungen sowohl als Leitfaden als auch zur Rechtfertigung der harten Behandlungsarbeit zu nutzen. Wann immer Sie merken, dass die Patienten versuchen, ihre Angst zu lindern, sollten Sie sie fragen, ob sie diese Versuche in Richtung zu oder weg von ihren Lebenszielen führen.

Noch einmal:

Der Punkt ist nicht, ob Kontroll- oder Akzeptanzverhalten die „bessere“ Strategie ist – die entscheidende Frage lautet: Welches Verhalten hilft den Patienten, sich in Richtung auf ihre selbst gewählten Lebensziele zu bewegen?

Achten Sie während dieses Gesprächs auf Konflikte wie: „Ich weiß, dass Sie Recht hatten, aber ich möchte trotzdem, dass es aufhört …“ Behalten Sie diese Information im Hinterkopf und besprechen Sie dies bei der nachfolgenden Erörterung der kreativen Hoffnungslosigkeit.

4.2.3 Vertiefen der kreativen Hoffnungslosigkeit

Das Thema kreativer Hoffnungslosigkeit kommt durch Fragen bezüglich der letzten Sitzung oft von selbst auf. Ansonsten ist es die Aufgabe des Therapeuten es anzusprechen:

Gut, nachdem wir nun allgemein besprochen haben, worum es sich bei unserer Arbeit drehen soll, lassen Sie uns anschauen, was momentan geschieht. Lassen Sie mich Ihnen zu Beginn ein paar Fragen zur letzten Sitzung stellen. Welche Gedanken hatten Sie, nachdem Sie letzte Woche aus der Sitzung gegangen sind, in Bezug auf die Metapher des Kindes im Loch?

Besprechen von Arbeitsblatt 1. Während Sie dies diskutieren, gehen Sie auch auf das *Arbeitsblatt 1: Leben bewusst erleben (LEBEN)* (vgl. CD-ROM) von letzter Woche ein. Konzentrieren Sie sich auf Beispiele, in denen eine Verwicklung in Verhaltensweisen um angstbezogene Gefühle und Gedanken in den Griff zu bekommen, mit kurz- oder langfristigen Kosten verbunden waren. Fragen Sie die Patienten, wann sie sich mit ihren Ängsten und ihrer Furcht in einem Loch befanden und wie sie gegraben haben. Was haben sie getan, um aus dem Loch herauszukommen? Haben sie nur eine Art oder mehrere Arten des Grabens versucht und was haben sie gebracht? Was waren die Kosten? Haben sie am Ende sich oder anderen dafür die Schuld gegeben, und was hat das gebracht?

Erinnern Sie sich daran, dass diese Metapher extrem flexibel ist. Sie kann für viele anfängliche Probleme benutzt werden. Während der Interaktion mit dem Patienten kann der Therapeut die Metapher erweitern, um bestimmte Probleme, die der Patient vorbringt oder die der Therapeut als relevant ansieht, anzusprechen. Es ist auch nützlich, zu versuchen, die Antworten des Patienten in die fortlaufende Metapher mit einzubeziehen.

Kein Trösten, um Hoffnungslosigkeit zu reduzieren. Die in dieser Sitzung eingeführten Metaphern und Übungen liefern den Patienten mehr Erfahrung dafür, dass die alten Kontrollstrategien und die Vermeidung nicht funktioniert und zu beachtlichen persönlichen Kosten geführt haben. Ebenso wie in der vorherigen Sitzung ist es wichtig, dass sich die Therapeuten der Versuchung widersetzen, die Patienten von ihrer empfundenen Hoffnungslosigkeit zu befreien, indem sie sie trösten und ihnen versichern, dass alles wieder gut wird. Hayes et al. (2014) charakterisieren diese Art von Hoffnungslosigkeit als eine bittersüße Emotion, die mehreres zugleich ist, traurig und hoffnungsvoll, schmerzlich und kräftezehrend. Die Emotion fühlt sich befreiend an und macht Mut. Ein solcher Zustand ist eher nützlich und motivierend (kreativ), weil es den Patienten erlaubt, die Nutzlosigkeit ihres Selbstschutzes direkt und ungeschminkt wahrzunehmen. Diese Erfahrung ermöglicht ihnen, neue und von Grund auf verschiedene Wege des Umgangs mit aufkommender Angst zu gehen.

An dieser Stelle ist es nicht notwendig zu erklären oder konkrete Erfahrungen zu vermitteln, wie dieser neue Ansatz aussehen mag. Ziel dieser Übungen ist es, die Patienten einfach spüren zu lassen, dass (a) es eine Option ist, vom Kampf loszulassen und (b) was auch immer sie nun anders machen, es sich grundlegend und radikal von dem unterscheiden muss, was sie in der Vergangenheit getan haben – es kann möglicherweise das komplette Gegenteil sein.

4.2.4 Kontrolle ist nicht die Lösung, sondern das Problem

Angstkontrollversuche sind ein Hauptaspekt der Lebensprobleme des Patienten. Diese Komponente der Behandlung befasst sich mit den Problemen in Bezug auf den Umgang mit erfahrungsmäßigen Vermeidungsstrategien. Für Patienten ist es wichtig zu erfahren, dass vergangene Lösungsversuche, welche auf die Vermeidung von eigenen Erfahrungen abzielten, keine Lösungen sind, sondern an sich Probleme darstellen. Eines der Ziele der ersten Sitzung war es, den Patienten zu zeigen, dass frühere Versuche, die Angst zu vermeiden, nicht funktioniert haben. Der Zweck dieser Sitzung ist es, dieses Thema auszuweiten und die Patienten die Erfahrung machen zu lassen, dass ihre Anstrengungen, Erlebnisse, wie beispielsweise panikbezogene Gedanken, Körperempfindungen, unwillkürliche, sich aufdrängende Gedanken, Sorgen und andere Emotionen zu kontrollieren, zum Hauptaspekt ihres Problems geworden sind.

Neben dem Aufzeigen, dass Vermeidungsbemühungen nicht funktioniert haben, verdeutlicht die nachfolgende Metapher „Füttern des Angst-Tigers“ eindrucksvoll die letztendlichen Kosten von Kontrollbemühungen. Diese Metapher dient dazu, den Patienten zu verdeutlichen, dass sie ihre Ängste nicht kontrollieren können, indem sie versuchen, sie zu „zähmen“ (zum Beispiel indem sie dem nachgeben, was sie fordern). Sie zeigt auch, wie immer größere Teile der Ressourcen und des Lebensraums der Patienten durch Kontrollbemühungen und das Vermeiden von Ängsten aufgezehrt werden.

Metapher: Füttern des Angst-Tigers

Es scheint, als seien Sie bisher mit Ihren Ängsten so umgegangen wie jemand, der mit einem hungrigen Tigerbaby lebt. Obwohl der Tiger noch ein Baby ist, ist er doch schon furchteinflößend genug, so dass Sie denken, er könnte Sie beißen. Also gehen Sie zum Kühlschrank und holen ihm etwas Fleisch, damit er nicht Sie frisst. Sicherlich wird ihn das Zuwerfen von Fleisch besänftigen, während er das Fleisch frisst, und er wird Sie für eine Weile in Ruhe lassen. Aber er wird auch ein Stück wachsen und größer werden. Also ist er das nächste Mal, wenn er hungrig ist, ein bisschen größer und furchteinflößender, und Sie gehen zum Kühlschrank und werfen ihm noch mehr Fleisch hin. Wieder füttern Sie ihn, um ihn in Schach zu halten.

Das Problem ist: Je mehr Sie ihn füttern, umso größer wird er und desto ängstlicher werden Sie sich fühlen. Und so wird aus dem kleinen Tiger schließlich ein großer Tiger und er ängstigt Sie mehr als je zuvor. Also kehren Sie immer wieder zum Kühlschrank zurück, um mehr Fleisch zu holen. Sie füttern und füttern ihn und hoffen, dass er Sie eines Tages endlich in Frieden lassen wird. Aber der Tiger verlässt Sie nicht – er wird nur größer und furchteinflößender und hungriger. Und dann gehen Sie eines Tages zum Kühlschrank, öffnen die Tür und der Kühlschrank ist leer. Jetzt haben Sie nichts mehr, um, den Tiger zu füttern ... Gar nichts? ... Außer sich selbst!

Sie haben da draußen einige Angstmonster, die so aussehen, als könnten sie Sie am Stück verschlingen. Wenn die Monster des emotionalen und körperlichen Unbehagens und der verstörenden Gedanken auftauchen, halten Sie daran fest, zu hoffen, dass sie weggehen werden, wenn Sie sie füttern. Sie hoffen unentwegt, dass die Angstmonster Sie schließlich in Ruhe lassen werden, wenn Sie nur ein weiteres kleines Stück Lebensflexibilität dafür eintauschen. Sagt Ihnen Ihre Erfahrung, dass das jemals passiert ist? Gibt es irgendetwas, das darauf hinweist, dass dies jemals geschehen wird?

Metapher durch persönliche Beispiele relevant machen. Um diese Metapher für die Patienten persönlich relevant zu machen, bitten Sie sie, über Beispiele nachzudenken, auf welche Art und Weise sie die Angstmonster in ihrem eigenen Leben gefüttert haben. Wenn es einem Patienten Probleme bereitet, Beispiele zu nennen (zum Beispiel allein zu Hause zu bleiben, um einen Panikanfall zu vermeiden) können Sie ihm einige Beispiele anbieten, die auf den Kommentaren des Patienten während der Sitzung oder auf seinen Notizen auf dem *Arbeitsblatt 1: Leben bewusst erleben (LEBEN)* basieren.

Ein Vorteil der Anwendung von Metaphern ist, dass sie sich den Patienten gut einprägen und die Therapeuten später immer wieder, ohne viel erklären zu müssen, auf sie zurückgreifen können. So können Therapeuten bei entsprechenden Sachverhalten Patienten einfach an die Metapher erinnern, indem Sie sagen: „Füttern Sie gerade wieder den Angsttiger?“, oder „Haben Sie in dieser Situation durch Ihr Verhalten wieder den Angsttiger gefüttert?“

Der Gedanke, etwas Kontra-Intuitives zu tun und den Kampf loszulassen, ist wahrscheinlich den meisten Patienten fremd. Tatsächlich fürchten sie sich oft vor diesem Gedanken. Patienten haben oft auch Probleme damit, zu verstehen, was Aussagen wie „Steig aus dem Kampf aus“ bedeuten. Wir empfehlen Ihnen daher, eine zusätzliche Metapher zu verwenden, die Tauziehen-Übung. Die Übung soll den Patienten nahelegen, den Kampf aufzugeben, indem man sich gegensätzlich zu dem verhält, was Menschen typischerweise in einem Kampf tun. Ähnlich wie bei der chinesische Fingerfalle wird auch bei der nachfolgenden Tauziehübung ein Kampf arrangiert, wobei sich im Übungsverlauf Lösungen ergeben, die im Gegensatz zu dem stehen, was die Menschen typischerweise in einem Kampf machen (beispielsweise das Seil loszulassen anstatt zu versuchen, das Tauziehen zu gewinnen). Interessanterweise wurde diese Metapher ursprünglich von einer Frau mit Agoraphobie im Kontext ihrer Arbeit mit einem ACT-Therapeuten erfunden (Hayes et al., 1990).

Ursprünglich wurde diese Übung den Patienten übrigens nur in verbaler Form dargeboten. Aufgrund der Ergebnisse einer von uns durchgeführt Studie (Eifert & Heffner, 2003) schlagen wir vor, dass sowohl der Therapeut als auch der Patient die Metapher mit wirklichen Tauziehseilen (bzw. mit chinesischen Fingerfallen) in die Praxis umsetzen und gemeinsam die Erfahrungswirkungen der verschiedenen Strategien erkunden.

Metapher: Tauziehen mit dem Angstmonster

Ihre Situation scheint mir wie ein Tauziehen mit einem „Angstmonster“. Es erscheint groß, hässlich und sehr stark und Sie können es nicht leiden. Zwischen Ihnen und dem Monster ist eine Grube und soweit Sie es einschätzen können, gibt es keinen Boden – nur den Abgrund. Wenn Sie das Tauziehen verlieren, werden Sie in die Grube fallen und Sie werden zerstört – das Angstmonster hat gewonnen. Das wollen Sie nicht. Also kämpfen Sie. Sie ziehen und ziehen, doch je stärker Sie ziehen, umso stärker zieht auch das Monster – und die ganze Zeit scheint es, dass Sie sich näher zum Rand des Grabens bewegen.

Die meisten Menschen denken, es gäbe nur zwei mögliche Ausgänge: Entweder ich gewinne, indem ich stärker ziehe als das Angstmonster, oder das Angstmonster gewinnt, weil es mich schlägt. Und so verbrauchen sie ihre ganze Energie, gegen ihr Monster anzukämpfen – es scheint, als wären sie bis ans Ende dazu verdammt.

Es gibt jedoch einen anderen Weg, den Kampf zu beenden, an den viele Menschen oft nicht denken, weil sie so sehr damit beschäftigt sind, das Angstmonster zu bekämpfen: Man könnte einfach das Tau loslassen! Das Schwerste an dieser Option ist, einzusehen, dass wir tatsächlich nicht immer weiter ziehen müssen, sondern dass wir das Tau loslassen können! Stellen Sie sich vor, was passieren würde, wenn Sie aufhören zu kämpfen und einfach das Tau fallen lassen? Der Kampf wäre sofort beendet. Das Angstmonster wäre zwar noch immer dort, doch der Kampf wäre vorbei.

Manchmal werden die Patienten fragen: „Wie mache ich das? Wie kann ich das Tau loslassen?“ An dieser Stelle ist es am besten, nicht sofort auf diese Frage zu antworten, sondern einfach zu sagen:

> Ich weiß nicht genau, was der beste Weg für Sie ist, aber der erste Schritt ist, einfach zu sehen, dass der Kampf nicht gewonnen werden kann … und er nicht gewonnen werden muss!

Nach einer kurzen mündlichen Einführung in die Tauzieh-Übung empfehlen wir Ihnen, diese Metapher ebenfalls zu spielen. Geben Sie den Patienten ein Seil (oder wenn nicht vorhanden, ein Handtuch oder Badehandtuch) und bitten Sie sie, mit Ihnen in Ihrer Rolle als neu entdecktem „Angstmonster“ ein Tauziehen zu veranstalten. Wenn sie versuchen, das Angstmonster heranzuziehen, zieht das Monster einfach zurück. Das Ausspielen dieser Übung lässt Patienten körperlich erfahren, wie viel Energie und Konzentration es erfordert, Angstmonster in Schach zu halten.

Wir haben auch herausgefunden, dass fast alle Patienten das Seil mit beiden Händen fassen werden, wenn Sie es ihnen reichen. Das ist für die Patienten eine sehr bildhafte Veranschaulichung, weil sie zeigt, wie Ängste und die Anstrengungen, sie zu bekämpfen, ihre Hände in einem Kampf gefangen halten und sie nicht länger frei sind, andere Dinge im Leben zu tun. Übrigens müssen Sie sich als Therapeut keine Sorgen machen, in einem richtigen Kampf mit Ihren Patienten zu enden. Wir stellen immer wieder fest, dass Patienten die spielerischen Grenzen dieser Situation vollständig erkennen und innerhalb dieser agieren.

Beispiel:

Th.: Können Sie sehen, wie Sie beide Hände benutzen, um das Monster in Schach zu halten? Schauen Sie auch auf Ihre Füße. Sie sind ziemlich an eine Position gebunden. Was können Sie mit Ihren Händen und Füßen sonst noch machen, solange Sie dies tun?

Pat.: So gut wie nichts. Ich stecke im Kampf fest.

Th.: Ich bemerke, dass Ihre Augen auch auf das Seil gerichtet sind. Was denken Sie?

Pat.: Ich denke darüber nach, was Ihr nächster Schritt sein wird.

Th.: Also sind Ihr Kopf, Ihre Hände und Ihre Füße alle durch den Kampf mit der Angst gebunden?

Pat.: Ja, das sind sie so ziemlich, und das ist noch erschreckender als die Angst selbst. Es scheint, als hätte ich nichts mehr, womit ich arbeiten kann.

Th.: Sie können tatsächlich all Ihre Energie darauf verwenden, das Angstmonster bis zum Ende zu bekämpfen. Aber es gibt einen anderen Weg, an den es vielleicht schwer ist zu denken, wenn Sie so damit beschäftigt sind, zu kämpfen. Was könnte das sein?

Pat.: Ich weiß nicht so recht. Eigentlich könnte ich mich auch weigern, weiterzukämpfen und einfach das Seil loslassen, aber ist das nicht wie verlieren?

Th.: Sind Sie bereit, jetzt das Seil loszulassen und zu sehen, was passiert?

Pat.: Ja, warum eigentlich nicht. [nach dem Loslassen des Seils] Der Kampf ist vorbei und meine Hände sind frei.

Th.: Ist das nicht großartig? Und wo bin ich – das Angstmonster?

Pat.: Sie sind immer noch da. Sie sind fast zu Boden gestürzt, als ich das Seil losgelassen habe.

Th.: Ich bin immer noch hier und der Kampf ist vorbei. Und Sie haben Recht, ich bin fast gestürzt. Aber das wird mich nicht daran hindern, wieder aufzustehen und Sie anzuschreien: „Hey, heb' das Seil auf! Was ist los mit dir?" Was tun Sie dann? [Der Therapeut schwenkt das Seil vor dem Patienten.]

Pat.: Ich denke, ich muss zuhören und ich könnte das Seil aufheben – ich muss es aber nicht aufheben, richtig?

Th.: Das ist tatsächlich die Wahl, die Sie haben: Sie müssen das Seil nicht aufheben! Sie können nicht wählen, ob ich da bin oder nicht. In der Tat bin ich immer noch im Raum mit Ihnen und ich schreie Sie immer noch an. Ich bin nicht tot und verschwunden.

Pat.: Ich wünschte, Sie wären es!

Th.: Ich verstehe. Doch Sie können mich nicht zum Verschwinden bringen. Was ist es dann, was Sie kontrollieren können?

Pat.: Ich kann Sie nicht zum Schweigen bringen. Das Einzige, was ich tun kann, ist, nicht zu tun, was das Monster mir vorschreibt.

Th.: Genau das ist Ihre Entscheidung. Sie müssen nicht das tun, was Ihnen das Monster vorschreibt. Sie können es nicht dazu bewegen, den Mund zu halten, so gern Sie es auch zum Schweigen bringen würden. Aber Sie müssen es auch nicht bekämpfen oder tun, was auch immer es Ihnen sagt, was Sie tun sollen. Übrigens, werfen Sie jetzt einen Blick auf Ihre Hände und Füße. Haben Sie bemerkt, dass Sie jetzt frei sind? Sie sind frei, alle möglichen Dinge zu tun, die Ihnen jetzt wirklich wichtig sind, weil Sie nicht länger in einem Kampf mit dem Angstmonster gefangen sind.

Internale und externale Ereignisse kontrollieren

Gelassenheitscredo – Kontrolle über internale vs. externale Ereignisse. Viele Patienten kennen das Gelassenheitscredo und mögen es: „Akzeptiere mit Klarheit, was du nicht ändern kannst, und habe den Mut zu ändern, was änderbar ist, und entwickele die Weisheit, den Unterschied zwischen Beidem zu erkennen." Das Problem ist, dass die meisten Menschen einfach nicht wissen, was sie ändern können und was nicht. Es scheint sehr viel einfacher dieser Haltung zuzustimmen als das zu tun, wozu sie uns anhält. Die Übungen und Metaphern dieser Sektion dienen dazu, auf der Erlebensebene zu vermitteln, was die Patienten in ihrem Leben wirklich verändern können (ihr Verhalten) und was eher nicht (ihre Gefühle und Gedanken). Wir empfehlen den folgenden Dialog als eine Möglichkeit des Gesprächs.

Sie wissen bereits, dass es nicht wirklich funktioniert hat, sich abzulenken und sich einzureden, dass *[benutzen Sie Beispiele aus der Erfahrung des Patienten oder aus den Notizen im Arbeitsblatt 1: LEBEN]*, um Ihre Ängste und Sorgen zu kontrollieren. Dennoch gibt es einen guten Grund, warum Sie daran festhalten, so etwas zu tun. Der Grund ist, dass das Kontrollieren in bestimmten Situationen gut funktioniert. Wenn Sie z. B. diesen Stuhl in Ihrem Zimmer hätten und ihn nicht länger leiden mögen, könnten Sie ihn einfach loswerden, indem Sie aufstehen, ihn nehmen und ihn in den Müll schmeißen *[der Therapeut steht auf, geht zu einem Stuhl im Raum und tut so, als würde er ihn wegwerfen]*. Sobald er verschwunden ist, trifft das alte Sprichwort zu: „Aus den Augen, aus dem Sinn." *[Bitten Sie Ihre Patienten, selbst ähnliche Beispiele zu nennen, und diskutieren Sie sie kurz.]*

Diese und andere Beispiele betreffen Situationen, in denen Sie wirklich Kontrolle ausüben können. Die wichtige Frage ist: Was macht diese Situationen kontrollierbar? Sie betreffen alle Objekte oder Situationen in der äußeren Welt – der Welt außerhalb unserer Haut. Dinge loszuwerden, die man in der äußeren Welt nicht mag, ist oft möglich und hat für Sie gut funktioniert.

Wie ist es aber mit der Kontrolle Ihrer Gedanken und Gefühle? Können Sie sie ebenfalls loswerden oder sie ändern? Indem Sie sich ablenken oder positive Bekräftigungen verwenden, mögen Sie sich zunächst besser fühlen. Aber hält das an? Kommen die Sorgen, Bedenken, Erinnerungen und Ängste nach einer Weile zurück? Erkennen Sie dieses Muster? Im Gegensatz zu alten Stühlen, die fort bleiben, nachdem Sie sie weggeworfen haben, werden Ihre Gedanken und Gefühle wiederkommen. Das Problem liegt darin, dass oft das, was in der äußeren Welt gut funktioniert, in unserer inneren Welt der Gedanken und Gefühle einfach nicht gut funktioniert. Hier haben wir nicht die Handlungsgewalt – unsere Körper und unsere Gedanken scheinen nach einer eigenen Pfeife zu tanzen. Dennoch gehen wir mit unseren Gedanken und Gefühlen oft in der gleichen Weise um wie mit Kleidungsstücken, die wir nicht mehr mögen, oder dem Stuhl, den wir wegwerfen wollen. Wenn wir nicht mögen, was wir denken oder fühlen, möchten wir diese Gedanken und Gefühle am liebsten wegwerfen. Doch das funktioniert einfach nicht, denn Sie können Ihre Gedanken und Gefühle nicht einfach anfassen und rauswerfen.

Die Lügendetektor-Metapher als ein spezifisches Beispiel der Kontrolle der inneren Welt

An diesem Punkt sollten Sie Ihre Patienten an die Übung mit dem Tauziehen (oder der Fingerfalle) erinnern. Der Zweck dieser Übung war, zu demonstrieren, dass Kontrollbemühungen nicht funktionieren und dass die Patienten die Möglichkeit haben, den Kampf zu beenden, indem sie loslassen und etwas Kontra-Intuitives tun; das heißt etwas ganz anderes, als das, was sie in der Vergangenheit getan haben. Die Lügendetektor-Metapher (Hayes et al., 2014) ist deshalb besonders für Patienten mit Angststörungen geeignet, weil sie illustriert, welche paradoxe Folgen der Versuch hat, angstbezogene Reaktionen zu kontrollieren und zu reduzieren, und wie solche Bemühungen zurückschlagen können. Solche Kontrollbemühungen sind typischerweise ineffektiv und machen die Dinge oft noch schlimmer. Die Lügendetektor-Metapher illustriert diesen Teufelskreis aus ängstlicher Erwartung, körperlichen Empfindungen, katastrophenbezogenen Bewertungen solcher Empfindungen und Panik (Barlow, 2002).

Metapher: Der Lügendetektor

Th.: Stellen Sie sich vor, Sie sind an den besten und empfindlichsten Lügendetektor angeschlossen, der je gebaut worden ist. Weil dieser Lügendetektor so unglaublich effektiv im Entdecken von Ängsten ist, gibt es keinen Weg, wie Sie aufgeregt oder ängstlich sein könnten, ohne dass es die Maschine bemerkt. Nun zu Ihrer Aufgabe: Sie müssen nichts weiter tun, als entspannt zu bleiben – bleiben Sie einfach ruhig. Wenn Sie auch nur das kleinste bisschen Angst bekommen, wird die Maschine dies allerdings aufzeigen. Ich weiß, Sie wollen wirklich ruhig bleiben, und um Ihnen noch einen besonderen Erfolgsanreiz zu geben, werde ich Ihnen diesen Revolver an den Kopf halten *[zeigen Sie mit Ihrem Finger an Ihre eigene Schläfe und tun Sie so, als ginge er los]*. Wenn Sie entspannt bleiben, werde ich nicht schießen und Ihnen sogar noch € 10.000 geben! Aber wenn Sie nervös werden – und denken Sie daran, dieser perfekte Lügendetektor wird das sofort bemerken –, werde ich abdrücken müssen. Also entspannen Sie sich einfach!

Pat.: Ich könnte das nie schaffen, aber wie sieht es mit Ihnen aus? Könnten Sie als Therapeut es tun oder mir dabei helfen, es zu tun?

Th.: Ich könnte es mit Sicherheit auch nicht. Das kleinste bisschen Angst wäre erschreckend. Wir würden denken: „Oh, mein Gott! Ich kriege Angst! Jetzt kommt es!“ Wir sind tot.

Pat.: Ich dachte, ich wäre der einzige mit diesem Problem. Warum können Sie es auch nicht tun? Sie sind doch der Angstexperte.

Th.: Weil kein Mensch ruhig bleiben kann, wenn eine Waffe auf seinen Kopf gerichtet ist. Wenn ich in dieser Situation wäre, würde ich genauso reagieren wie Sie. Es ist also nicht so, dass Sie in irgendeiner Form kaputt wären und von mir repariert werden müssten. Wir sitzen wirklich im selben Boot.

Kontrolle wirkt gegen uns, wenn wir sie auf Aspekte unserer inneren Welt anwenden. Neben der Illustration der paradoxen Folgen von Versuchen, angstbezogene Reaktionen zu kontrollieren und zu reduzieren, hilft die Lügendetektor-Metapher den Patienten, den Unterschied zu erfahren zwischen Kontrolle für die meisten Dinge in der äußeren Welt, gegenüber Kontrolle von Aspekten unserer inneren Welt. Bewusste, wohlüberlegte, absichtliche Kontrolle funktioniert zumeist großartig in der manipulierbaren Welt, wo die folgende Regel gilt: „Wenn Sie es nicht mögen, finden Sie einen Weg, es loszuwerden, und dann werden Sie es los.“ Diese Art von Kontrolle funktioniert allerdings nicht bei Emotionen, Erinnerungen, Sorgen und körperlichen Empfindungen. Tatsächlich tendiert Kontrolle, wenn Sie auf unangenehme Gedanken und Gefühle angewendet wird, dazu, uns noch mehr von gerade den Erfahrungen zu bescheren, die wir nicht haben wollen. In solchen Fällen ist bewusste Kontrolle nicht die Lösung; sie wird ein Teil des Problems oder sogar selbst das Problem.

Beispiel:

Th.: Erinnern Sie sich an die Geschichte vom Lügendetektor? Was wäre, wenn ich Ihnen, anstatt zu befehlen, sich zu entspannen, sage: „Nehmen Sie dieses Bild von der Wand und geben Sie es weg, oder ich werde Sie erschießen!“? Sie könnten ohne Schwierigkeiten dieses Bild abnehmen und weggeben und alles wäre in Ordnung. So funktioniert die Welt außerhalb unseres Körpers. Wir können Dinge verändern und kontrollieren, indem wir etwas mit unseren Händen und Füßen tun. Aber wenn ich Ihnen einfach befohlen hätte: „Entspannen Sie sich, oder ich werde Sie erschießen!“, was würde passieren?

Pat.: Ich würde garantiert sehr nervös werden und erschossen werden, wenn es wirklich einen Revolver gäbe.

Th.: Je mehr Sie sich anstrengen würden, desto nervöser würden Sie werden, weil Sie erkennen können, dass das nicht funktionieren wird. Aber warum funktioniert es nicht? Worin liegt der Unterschied, ein Bild an der Wand loszuwerden von dem, entspannt zu bleiben?

Pat.: Nun, ich kann das Bild loswerden, indem ich es buchstäblich mit meinen Händen greife und wegwerfe, aber ich kann nicht in mein Gehirn greifen und ändern, was dort vor sich geht. Das ist der Grund, warum ich versucht habe, mit mir selbst zu sprechen – Sie wissen schon, versucht habe, mich selbst zu beruhigen.

Th.: Wie hat das Ihrer Erfahrung nach funktioniert?

Pat.: Manchmal ein bisschen, aber nicht für lange und sicherlich nicht so gut, wie ich es gern gehabt hätte.

Th.: Und das ist der Grund, warum wir uns entschieden haben, diese Therapie mit

> dem zu gestalten, was wirklich für Sie zählt – und was Sie aus Ihrem Leben mithilfe von Ihren Händen und Füßen machen können.

Der letzte Satz dieses Gesprächs betont erneut die Werte: Es gibt eindeutig Dinge im Leben der Patienten, welche ihnen wichtig und die kontrollierbar sind. Jedoch wird der Fokus auf Werte und das Hinarbeiten auf diese im Kampf der Patienten mit Angst, Panik und Sorgen fertig zu werden, zu einer Nebensache. Der letzte Teil dieser Sitzung sowie das weiterführende Training und die Arbeit mit dem *Arbeitsblatt 1: Leben bewusst erleben (LEBEN)*, dienen dazu, die persönlichen Kosten zu identifizieren und herauszuheben.

4.2.5 Ängste eher beobachten als auf sie reagieren

Alle eigenen Reaktionen nur beobachten. Es ist wahrscheinlich, dass die Patienten fragen werden, was sie denn tun oder anders machen sollten. Zu diesem Zeitpunkt ist es wichtig, jedwedem „Angstbewältigungsdrängen" der Patienten entgegenzuwirken und sie dazu anzuhalten, ihr Erleben lediglich zu beobachten – und nichts zu tun. Im weiteren Verlauf werden sie auch Fähigkeiten erlernen, mit Ängsten ohne weiteres „Graben" umzugehen. Solche Fähigkeiten können wie das Erlernen des Radfahrens nur durch direkte Erfahrung erworben werden. Aus diesem Grund ist die folgende Achtsamkeitsübung besonders nützlich, weil sie den Patienten hilft, einfach darauf zu achten, was in ihnen vorgeht, ohne sich damit zu befassen oder zu versuchen, ihre Empfindungen zu verändern.

Beurteilungen sind auch nur Gedanken. Achtsamkeitsübungen sind ein Weg zu lernen, dass wir nicht wählen können, was wir denken und was wir fühlen. Wir können uns nur entscheiden, wem oder was wir Aufmerksamkeit schenken und *wie* wir mit inneren Ereignissen umgehen. Das Ziel für die Patienten ist es, jegliche Gedanken und Bilder und ihre emotionalen Reaktionen auf solche Gedanken und Bilder anzuerkennen und als das wahrzunehmen, was sie sind. Ermutigen Sie die Patienten, all ihr inneres Erleben zu akzeptieren, was bedeutet, Mitgefühl und Freundlichkeit für ihre Erfahrungen aufzubringen und nicht mit ihnen zu streiten oder gegen sie anzukämpfen. Unvermeidlich auftauchende Beurteilungen wie „gut", „schlecht" oder „unangenehm" sind einfach nur Gedanken, und man braucht sich nicht in sie zu verstricken oder irgendetwas mit ihnen zu tun. Das ist ein konkreter Weg zu lernen, dass Angst nicht der Feind ist. Das reine Wahrnehmen körperlicher Empfindungen zu lernen, ohne zu versuchen, sie in den Griff zu bekommen, ist für Menschen mit Angststörungen eine schwierige Angelegenheit, weil sie sich von den vergangenen Kontrollkämpfen unterscheidet, die sie ausgefochten haben, sobald sie sich ängstlich fühlten. Daher wird das Erlernen dieser neuen Fertigkeit ein regelmäßiges tägliches Üben erfordern.

Übung: Gedanken und Gefühle achtsam beobachten

Alle Erfahrungen zulassen. Erinnern Sie Ihre Patienten noch vor dem Beginn der Übung daran, dass der Zweck dieser Übung ist, beobachten zu lernen und sich im Fühlen zu verbessern. Ihr Ziel ist nicht, sich anders, besser, entspannt oder ruhig zu fühlen; das kann geschehen oder auch nicht. Stattdessen ist es für die Patienten das Ziel der Übung, so gut sie können jedem Atemzug, jeder Empfindung, die sie entdecken und jedem Gedanken oder jeder Sorge, die ihnen in den Sinn kommt, eine mitfühlende, freundliche Wachsamkeit entgegenzubringen. Es ist vollkommen natürlich, wenn die Patienten zu Beginn Schwierigkeiten haben, einige der Instruktionen zu verstehen und ihnen zu folgen. Erinnern Sie sie, dass sich dies mit fortlaufender Übung von allein erledigen wird.

Wir empfehlen, dass die Therapeuten den Patienten die Instruktionen für die Übung „Gedanken und Gefühle achtsam beobachten" in ruhiger und sanfter Weise vorlesen. Bevor Sie mit der Übung anfangen, fragen Sie wie immer die Patienten, ob sie bereit sind, diese Achtsamkeitsübung durchzuführen. Wenn der Patient zustimmt, können Sie mit der Übung beginnen. Die Durchführung der eigentlichen Übung sollte ungefähr 15 Minuten beanspruchen.

> Machen Sie es sich auf Ihrem Stuhl bequem. Sitzen Sie aufrecht. Ihre Füße stehen flach auf dem Boden, Ihre Arme und Beine sind nicht verschränkt und Ihre Hände liegen entspannt auf Ihren Oberschenkeln. Schließen Sie langsam die Augen.

Nehmen Sie sich einen Moment lang Zeit und achten Sie auf die Bewegung Ihres Atems und auf die Empfindungen in Ihrem Körper. Achten Sie einfach auf das sanfte Steigen und Fallen Ihres Atems in Brustkorb und Bauch ... Wie die Wellen im Meer heranrollen und wieder zurückweichen, so tut es auch Ihr Atem. Achten Sie darauf, wie sich die Empfindungen in Ihrem Bauch beim Ein- und Ausatmen verändern. Nehmen Sie sich Zeit, Ihre körperlichen Empfindungen beim Ein- und Ausatmen zu spüren ...

Sie brauchen Ihren Atem überhaupt nicht zu kontrollieren – lassen Sie den Atem einfach atmen. Versuchen Sie so gut es geht, diese Haltung des Erlaubens und behutsamen Akzeptierens auch auf alles andere, was sonst noch in Ihnen vorgeht, zu übertragen. Nichts muss repariert werden, es soll kein bestimmter Zustand erreicht werden. Erlauben Sie einfach Ihren Erfahrungen, Ihre Erfahrungen zu sein, ohne dass sie etwas anderes sein müssen, als das, was sie sind.

Früher oder später wird Ihre Aufmerksamkeit wandern und sich vom Atem weg auf andere Belange, Gedanken, Sorgen, Bilder, Empfindungen, Pläne oder Tagträume richten. Vielleicht treiben Ihre Gedanken einfach dahin. Das ist es, was sie die meiste Zeit über tun. Wenn Sie merken, dass Ihre Aufmerksamkeit gewandert ist, gratulieren Sie sich sanft selbst, denn Sie sind ins Jetzt zurückgekehrt und nehmen Ihre Erfahrungen wieder wahr!

Vergewissern Sie sich kurz ruhig, wo Ihre Gedanken gewesen sind („Aha, das habe ich gedacht“, oder „Da habe ich etwas gefühlt“). Dann begleiten Sie Ihre Aufmerksamkeit behutsam wieder zurück auf das Einatmen und Ausatmen. Bringen Sie Ihrer Aufmerksamkeit so gut es geht, ein Gefühl der Freundlichkeit und des Mitgefühls entgegen. Betrachten Sie die Wanderungen Ihrer Gedanken als eine Gelegenheit, Ihrem inneren Erleben mit Geduld und vorsichtiger Neugier zu begegnen.

Wenn Sie körperliche Empfindungen und Gefühle, Spannungen oder andere intensive Empfindungen in einem bestimmten Körperteil bemerken, dann nehmen Sie diese nur wahr, erkennen Sie ihre Gegenwart an, und machen Sie ihnen Platz. Versuchen Sie nicht, an ihnen festzuhalten oder sie zu verdrängen. Versuchen Sie, Ihr Herz zu öffnen und für das Unbehagen, die Ängste und die Spannungen Platz zu machen. Erlauben Sie ihnen einfach, da zu sein. Ist in Ihnen Platz genug, um alle Ihre Erfahrungen willkommen zu heißen?

Beachten Sie, wie sich Ihre Empfindungen von Moment zu Moment ändern. Manchmal werden sie stärker, manchmal bleiben sie gleich und manchmal werden sie schwächer – es spielt keine Rolle. Atmen Sie ruhig in das Gefühl des Unbehagens ein und aus. Stellen Sie sich vor, dass Ihr Atem in diese Körperregion hinein- und hinausströmt. Denken Sie daran, dass es nicht darauf ankommt, dass Sie sich besser fühlen, sondern dass Sie besser im Fühlen werden und ganz bei sich selbst sind, so wie Sie sind.

Wenn Sie bemerken, dass Sie sich nicht auf Ihr aktuelles Unbehagen konzentrieren können, weil Sie ein intensives Unbehagen empfinden, dann schauen Sie nach innen und fragen sich, ob dieses Unbehagen vielleicht etwas mit Ihrem Aussehen, Gewicht oder Selbstwertgefühl zu tun hat. Was immer auch der Auslöser ist, lenken Sie Ihre Aufmerksamkeit weg von Ihrem Atem und richten Sie sie auf das Unbehagen. Lenken Sie Ihre Aufmerksamkeit behutsam auf und in das Unbehagen und bleiben Sie in ihm, egal wie schlimm es Ihnen scheinen mag. Schauen Sie es an. Wie fühlt es sich wirklich an? Versuchen Sie wieder, den belastenden Gedanken und dem Unbehagen Raum zu geben und erlauben sie ihnen, da zu sein. Sind Sie bereit, Ihr Unbehagen einfach zu haben?

Abgesehen von Ihrem Unbehagen werden Sie vielleicht auch Gedanken über das Unbehagen und Gedanken über die Gedanken bemerken. Ihr Verstand erfindet eventuell bewertende Einschätzungen wie „gefährlich“ oder „Das ist zu viel“. Wenn das geschieht, benennen Sie diese Einschätzungen einfach als „Denken“ und kehren Sie zur jetzigen Erfahrung zurück, so wie sie ist, nicht wie Ihr Verstand sagt, dass sie ist. Nehmen Sie Gedanken als Gedanken wahr, körperliche Empfindungen als körperliche Empfindungen, Gefühle als Gefühle – nicht mehr und nicht weniger.

Um Ihnen dabei zu helfen, den Unterschied zwischen Ihnen selbst und Ihren Gedanken und Gefühlen wahrzunehmen, können Sie diese Gedanken und Gefühle benennen, wenn Sie sie bemerken. Wenn Sie beispielsweise bemerken, dass Sie sich Sorgen machen, sagen Sie lautlos zu sich selbst: „Sorge ... hier ist eine Sorge.“

Beobachten Sie die Sorge und verurteilen Sie sich nicht dafür, dass Sie diese Gedanken und Gefühle haben. Wenn Sie sich dabei ertappen, dass Sie etwas bewerten, dann nehmen Sie das zur Kenntnis und benennen Sie es: „Bewertung ... hier ist eine Bewertung", und beobachten Sie diese Bewertungen mit Freundlichkeit und Mitgefühl.

Sie können dasselbe mit anderen Gedanken und Gefühlen tun und diese einfach mit Ausdrücken wie „Planen", „Erinnern", „Sehnen" benennen, je nachdem, was Sie gerade wahrnehmen. Geben Sie dem Gedanken oder dem Gefühl einen Namen und lassen Sie es hinter sich. In Ihrem Kopf und Körper kommen und gehen die Gedanken und Gefühle – so wie Züge auf dem Bahnhof kommen und gehen. Sie sind nicht das, was diese Gedanken und Gefühle Ihnen eingeben, egal wie hartnäckig oder intensiv sie sind. Sie sind der Raum für Ihre Erfahrung. Machen Sie diesen Raum zu einem freundlichen Raum, einem behutsamen Raum, einem liebevollen Raum, ein willkommenes Zuhause. Und können Sie sich auch bewusst machen, wer es ist, der all diese Gedanken und Gefühle beobachtet?

Diese formelle Übung geht jetzt zu Ende. Erweitern Sie allmählich Ihre Aufmerksamkeit auf die Geräusche um Sie herum ... Nehmen Sie Ihre Umwelt wahr und öffnen Sie langsam die Augen mit der Absicht, diese Aufmerksamkeit auf den jetzigen Moment und die restlichen Momente des Tages zu übertragen.

Nachbesprechung der Übung. Nach Beendigung dieser Übung, sollten die Therapeuten fragen, wie die Patienten die Übung erlebt haben und kurz Fragen und Bedenken besprechen. Therapeuten können in diese Diskussion einige grundlegende Punkte über Achtsamkeit und Akzeptanz einflechten. Achten Sie dabei auf Versuche des Patienten, Akzeptanz zu missbrauchen, indem sie diese Übung als Werkzeug zur Kontrolle und Verminderung von Ängsten verwenden. Wirken Sie solchen Versuchen entgegen, indem Sie Ihre Patienten erneut an den Zweck dieser Übung erinnern. Es geht darum, dass sie mit zunehmender Übung bessere achtsame Beobachter werden. Die Haltung von Akzeptanz und Zulassen, die dieser Übung zugrunde liegt, ist die Basis für wichtige Übungen in den nachfolgenden Behandlungssitzungen und im täglichen Leben. Es ist daher wichtig, dass Patienten sie möglichst regelmäßig mindestens einmal am Tag zu Hause durchführen und dies mithilfe des *Arbeitsblattes 8: Gedanken und Gefühle achtsam beobachten* protokollieren. Fragen Sie Ihre Patienten, ob sie bereit sind, sich auf dem Weg, ein besserer Beobachter und ein voller Teilnehmer am Leben zu werden, zur Durchführung dieser Übungen zu verpflichten.

Die Patienten können das Arbeitsblatt 8: Gedanken und Gefühle achtsam beobachten (vgl. CD-ROM) zum Protokollieren der Übungen zu Hause nutzen.

4.2.6 Lebensverbesserungsübungen (zu Hause)

Geben Sie Ihren Patienten die notwendigen Arbeitsblätter für die Übungen mit nach Hause und stellen Sie sicher, dass sie verstanden haben, in welcher Form sie die Arbeitsblätter zu Hause nutzen sollen:

- Fortsetzung der Aufzeichnung von angst- und furchtbezogenen Erfahrungen mithilfe des *Arbeitsblattes 1: Leben bewusst erleben (LEBEN).*
- Ausfüllen des *Arbeitsblattes 2: Tägliche ACT-Einschätzung.*
- Tägliches Durchführen der Übung „Gedanken und Gefühle achtsam beobachten" (inkl. Protokollierung der Ergebnisse auf *Arbeitsblatt 8: Gedanken und Gefühle achtsam beobachten*).
- Ausfüllen des *Arbeitsblattes 9: Was habe ich diese Woche für meine Ängste aufgegeben?*

Erklären Sie Ihren Patienten, dass der Zweck des *Arbeitsblattes 9: Was habe ich diese Woche für meine Ängste aufgegeben?* ist, sie erleben zu lassen, was sie im Dienst ihrer Ängste zwischen den Sitzungen täglich aufgeben. Die Übung ist darauf ausgelegt, die Klienten erfahren zu lassen, mit welchen Kosten ihre Bemühungen verbunden sind, ihre Ängste in den Griff zu bekommen und zu vermeiden. Solche Kosten können den Verzicht darauf einschließen, Dinge zu tun, die ihnen wichtig sind, und auch Aktivitäten umfassen, die die Patienten hätten ausführen können, wenn sie nicht durch Kontroll- und Vermeidungsstrategien davon abgelenkt worden wären.

Für die Durchführung der Lebensverbesserungsübung kann Arbeitsblatt 9: Was habe ich diese Woche für meine Ängste aufgegeben? (vgl. CD-ROM) genutzt werden.

Kapitel 5

Sitzung 3 – Raum schaffen für neue Lösungen durch achtsames Beobachten und Bereitschaft

Sitzungsaufbau
1. Zentrierungsübung (5 Min.) 2. Rückblick auf die tägliche Praxis (5 Min.) 3. Ängste mithilfe von Achtsamkeit akzeptieren lernen (25 Min.) – Übung: Akzeptanz von Angst und Unbehagen – Drei wesentliche Aspekte von Akzeptieren 4. Werte explorieren 5. Bereitschaft – Bereitsein – Emotionale Bereitschaft – Diskussion (5 Min.) – Die Kugelschreiberübung – Metapher: Bereitschaftsschalter 6. Defusionsübung (10 Min.) – „Milch, Milch, Milch“-Übung 7. Lebensverbesserungsübungen (zu Hause) – Fortsetzung der Aufzeichnung von angst- und furchtbezogenen Erfahrungen mithilfe des Arbeitsblattes 1: Leben bewusst erleben (LEBEN) – Ausfüllen des Arbeitsblattes 2: Tägliche ACT-Einschätzung – Tägliche Anwendung der Audioübung „Akzeptieren von Angst und Unbehagen“ (Arbeitsblatt 10) – Ausfüllen des Arbeitsblattes 11: Wertgeschätzte Richtungen
Arbeitsblätter (vgl. CD-ROM) und Materialien
– Arbeitsblatt 1: Leben bewusst erleben (LEBEN) – Arbeitsblatt 2: Tägliche ACT-Einschätzung – Arbeitsblatt 10: Akzeptieren von Angst und Unbehagen – Arbeitsblatt 11: Wertgeschätzte Richtungen

5.1 Ziele der Sitzung

Kontrolle ist das Problem. In der vorangegangen Sitzung wurde den Patienten bereits vermittelt, dass Kontrollversuche zumeist nicht die Lösung des Problems sind, sondern das eigentliche Problem selbst. Wenn Patienten damit beginnen, sich auf das zu konzentrieren, was sie wirklich verändern können, könnte sich ihre Lebenssituation verbessern. Der Schlüssel liegt darin, vom Kampf mit sich selbst abzulassen statt weitere Strategien zur Angstreduktion oder -kontrolle aufzuhäufen. Viele Patienten können nur schwer begreifen, was Loslassen im praktischen Sinn bedeutet und wie ein Verhalten des Loslassens tatsächlich aussieht. Ein praktischer Aspekt des Loslassens ist, zu lernen, angstbezogene Erfahrungen achtsam zu beobachten, anstatt dagegen anzukämpfen oder zu versuchen, sie zu eliminieren.

Achtsamkeit bzgl. angstbezogenen Gedanke und Gefühlen – Defusionsübungen. Deshalb ist es ein wichtiges Ziel, die Patienten mit Akzeptanz und Achtsamkeit vertraut zu machen als ein auf Übung beruhender Weg, sich unseren verschiedenen Lebenserfahrungen zu nähern. Patienten lernen, angsteinflößende Gedanken und Gefühle zu beobachten ohne an ihnen festzuhalten, ohne zu versuchen sie loszuwerden, sie zu unterdrücken oder anderweitig zu verändern. Durch die Übung „Ängste akzeptieren lernen“ erlernen die Patienten weiterhin, eine beobachtende Perspektive in Bezug auf ihre angstbezogenen Gefühle und Gedanken einzunehmen. Die Übung stärkt die Bereitschaft und vermittelt den Patienten ein Hilfsmittel, mit den Angsterfahrungen in vollen Kontakt zu treten. Das übergeordnete Ziel ist die Untergrabung der Tendenz, auf angstauslösende Gedanken und Empfindungen so zu reagieren, als hätte man sie nicht, einschließlich der Situationen, in denen Ängste auftreten könnten. In diesem Zusammenhang sollen weitere Alternativen für das „Graben", wie beispielsweise Bereitschaft, herausgearbeitet werden. Die Defusionsübungen sollen den Patienten dabei helfen, sich von ihren Gedanken zu distanzieren und sie dadurch als weniger bedrohlich wahrzunehmen.

Zugehen auf ein wertgeschätztes Leben. Es soll zudem weiterhin behutsam an den Werten der Patienten gearbeitet werden mit dem Ziel, ein werteorientiertes Leben als eine alternative Vorgehensweise zur Angstbewältigung zu bekräftigen. Basierend auf der Grabinschrift-Übung und dem, was sich Patienten für ihr Leben wünschen, helfen Therapeuten ihren Patienten durch das *Arbeitsblatt 11: Wertgeschätzte Richtungen,* das von den Patienten zu Hause auszufüllen ist, spezifische Werte zu erforschen und Ziele zu formulieren.

5.2 Durchführung der Sitzung

5.2.1 Zentrierungsübung

Um sicherzugehen, dass die Patienten bei der Sache sind und um den Stress des alltäglichen Lebens zu mindern, beginnen Sie die Sitzung erneut mit der Zentrierungsübung (vgl. Kapitel 3, S. 53). Eine besondere Einführung oder Erklärung ist nicht weiter notwendig, so dass die Übung dieses Mal weniger Zeit beanspruchen wird.

5.2.2 Rückblick auf die tägliche Praxis

Besprechung der Übung „Gedanken und Gefühle achtsam beobachten". Überprüfen Sie anhand des Arbeitsblattes 8 das tägliche Ausführen der Übung „Gedanken und Gefühle achtsam beobachten" durch den Patienten und achten Sie auf Probleme bezüglich mangelnder Bereitschaft, zu geringer Selbstverpflichtung oder eines hohen Maßes an Angst. Wiederholen Sie die Gründe für die Übungen zu Hause.

Besprechung von Arbeitsblatt 1 und 2. Dann besprechen Sie zunächst kurz das *Arbeitsblatt 1: Leben bewusst erleben (LEBEN)* sowie die von den Patienten erlebten angstbezogenen Erfahrungen und Beispiele, wie sie sich angestrengt haben, um unangenehme Empfindungen und Gefühle in den Griff zu bekommen. Diskutieren Sie auch die mit einem solchen Management verbundenen Kosten (zum Beispiel, ob das Verhalten einer Aktivität im Weg stand, die den Patienten wichtig ist) und die Bereitschaft der Patienten, unerwünschte innere Ereignisse zu erfahren. Danach sollten Sie kurz über die „Tägliche ACT-Einschätzung" (vgl. Arbeitsblatt 2) sprechen und etwaige Fragen des Patienten bezüglich der letzten Sitzung beantworten.

Besprechung von Arbeitsblatt 9. Anschließend wird zum Thema Werte über die Lebensverbesserungsübung „Was habe ich diese Woche für meine Ängste aufgegeben?" (vgl. Arbeitsblatt 9) gesprochen. Sie können sich hierbei auf das Füttern des „Angst-Tigers" beziehen. Wie haben die Patienten ihren Angst-Tiger gefüttert? Welche Kosten hatte dies für den Patienten, d. h. welche Tätigkeiten konnten nicht ausgeführt werden oder welche Dinge konnten nicht getan werden, die den Patienten eigentlich wichtig sind?

Arbeiten Sie die Diskrepanz zwischen den Werten und den Kosten der Kontrolle heraus. Wenn der Patient fragt, was er nun stattdessen tun soll, sagen Sie ihm, dass es keine einfache Antwort auf diese Frage gibt. Verdeutlichen Sie, dass es nicht darum geht, ob Kontroll- oder Akzeptanzverhalten die „besseren" Strategien sind, sondern dass die Frage lautet: Welches Verhalten funktioniert so, dass es den Patienten hilft, sich in Richtung ihrer selbstgewählten Lebensziele zu bewegen? Sagen Sie, dass Sie auf das Thema Lebensziele und Werte später noch zu sprechen kommen und dass Sie den Patienten zunächst anbieten, eine andere Art des Umgangs mit Angst kennenzulernen. Sie können sich dabei beispielsweise auch auf die Metapher „Tauziehen mit dem Angstmonster" beziehen und ihren Patienten mitteilen, dass Sie sich nun gemeinsam eine Art des „Loslassens" anschauen werden.

5.2.3 Ängste mithilfe von Achtsamkeit akzeptieren lernen

Akzeptieren von Angst und Unbehagen. Beginnen Sie mit einer kurzen ca. fünfminütigen Einführung, um das Wesen von Akzeptanz und Achtsamkeit zu klären. Diese Einführung sollte von einer 15-minütigen Übung „Akzeptanz von Angst und Unbehagen" gefolgt sein. Wir haben diese Übung aus einem allgemeinen Satz von Akzeptanzübungen, der von Segal und Kollegen (2008) für die Anwendung bei depressiven Personen vorgestellt wurde, übernommen und auf Personen mit Angststörungen zugeschnitten.

Viele Patienten sind zunächst verblüfft oder gar entsetzt über die Idee, dass sie ihre Ängste akzeptieren sollen.

Beachte:

Erklären Sie daher Ihren Patienten, dass das Akzeptieren der Ängste nicht bedeutet, Ängste zu mögen oder sie zu wollen. Es bedeutet, das Seil loszulassen und der Angst bereitwillig Raum zu geben, wenn sie anwesend ist.

Eigentlich geht es nur darum, das anzuerkennen, was sowieso schon da ist. Es bedeutet, zu lernen, Ängste so zu sehen, wie sie sind (zum Beispiel eine Menge unangenehmer Gefühle und körperlicher Empfindungen), nicht als das, was der Kopf ihnen sagt, was sie sind (zum Beispiel etwas Gefährliches, nicht tolerierbare Empfindungen, die bekämpft werden müssen, ein Zeichen einer hereinbrechenden Katastrophe).

Die nachfolgende Übung enthält einige Elemente aus der Übung „Gedanken und Gefühle achtsam beobachten" (vgl. Sitzung 2), richtet sich aber expliziter auf die Bewusstmachung angstbezogener Gedanken und körperlicher Empfindungen. Die Instruktion lautet, bei diesen Erfahrungen zu bleiben, bis sie nicht länger die Aufmerksamkeit des Patienten auf sich ziehen. Bei der Übung geht es darum, aktiv einen Raum für angstbezogene Gedanken, Gefühle und andere Erfahrungen zu schaffen, indem die Patienten sie zulassen und ihnen erlauben, da zu sein, statt sich darauf zu stürzen, sie zu beheben oder zu ändern (Segal et al., 2008). Wenn Patienten Ängste zulassen und einfach das beachten und beobachten, was bereits anwesend ist, dann beginnen sie, ihnen Raum zu geben. Dadurch schlagen sie einen grundlegend anderen Weg ein, um mit ihren Angsterfahrungen umzugehen.

Beachte:

Diese Übung ist sehr wichtig, weil sie den Patienten spezifische neue Fähigkeiten vermittelt, die eine zulassendere Herangehensweise für den Umgang mit angstbezogenen, aversiven körperlichen Empfindungen, Gedanken und Gefühlen fördern.

Solche Erfahrungen werden wahrscheinlich in zukünftigen Sitzungen und vor allem in Alltagssituationen auftreten, wenn sich die Patienten auf ihrem Weg in Richtung ihrer Lebensziele vorwärtsbewegen.

Die Übung „Akzeptieren von Angst" kann folgendermaßen durchgeführt werden:

In unseren vorangegangenen Übungen haben wir den Atem als einen Fokus für unsere Aufmerksamkeit verwendet. Wenn unsere Gedanken abgewandert sind, wurden Sie gebeten, diese auftauchenden Gedanken und Gefühle wahrzunehmen und dann sanft Ihre Aufmerksamkeit wieder auf Ihren Atem zurückzulenken. In dieser Übung laden wir körperliche Empfindungen und unerwünschte Gedanken, Sorgen und Bilder aktiv und offen in unser Bewusstsein ein, sodass Sie lernen können, sich ihnen in einer akzeptierenden und mitfühlenden Weise zu nähern. Ebenso wie die Tauzieh-Übung ermutigt Sie diese Übung, sich in die Angst und das Unbehagen „hineinzulehnen", statt sie zu bekämpfen. Sich in die Angst zu lehnen bedeutet, dass Sie sich Platz schaffen, um Ihre Gefühle zu fühlen und Ihre Gedanken zu denken, um sie so zu erfahren, wie sie sind, statt so, wie Ihnen Ihr Kopf sagt, wie sie sind. Die Übung dient auch dazu, Ihnen mehr Bewegungsspielraum zu geben, um Dinge in Ihrem Leben zu tun, die Sie schon seit langem in die Warteschleife gestellt haben. Sind Sie bereit dazu, eine etwa 15-minütige Übung mitzumachen, die Ihnen hilft, dies zu tun? *[Warten Sie die Erlaubnis des Patienten ab und fahren Sie dann fort. Wir empfehlen, den Patienten die nachfolgenden Instruktionen in ruhiger und sanfter Weise vorzulesen.]*

Machen Sie es sich auf Ihrem Stuhl bequem. Setzen Sie sich aufrecht hin, mit Ihren Füßen flach auf dem Boden, Ihre Arme und Beine sind nicht gekreuzt und Ihre Hände ruhen in Ihrem Schoß. Erlauben Sie Ihren Augen, sich sanft zu schließen.

Nehmen Sie sich einen Moment Zeit und konzentrieren Sie sich auf die Bewegung Ihres Atems und auf die Empfindungen in Ihrem Körper. Richten Sie Ihre Aufmerksamkeit auf das sanfte Steigen und Fallen Ihres Atems in Brustkorb und Bauch. Sie brauchen Ihren Atem überhaupt nicht zu kontrollieren – lassen Sie den Atem einfach atmen.

Nehmen Sie sich einen Moment Zeit und konzentrieren Sie sich auf die Bewegung Ihres

Atems und auf die Empfindungen in Ihrem Körper. Richten Sie Ihre Aufmerksamkeit auf das sanfte Steigen und Fallen Ihres Atems in Brustkorb und Bauch. Sie brauchen Ihren Atem überhaupt nicht zu kontrollieren – lassen Sie den Atem einfach atmen. Versuchen Sie so gut es geht, diese Haltung des Erlaubens und behutsamen Akzeptierens auch auf alles andere, was sonst noch in Ihnen vorgeht, zu übertragen. Nichts muss repariert werden, es soll kein bestimmter Zustand erreicht werden. Erlauben Sie einfach Ihren Erfahrungen, Ihre Erfahrungen zu sein, ohne dass sie etwas anderes sein müssen, als was sie sind.

Es ist ganz natürlich, dass Ihre Gedanken hin zu anderen Gedanken, Sorgen, Bildern, körperlichen Empfindungen oder Gefühlen wandern. Nehmen Sie diese Gedanken und Gefühle wahr, erkennen Sie Ihr Vorhandensein an und bleiben Sie bei ihnen. Sie brauchen nicht an etwas anderes zu denken, die Gedanken verdrängen oder etwas klären. Versuchen Sie so gut es geht, sie einfach sein zu lassen ... Dies gibt Ihnen den Raum, alles zu haben, was immer Sie haben ... und all diesen Erfahrungen Freundlichkeit und Mitgefühl entgegenzubringen. Achten Sie auch darauf, wer alle diese Gedanken und Gefühle bemerkt und beobachtet.

Gestehen Sie sich zu, bei dem zu bleiben, vor dem Sie Angst haben. Achten Sie auf Zweifel, Vorbehalte, Ängste und Sorgen. Beachten Sie sie nur und erkennen Sie Ihr Vorhandensein an ... und arbeiten Sie nicht an ihnen. Gestatten Sie sich dabei, mit Ihren Werten und dem, was sie mit Ihrem Leben tun wollen, ganz da zu sein. Fragen Sie sich: „Warum bin ich hier? Wohin möchte ich gehen? Was möchte ich tun?“

Wenn Sie bereit sind, lenken Sie Ihre Aufmerksamkeit sanft auf einen Gedanken oder eine Situation, die für Sie schwierig war. Das kann ein besonders beunruhigender Gedanke, eine Sorge, eine Vorstellung oder intensives körperliches Gefühl sein. Richten Sie Ihre Aufmerksamkeit sanft, direkt und fest auf und in das Unbehagen, egal wie schlimm es Ihnen scheinen mag. Achten Sie auf alle intensiven Gefühle, die in Ihrem Körper entstehen und erlauben Sie ihnen, so zu sein, wie sie sind, statt so, wie Sie denken, dass sie sind. Halten Sie sie einfach inin Ihrem Bewusstsein und achten Sie wieder darauf, wer es eigentlich ist, der all das Unbehagen bemerkt und beobachtet. Bleiben Sie bei Ihrem Unbehagen und atmen Sie mit ihm. Richten Sie Ihre mitfühlende Aufmerksamkeit auf das Unbehagen, um sich ihm behutsam zu öffnen und ihm Raum zu geben, indem Sie sich dem Unbehagen öffnen und ihm erlauben da zu sein.

Wenn Sie feststellen, dass Sie angespannt sind und sich dem widersetzen, was Sie empfinden, und sich von der Erfahrung zurückziehen, dann erkennen Sie dies an und versuchen Sie, diesem Erfahren, das Sie gerade erleben, Raum zu geben. Muss dieser Gedanke oder dieses Gefühl Ihr Feind sein? Oder könnten Sie es nicht auch haben, beachten und zulassen als ein Teil von Ihnen? Können Sie diesem Unbehagen, dieser Spannung, dieser Angst Raum geben? Wie fühlt es sich wirklich an, ständig diese Gefühle und Gedanken zu haben? Ist dies etwas, mit dem Sie kämpfen müssen oder können Sie das Unbehagen hereinbitten, und sich ihm mitfühlend öffnen.

Wenn die Empfindungen oder das Unbehagen stärker werden, nehmen Sie dies zur Kenntnis und bleiben Sie bei ihnen, indem Sie mit ihnen atmen und sie akzeptieren. Ist dieses Unbehagen etwas, das Sie nicht haben dürfen, nicht haben können? Oder können Sie in Ihrem Herzen Raum für dieses Unbehagen schaffen? Gibt es Raum in Ihnen, dieses Unbehagen zu fühlen und ihm, sowie Ihnen selbst, ein bisschen Freundlichkeit und Mitgefühl entgegen zu bringen?

Indem Sie sich ganz Ihrer Erfahrung öffnen und sich auf sie einlassen, werden Sie vielleicht auch Gedanken bemerken, die die körperlichen Empfindungen begleiten. Es könnte auch sein, dass Sie Gedanken über die Gedanken haben. Wenn das passiert, bitten Sie diese auch herein ... seien Sie nachgiebig und öffnen Sie sich ihnen, wenn Sie sie bemerken. Ihr Verstand kommt vielleicht mit bewertenden Einschätzungen an wie „gefährlich“ oder „es wird schlimmer“. Wenn das passiert, danken Sie Ihrem Verstand einfach für die Einschätzungen – er meint es ja nur gut – und dann kehren Sie wieder zu Ihrer jetzigen Erfahrung zurück, so wie sie ist, nicht wie Ihr Verstand sagt, dass sie ist. Nehmen Sie Gedanken als Gedanken wahr, körperliche Empfindungen als körperliche Empfindungen, Gefühle als Gefühle – nicht mehr und nicht weniger.

Bleiben Sie so lange bei Ihrem Unbehagen, wie es Ihre Aufmerksamkeit auf sich zieht. Wenn Sie spüren, dass Ihre Ängste und andere unangenehme Gefühle Ihre Aufmerksamkeit nicht länger auf sich ziehen, dann lassen Sie sie gehen.

Akzeptieren ist keine Angst-Kontrollstrategie. Die Therapeuten sollten die Patienten fragen, wie sie diese Übung empfunden haben und deren Kommentare, Fragen und Bedenken besprechen. Die Therapeuten sollten dabei einige Punkte einbeziehen, welche in diesem Kapitel angesprochen wurden, um den Patienten zu einem besseren Verständnis dafür zu verhelfen, was achtsame Akzeptanz ist. Sie sollten jeden Versuch der Patienten, Akzeptanz als Werkzeug zur Kontrolle oder Reduzierung von Angst zu missbrauchen, entgegenwirken. Es geht vor allem darum, den Patienten zu vermitteln, dass Akzeptieren die Bereitschaft bedeutet, Furcht und Angst nicht mehr zu bekämpfen. Diese Bereitschaft beinhaltet die folgenden Aspekte:

Drei wesentliche Aspekte von Akzeptieren

1. Bereit dafür zu sein, angstauslösende Gedanken, Erinnerungen, Empfindungen und Gefühle zuzulassen und sie so zu erleben, wie sie sind.
2. Nichts dafür zu tun, um diese Erfahrungen und die Umstände, unter denen sie auftreten könnten, zu vermeiden oder ihnen zu entfliehen.
3. Nicht allein auf der Basis dessen zu handeln, was uns der Kopf über die Bedeutung und Bewertung der Ereignisse einredet (z. B. „Ich verliere die Kontrolle", „Ich muss sterben oder werde verrückt werden", „Ich kann XYZ nicht tun, weil ich dafür zu ängstlich bin").

5.2.4 Werte explorieren

Nehmen Sie Bezug auf das Angstmonster. Beginnen Sie die Diskussion über das Wählen von Werten, indem Sie sich erneut auf die Metapher „Füttern des Angst-Tigers" beziehen. Verdeutlichen Sie vor allem, dass jedes Mal, wenn die Patienten dem nachgeben, was Panik, Ängste, Furcht und Sorgen ihnen nahelegen, sie unabsichtlich das Angstmonster füttern. Dies macht das Angstmonster nicht freundlicher, sondern nur größer und unverschämter. Fragen Sie den Patienten, wer die Kontrolle hat, wer entscheidet, sie oder das Angstmonster? Das Füttern des Angstmonsters hat die Patienten von werteorientierten Lebensrichtungen abgelenkt, und ein werteorientiertes Leben wurde in die Warteschleife verschoben. Sagen Sie Ihren Patienten, dass die verbleibenden Sitzungen primär der Wiedergewinnung ihres Lebens dienen.

Wiedergewinnung des Lebens als primäres Ziel. Nehmen Sie Bezug auf die Grabinschrift-Übung (vgl. Sitzung 1 und Arbeitsblatt 3) oder die Ansprache zum 80. Geburtstag-Übung (vgl. Sitzung 1 und Arbeitsblatt 4). Dort haben die Patienten bereits Position dazu bezogen, worum es in ihrem Leben wirklich gehen soll. Dies ist eine gute Basis für eine spezifische Diskussion über Lebenswerte und Ziele. Eine einfache Art, Werte zu beschreiben, ist, sich auf Lebensbereiche zu beziehen, die den meisten Menschen wichtig sind. Diese Bereiche wurden im *Arbeitsblatt 11: Wertgeschätzte Richtungen* in zehn Kategorien unterteilt: Familie, Freunde, Partnerschaft, Elternschaft, Freizeit/Hobby, Ausbildung, Arbeit/Karriere, Gemeinwesen/Umwelt/Natur, Gesundheit/Fitness, Spiritualität. Obwohl diese Lebensbereiche getrennt aufgeführt werden, überschneiden sie sich jedoch zumeist. Diese Bereiche befinden sich auch in Teilen der Werte-Arbeitsblätter in unseren anderen ACT-Büchern (Forsyth & Eifert, 2010; Timko et al., 2013) sowie im ACT-Lehrbuch von Hayes et al. (2014). Um mehr Informationen über die Werte des Patienten zu erhalten, die wiederum dazu dienen sollen, selbstgewählte Lebensziele zu formulieren, ist es notwendig, das *Arbeitsblatt 11: Wertgeschätzte Richtungen* gemeinsam mit dem Patienten zu besprechen.

Die Therapeuten sollten kurz erklären, wie das *Arbeitsblatt 11: Wertgeschätzte Richtungen* auszufüllen ist. Am Ende der Sitzung erhalten die Patienten eine Kopie des Arbeitsblattes, um diese zu Hause auszufüllen und zur nächsten Sitzung wieder mitzubringen. Es ist sehr wichtig, dass die Patienten das Arbeitsblatt bearbeiten, weil die Notizen dazu verwendet werden, einen Lebenskompass zu konstruieren und Barrieren zu identifizieren, die den Werten scheinbar im Wege stehen. Diese Übung wird auch der Schwerpunkt von lebenszielorientierten Expositionsübungen in den folgenden Behandlungssitzungen sein. Fragen Sie also Ihre Patienten, ob sie zu 100 Prozent bereit sind, die Verpflichtung einzugehen, dieses Arbeitsblatt bis zur nächsten Sitzung auszufüllen. Dies ist einer der Gründe, warum wir den Therapeuten empfehlen, die Bearbeitung der Lebenswertbereiche nicht oberflächlich, sondern ausführlich durchzuführen.

Arbeitsblatt 11: Wertgeschätzte Richtungen (vgl. CD-ROM) dient dazu, die Werte des Patienten zu eruieren.

Ziele sind Stationen auf dem Weg zu Werten. Patienten verwechseln häufig Lebenswerte mit konkreten Zielen. Man kann den Unterschied folgendermaßen klar machen:

Ziele sind Teilstationen, die uns den Pfad eines geschätzten Lebens entlang leiten. Ziele sind konkrete Stationen auf dem Weg in Richtung der Werte. Sie beinhalten Handlungen, die man auf eine Liste setzen, durchführen und dann abhaken kann. Wenn ein Ziel erreicht ist, ist die Arbeit getan und man ist fertig. Anders als Ziele sind Werte lebenslange Reisen. Man kann in Bezug auf Werte die Frage „Bin ich fertig?" nie mit „Ja" beantworten. Werte haben keinen Endpunkt. Stattdessen führen sie uns durch das ganze Leben. Wenn Werte der Kompass sind, der uns die generelle Richtung anzeigt, in die wir gehen wollen, dann sind Ziele die Stationen auf der Karte – Orte, die wir besuchen wollen auf dem Weg zu unseren Werten. So ist beispielsweise das Erreichen eines bestimmten Zieles (einen geliebten Partner heiraten) nur einer von vielen Schritten in eine geschätzte Richtung (ein liebevoller Partner sein). Der Wert, ein liebevoller Partner zu sein, ist nicht in dem Moment erreicht, wenn man das Jawort gibt. Ein liebevoller Partner zu sein ist etwas, an dem man fortlaufend arbeiten muss und es gibt zumindest im Prinzip immer Möglichkeiten zur Verbesserung.

5.2.5 Bereitschaft – Bereitsein

Bereitsein ist kein Gefühl, sondern eine Entscheidung. An dieser Stelle bietet sich die Möglichkeit für eine kurze Diskussion über das Thema Bereitschaft, denn Bereitsein ist direkt auf die inneren Schranken („zu viel Angst" oder „Ich kann es nicht aushalten") bezogen, die Ihre Patienten sicher erwähnt haben. Eine Diskussion über das Thema Bereitsein ist auch wichtig, weil sie einen essenziellen Aspekt der folgenden expositionsähnlichen Übungen repräsentiert.

Bereitsein ist ein anderer Aspekt von Akzeptieren, denn es bedeutet, sich für das zu öffnen, was ist. Wie Akzeptieren so ist auch Bereitsein eine Haltung, die leicht missverstanden werden kann. Wenn Sie als Therapeut von Bereitsein reden, könnten die Patienten denken, dass Sie sie dazu auffordern, ihre Gefühle über ihre Ängste zu ändern. Das ist nicht der Fall. Nach Websters Wörterbuch bedeutet Bereitschaft „die Bereitschaft des Verstandes, etwas zu tun". Für ein Individuum mit Angststörung ist Angst sowieso immer präsent.

Merke:

Bereitsein bedeutet einfach, sich dafür zu entscheiden, genau diese Angst zu erleben und zuzulassen.

In diesem Sinn ist Bereitsein das Gegenteil von Kontrolle. Es bedeutet für sich die Wahl zu treffen, zu erfahren, was es zu erfahren gibt und diese Erfahrung dann zu machen, ohne zu versuchen, das Erfahren zu ändern. Bereitsein und Akzeptieren sind daher nahezu identisch, denn beide beinhalten, offen zu sein und die eigene Erfahrung zu akzeptieren, wie immer sie auch aussehen mag.

Bereit zu sein ist mehr ein fortlaufender Prozess als ein Resultat oder etwas, dass für eine gewisse Zeit gemacht wird und dann erledigt ist. Teil des Lernens der neuen Fähigkeit des Akzeptierens verlangt eine neue Grundhaltung, und zwar den immer wieder zu erneuernden Entschluss, bereit zu sein. Die nachfolgende Kugelschreiberübung veranschaulicht in einfacher und bildhafter Weise, was damit gemeint ist.

„Ich werde es versuchen", ist eine der häufigsten Antworten, die Patienten geben, wenn ACT-Therapeuten sie fragen, ob sie bereit sind, eine Übung zu absolvieren oder eine Verpflichtung zu einer bestimmten Aktivität einzugehen. An diesem Punkt der Therapie haben Sie wahrscheinlich eine solche Antwort bereits von Ihrem Patienten gehört. Zu anderen Zeitpunkten kommen Patienten zu einer Sitzung zurück und sagen etwas wie: „Ich habe wirklich versucht, zur Arbeit zu gehen und meiner Angst vor dem Versagen ins Gesicht zu schauen. Ich habe mich wirklich sehr bemüht, aber ich konnte es einfach nicht tun. Meine Angst war einfach zu groß. Also bin ich zu Hause geblieben." Auf ähnliche Weise könnte ein Patient, bevor er etwas tut, was Ängste hervorruft, sagen: „Ich werde definitiv versuchen, es zu tun, aber ich weiß nicht, ob ich das durchstehen kann." Statt den Unterschied zwischen Versuchen und Tun zu erklären, empfehlen wir Ihnen die Kugelschreiberübung (Eifert, 2011) durchzuführen. Diese kurze anschauliche Übung ist eine eindrucksvolle Demonstration, dass Bereitsein eine Alles-oder-nichts-Handlung ist: Es ist etwas, was wir tun, und nicht etwas, was wir versuchen zu tun.

Die Kugelschreiberübung – etwas versuchen, statt es zu tun

Th.: Würden Sie bitte versuchen, diesen Kuli aufzuheben? Versuchen Sie es, so gut Sie können. Versuchen Sie es wirklich, so gut Sie können. *[Der Therapeut legt einen Kugelschreiber auf einen Tisch oder Schreibtisch vor den Patienten und wartet. Gerade in dem Moment, indem der Patient dabei ist, den Kuli zu berühren, unterbricht ihn der Therapeut.]* Warten Sie – Sie heben den Kuli ja wirklich auf. Ich hatte Sie jedoch lediglich gebeten zu versuchen, ihn aufzuheben.

Pat.: *[Wahrscheinlich etwas verwirrt]* Nun, das kann ich nicht tun. Entweder ich hebe ihn auf oder nicht.

Th.: Also, was genau passiert, wenn Sie nur versuchen, ihn aufzuheben?

Pat.: Meine Hand schwebt über dem Kuli, aber ich hebe ihn nicht wirklich auf.

Th.: Genau! Versuchen bedeutet also in Wirklichkeit, es nicht zu tun und das ist der Grund, warum ich niemals möchte, dass Sie irgendetwas versuchen. Sie müssen zuerst eine Entscheidung treffen, ob Sie bereit sind, das zu tun und zu erleben, was es zu erleben und zu tun gibt. Und wenn Sie bereit sind, wenn Sie wirklich vollständig bereit sind und nicht nur ein bisschen bereit, dann machen Sie weiter und tun es einfach. Wenn Sie nicht bereit sind, sagen Sie mir lieber gleich: „Ich werde das nicht tun." Ich werde es respektieren, dass Sie diese Wahl treffen. Es gibt hier keine Grauzone. Es heißt entweder Ja oder Nein.

Tun oder Nicht-Tun. Nehmen Sie sich ein bisschen Zeit, um über das Thema des Versuchens zu sprechen und darüber, dass es so etwas wie Versuchen in Wirklichkeit gar nicht gibt, sondern nur ein Tun oder Nicht-Tun. Ihre Patienten werden vielleicht „versuchen, etwas zu tun" und „darin scheitern, etwas zu tun" gleichsetzen. Zum Beispiel nehmen sie den Kuli auf und er rutscht ihnen aus den Fingern und fällt auf den Boden. Sie sagen: „Sie sehen, ich habe es versucht, ... aber es hat nicht funktioniert."

Besprechen Sie hier, dass nichts den Patienten daran hindert, sich vorzubeugen und die Handlung des Kugelschreiberaufhebens zu wiederholen, falls es das ist, was sie bereit sind zu tun. Einige Aktivitäten im Leben erfordern es einfach, hartnäckig zu sein und etwas immer und immer wieder zu tun. Ein Fehler ist eine Bewertung, die sich der Verstand ausdenken mag, aber das muss nicht dem im Weg stehen, dass man bereit ist, etwas zu tun, was wichtig ist, selbst wenn man es dazu zehnmal tun muss. Wenn Sie es für nützlich erachten, können Sie die Kugelschreiberübung wiederholen, um den wichtigen Punkt zu verankern, dass wir nicht versuchen können, etwas zu tun – wir können es nur tun oder nicht.

Die nachfolgende Bereitschaftsschalter-Metapher ist eine Kombination der Versionen von Hayes und Kollegen (2014) und von Forsyth und Eifert (2010). Die Metapher vom Bereitschaftsschalter dient dazu, die Fähigkeit zu reagieren und zu handeln (im Englischen „response-ability") dem „Opfer-der-Angst-Sein" gegenüberzustellen.

Metapher: Bereitschaftsschalter

Stellen Sie sich vor, Sie hätten zwei Schalter vor sich. Sie sehen aus wie Lichtschalter mit einem Ein-/Ausschaltknopf. Ein Schalter heißt „Angst" und der andere „Bereitschaft". Es scheint so, dass Sie beide Schalter einschalten oder ausschalten können. Bevor Sie mit der Therapie begonnen haben, haben Sie wahrscheinlich gehofft, einen Weg zu finden, den Angstschalter auszuschalten. Ihre Erfahrung zeigt Ihnen jedoch, dass dies eine falsche Hoffnung war. Der Ein-/Ausschalter für Angst funktioniert nicht. Das hat Ihnen vielleicht das Gefühl gegeben, ein Opfer Ihrer Angst und ihr hilflos ausgeliefert zu sein. Und Ihr Kopf hat Ihnen gesagt: „So ein Mist." Und so wurden Sie immerfort enttäuscht.

Ich möchte Ihnen nun ein kleines Geheimnis verraten. Der Bereitschaftsschalter ist erstaunlicherweise der wichtigere von den beiden Schaltern, und zwar deshalb, weil er Ihr Leben deutlich verändern kann. Der Grund ist: Im Gegensatz zum nicht funktionierenden Angstschalter funktioniert der Bereitschaftsschalter. Hier haben Sie die Kontrolle. Sie können ihn entweder einschalten oder ausschalten. Wenn es um Bereitschaft geht, sind Sie kein hilfloses Opfer, weil Sie diesen Schalter durch Ihr Verhalten – durch Ihr Handeln – kontrollieren können. Hier sind Sie reaktionsfähig. Sie haben die Wahl, ob Sie den Bereitschaftsschalter ein- oder ausschalten.

Wenn die Angst *[das Unbehagen, die Depression, unangenehme Erinnerungen etc. – benutzen Sie einen Namen, der den Kampf des Patienten am besten widerspiegelt]* auf einer Skala von 0 bis 10 bei 10 ist, und Sie sehr stark versuchen, diese Angst zu kontrollieren, sie zu senken, sie wegzubekommen, dann zeigen Sie keine Bereitschaft, diese Angst zu fühlen. Mit anderen Worten: Der Bereitschaftsschalter steht in der Aus-Position. Das ist leider keine hilfreiche Position, denn die Angst wird somit sozusagen an einer Stelle fixiert: Wenn Sie nicht bereit sind, etwas zu haben, dann bekommen Sie es erst recht!

Im Gegensatz zum Angstschalter, den Sie nicht kontrollieren können, können Sie den Bereitschaftsschalter einschalten. Dies ist kein Gefühl oder Gedanke, sondern es ist eine Entscheidung, eine Wahl, ein Verhalten.

Sie sind mit einem ausgeschalteten Bereitschaftsschalter hierhergekommen. Was wir jetzt machen müssen, ist, ihn anzuschalten. Ich bin mir nicht sicher, was mit Ihren Gedanken und Gefühlen geschehen würde, wenn Sie den Bereitschaftsschalter einschalten. Ihre Angst könnte entweder weniger oder mehr werden – ich weiß es wirklich nicht. Ich weiß nur eins: Sie können ihn tatsächlich einschalten, wenn Sie sich dazu entscheiden. Und dann könnte es sein, dass in Ihrem Leben etwas passiert. Sie könnten anfangen, das zu tun, was Sie wirklich tun wollen und beginnen, sich in Richtung auf Ihre Lebensziele hinzubewegen.“ Zum Beispiel könnten Sie damit anfangen, das zu tun, was Sie tun wollen, und … *[setzen Sie hier ein vom Patienten genanntes Lebensziel ein].*

Es gibt verschiedene Arten Bereitschaft in Form von Metaphern zu illustrieren. Schalter sind dabei nur ein Weg. Es ist wichtig, im Auge zu behalten, dass ein eingeschalteter Bereitschaftsschalter nicht notwendigerweise bedeutet, dass man 24 Stunden am Tag, sieben Tage die Woche bereit ist. Es ist immer eine Wahl, eine Entscheidung vor- und zurückzugehen – wieder und wieder. Es ist also wahrscheinlich, dass der Schalter hin- und hergeschalten wird, besonders weil die Patienten den Umgang mit schmerzlichen Inhalten erst lernen. Es ist wichtig, diesen Prozess zu erkennen und den Patienten dazu anzuregen, öfter dazu bereit zu sein als es nicht zu sein.

Bereitsein ist eine Alles-oder-nichts-Entscheidung. Wichtig ist dabei jedoch, dass es sich hierbei um eine Alles-oder-nichts-Entscheidung handelt. Angst kann auf einer Skala von 1 bis 10 variieren. Die Entscheidung bereit zu sein, hat keine solche Skala. Wie die Kugelschreiberübung gezeigt hat, ist man entweder ganz bereit oder nicht. Es ist ähnlich wie bei einer Schwangerschaft. Entweder ist man schwanger oder nicht – ein bisschen schwanger sein gibt es nicht.

Bereitschaft ist eine Entscheidung, gefolgt von engagiertem Handeln. Gegen Ende dieser Metapher ist es wichtig zu betonen, dass dies kein Gespräch darüber ist, Ängste zu ignorieren. Die Patienten wissen wahrscheinlich nicht, was passieren wird, wenn sie nicht mehr versuchen, ihre Ängste zu kontrollieren. Sie könnten Vorhersagen abgeben. Dennoch werden sie es aufgrund ihrer eigenen Erfahrungen vermutlich einfach nicht wissen, weil sie Angst vielleicht nie mit Bereitschaft begegnet sind. Wiederholen Sie, dass Bereitschaft weder ein Gefühl noch ein Gedanke ist. Es ist eine Entscheidung, die die Patienten treffen können und die von einer engagierten Handlung gefolgt sein muss.

Die entscheidende Bereitschaftsfrage, die Ihnen Ihr Leben immer wieder stellt lautet: Sind Sie bereit, sich mit Ihren Händen und Füßen vorwärts zu bewegen und Ihre Ängste mit sich zu nehmen? Erinnern Sie sich, Bereitschaft ist einfach eine Entscheidung und eine Verpflichtung, das zu haben und zuzulassen, was Sie ohnehin bereits haben. Wie bei der Kugelschreiberübung tun Sie es oder Sie tun es nicht. Was im Laufe der Zeit passiert, wenn Sie es tun, könnte Sie immer wieder überraschen.

5.2.6 Defusionsübung

Selbst wenn sich Patienten dafür entscheiden, in Richtung Bereitschaft vorzudringen, werden sie oft daran gehindert, weil sie zu stark mit den Gedanken in ihren Köpfen „fusioniert“ sind, d. h. ihrem Kopf glauben und ihn wörtlich nehmen. Defusionsübungen sollen Patienten helfen, einen Platz zu finden, an dem sie fühlen können, was sie direkt fühlen und denken – so wie es ist und nicht vermischt mit all den Bewertungen und anderen Kommentaren ihres Verstandes. Helfen Sie dem Patienten, diesen Raum direkt zu erleben, indem Sie die folgende Milch-Angst-Übung durchführen. Es ist an dieser Stelle nicht notwendig, das Defusionsprinzip zu erklären – dies wird das Thema der nächsten Sitzung sein. An dieser Stelle geht es lediglich darum, den sehr hilfreichen Prozess der Defusion auf der Erfahrungsebene auf humorvolle Art einzuführen. Patienten lernen außerdem bei der nachfolgenden Übung, dass letztendlich auch die Bewertungen von Panik und Angst nur Worte sind.

Obwohl Angst, Furcht und Panik im Allgemeinen unangenehme emotionale Ereignisse sind, so liegen sie durchaus innerhalb der Bandbreite normaler menschlicher Erfahrung. Was den Patienten Probleme bringt, ist, wie sie auf ihre Bewertungen dieser emotionalen Erfahrungen reagieren. Solche Bewertungen sind in der Regel sprachlicher Natur. Durch sprachliche Bewertungen verwandelt sich das Erleben von Panik, Furcht und Angst in ein „schlechtes“ Ereignis, mit dem man wie mit anderen Ereignissen der Außenwelt umgehen muss, die wirklich Verletzungen und Schmerz verursachen können (beispielsweise echte Gefahren). Letztlich sind diese Bewertungen jedoch nur Wörter, die sich aufgrund von Lernerfahrungen mit einer Vielzahl negativer Konsequenzen und Bedeutung verschmelzen können. Diese Art der Verschmelzung (Fusion) macht Angstpatienten Probleme, weil sie den Kontakt mit der Welt, wie sie ist (nicht wie wir sagen, wie sie ist), vermindert. Dies führt dazu, dass wir unnötigerweise auf die Bewertung unserer Erfahrung reagieren, auch wenn wir Zeit und Anstrengung besser für ein Handeln einsetzen könnten, das uns wahrhaft wichtig und das kontrollierbar ist. Um die Fusion zu untergraben und zu schwächen, schlagen Hayes et al. (2014) eine sehr einfache Defusionsübung namens „Milch, Milch, Milch“ vor. Wir stellen Ihnen im Folgenden eine Adaption dieser Übung für Panik und Ängste vor.

Übung: „Milch, Milch, Milch“ – Bewertungen von Angst und Panik sind auch nur Worte

Th.: Sind Sie bereit, eine weitere einfache Übung zu machen?

Pat.: Sicher, warum nicht.

Th.: In Ordnung. Stellen Sie sich das Wort „Milch“ vor. Beginnen Sie jetzt damit und erzählen Sie mir, welche Gedanken Ihnen durch den Kopf gehen.

Pat.: Nun, ich stelle mir ein Getränk vor, das weiß ist, kühl, sahnig und befriedigend.

Th.: Gut. Noch etwas?

Pat.: Ich stelle mir vor, dass es gut zu Marmeladenbroten passt, zu Schokoladenkeksen, Cornflakes ... aber nicht zu Orangensaft.

Th.: In Ordnung. Also ist an Milch viel mehr dran als ein Wort. An das Wort zu denken, scheint für Sie eine Reihe von Erfahrungen und Assoziationen mit sich zu bringen, von denen einige wenig mit der Milch an sich zu tun haben.

Pat.: Tatsächlich passiert das häufig. Ich beginne an etwas zu denken, und dann taucht etwas anderes auf.

Th.: Nun, lassen Sie uns dazu eine kleine Übung machen. Ich möchte, dass Sie laut „Milch“ sagen und das Wort immer wieder schnell wiederholen. Ich werde es zusammen mit Ihnen tun. Bereit?

[Jetzt sagen beide, der Therapeut und der Patient, schnell hintereinander immer wieder „Milch, Milch, Milch, Milch“ und fahren damit ungefähr 30 Sekunden fort, bis es in gewisser Weise schwierig wird, das Wort korrekt auszusprechen.]

Th.: Was ist mit Ihrer Erfahrung von „Milch“ geschehen?

Pat.: Die anderen Gedanken und Empfindungen, die ich zuvor hatte, als ich zuerst an Milch gedacht habe, sind verschwunden. Ich muss ein bisschen daran arbeiten, sie wieder zurückzuholen.

Th.: Was ist hier passiert? Das Wort „Milch“ hat zuvor viele Erfahrungen mit anderen Bezügen für Sie hervorgerufen. Sie konnten sie fast schmecken. Jetzt ist es einfach ein Wort. Es hat gleichsam seine Wirkung verloren. Sind Sie bereit, diese Übung mit einem Gedanken oder einer Emotion zu wiederholen, die für Sie unangenehm ist?

Wiederholung der Übung mit einem angstbezogenen Wort. Nachdem der Patient zugestimmt hat und sich ein Wort ausgedacht hat, das auf eine Barriere bezogen ist – zum Beispiel Panik, Angst, Sorge, Gesundheit, ein Zwang oder ein Aspekt eines Schmerzes oder emotionalen Traumas – wiederholen Sie die Übung wie zuvor und ersetzen Sie das Wort „Milch" durch dieses Wort.

Die Milchübung ist ein einfaches Beispiel, um zu illustrieren, wie der Einfluss von Bewertungen untergraben und vermindert werden kann. Wir müssen lediglich die natürliche Tendenz unterbrechen, an unseren sprachlichen Bewertungen von Gefühlen, Gedanken und Vorstellungen festzuhalten, als ob sie identisch mit dem sind, auf das sich die Bewertungen und Bezeichnungen beziehen. Diese Übung weicht diese sprachlichen Verschmelzungen auf und lässt nur das nackte Wort als das zurück, was es ist, nicht als das, was wir sagen, was es ist.

5.2.7 Lebensverbesserungsübungen (zu Hause)

Geben Sie Ihren Patienten die notwendigen Arbeitsblätter für die Übungen mit nach Hause und stellen Sie sicher, dass sie verstanden haben, in welcher Form sie die Arbeitsblätter zu Hause nutzen sollen:

- Fortsetzung der Aufzeichnung von angst- und furchtbezogenen Erfahrungen mithilfe des *Arbeitsblattes 1: Leben bewusst erleben (LEBEN).*
- Ausfüllen des *Arbeitsblattes 2: Tägliche ACT-Einschätzung.*
- Tägliche Anwendung der Audioübung „Akzeptieren von Angst und Unbehagen" (vgl. Arbeitsblatt 10).
- Ausfüllen des *Arbeitsblattes 11: Wertgeschätzte Richtungen* bis zur nächsten Sitzung.

Für die Durchführung der Übung „Akzeptieren von Angst und Unbehagen" kann auf die Audiodatei (vgl. CD-ROM) zurückgegriffen werden. Die regelmäßige Übungsdurchführung kann auf dem dazugehörenden Arbeitsblatt 10 notiert werden (vgl. CD-ROM).

Kapitel 6

Sitzung 4 – Werte identifizieren und Defusion lernen

Sitzungsaufbau
1. Zentrierungsübung (5 Min.) 2. Rückblick auf die tägliche Praxis (5 Min.) 3. Fortführen der Arbeit an Werten – Der Lebenskompass – der letztendliche Grund für Exposition (20 Min.) 4. Ein wertorientierter, akzeptierender und defusionsgeleiteter Umgang mit intensiven Gefühlen und Gedanken (30 Min.) – Übung und Metapher: Busfahrer – Übung: Der Seifenblasen-Zauberstab 5. Humorvolle Defusionsübungen (20 Min.) – Gedanken singen oder humorvoll verfremden – Sich mit neuen Sprachkonventionen aus Gedankenfallen befreien 6. Lebensverbesserungsübungen (zu Hause) – Fortsetzung der Aufzeichnung von angst- und furchtbezogenen Erfahrungen mithilfe des Arbeitsblattes 1: Leben bewusst erleben (LEBEN) – Ausfüllen des Arbeitsblattes 2: Tägliche ACT-Einschätzung – Tägliche Anwendung der Übung „Akzeptieren von Angst und Unbehagen“ (Arbeitsblatt 10) – Arbeitsblatt 12: Lebenskompass auf der Basis der Diskussion in der Sitzung umschreiben – Jeden zweiten Tag die Audioversion der Seifenblasenübung durchführen
Arbeitsblätter (vgl. CD-ROM) und Materialien
– Arbeitsblatt 1: Leben bewusst erleben (LEBEN) – Arbeitsblatt 2: Tägliche ACT-Einschätzung – Arbeitsblatt 10: Akzeptieren von Angst und Unbehagen – Arbeitsblatt 12: Lebenskompass (2 Kopien) – Vier Karteikärtchen für die Busfahrerübung

6.1 Ziele der Sitzung

Arbeiten mit dem Arbeitsblatt 11, um Werte zu identifizieren. In dieser Sitzung wird vor allem die Arbeit an individuellen Werten weiter in den Vordergrund gerückt. Wir beginnen damit, den Patienten beim Ausfüllen des Lebenskompasses zu helfen. Das *Arbeitsblatt 11: Wertgeschätzte Richtungen* dient hierbei als Leitfaden, um spezifische Werte sowie mögliche Barrieren für das Erreichen dieser Ziele zu identifizieren. Wir vergleichen dann die Wichtigkeit der identifizierten Werte mit der Zeit und Aufmerksamkeit, die die Patienten in der vorangegangenen Woche diesen Werten gewidmet haben. Eine Diskussion über die Diskrepanz zwischen Wichtigkeits- und Handlungskonsistenzeinschätzungen ermöglicht einen Blick auf die häufigen Angstbarrieren, die auf dem Weg der Zielerreichung auftreten könnten. Diese Übung bietet sowohl den Rahmen als auch die Motivation für die nachfolgenden Expositionsübungen.

Defusion. Der zweite Schwerpunkt dieser Sitzung liegt auf dem Therapieprozess Defusion. Die Patienten lernen durch verschiedenen Metaphern und Übungen, anders mit intensiven Gefühlen und Gedanken umzugehen. Insbesondere wird angestrebt, dass Gedanken und Gefühle infolge der Defusionsarbeit als weniger bedrohlich wahrgenommen werden und stattdessen als das gesehen werden, was sie sind: Gedanken und Gefühle, die sich zwar unangenehm anfühlen mögen, einem wertgeschätzten Leben jedoch nicht im Wege stehen müssen.

6.2 Durchführung der Sitzung

6.2.1 Zentrierungsübung

Beginnen Sie die Sitzung mit der Zentrierungsübung, die wir am Ende von Sitzung 1 im Kapitel 3 (vgl. S. 53) beschrieben haben.

6.2.2 Rückblick auf die tägliche Praxis

Besprechung von Arbeitsblatt 2 und 10. Sehen Sie sich die Arbeitsblätter zur täglichen ACT-Einschätzung des Patienten (vgl. Arbeitsblatt 2) und zur Praxis der Übung „Akzeptieren von Angst und Unbehagen" (vgl. Arbeitsblatt 10) an. Achten Sie dabei auf fehlendes kooperatives Verhalten aufgrund mangelnder Bereitschaft, Verbindlichkeit oder hoher Ängstlichkeit. Wiederholen Sie die Gründe für die Hausaufgaben und verdeutlichen Sie, dass sich nichts verändern wird (kreative Hoffnungslosigkeit), wenn die Patienten weiterhin genau das tun, was sie bisher getan haben.

Seien Sie aufmerksam für negativ besetzte Gedanken, welche als Barrieren wirken. Diese können unter anderem in der Busfahrerübung eingesetzt werden.

6.2.3 Fortführen der Arbeit an Werten

Kommen Sie dann unverzüglich auf die Diskussion über das Thema Werte zurück, indem Sie zuerst das *Arbeitsblatt 1: Leben bewusst erleben (LEBEN)* von der letzten Woche besprechen. Konzentrieren Sie sich auf all die Beispiele, bei denen sich die Patienten mit Verhaltensweisen beschäftigt haben, um ihre angstbezogenen Gedanken und Gefühle in den Griff zu bekommen, und darauf, wie ein solches Verhalten möglicherweise dem im Weg stand, was die Patienten lieber getan hätten.

Der Lebenskompass – der letztendliche Grund für Exposition

Anschließend erläutern Sie dem Patienten die Arbeit mit *Arbeitsblatt 12: Lebenskompass.* Benutzen Sie die Informationen aus dem *Arbeitsblatt 11: Wertgeschätzte Richtungen* dazu, gemeinsam mit dem Patienten den Lebenskompass (Dahl & Lundgren, 2006) auszufüllen. Erklären Sie, dass die Abbildung in der Mitte des Kompasses den Patient bzw. die Patientin darstellen soll, umgeben von zehn Lebensbereichen. Die folgende Diskussion ist eine gute Gelegenheit, um dem Patienten dazu zu helfen, seine Wertvorstellungen zu klären und zu vereinfachen. Manchmal finden es Patienten einfacher, sich diese Wertvorstellungen in Form von Absichten vorzustellen, das heißt, wie sie ihr Leben in diesem Bereich gern leben würden. Bitten Sie Ihre Patienten, die Absichtsvorstellungen aus dem Arbeitsblatt 11 für die Bereiche, die sie zumindest als sehr wichtig bewertet haben, in den Lebenskompass zu übertragen. Was ist ihnen in diesem Bereich am wichtigsten? Dann bitten Sie sie, ihre Wichtigkeitsbewertungen vom Arbeitsblatt 11 auf das „W"-Kästchen, das mit jedem Wert verbunden ist, zu übertragen. Wenn möglich, sollten die Patienten selbst diese Eintragungen vornehmen. Im nächsten Schritt wird untersucht, in welchem Ausmaß das derzeitige Verhalten der Patienten mit diesen Wichtigkeitsbewertungen übereinstimmt.

> Wir sind einmal ganz durch Ihren Lebenskompass gegangen und haben uns angesehen, wie wichtig Ihnen jeder Lebensbereich ist. Sie haben auch Ihre Absichten in jedem Bereich eingetragen, der Ihnen sehr wichtig ist. Nun denken Sie bitte an Ihre Aktivitäten in der vergangenen Woche. Wir können Ihre Aktivitäten Ihre „Füße" nennen. Wie konsistent waren in dieser vergangenen Woche Ihre Füße mit den Absichten, die Sie gerade aufgeschrieben haben? Mit anderen Worten: Wie aktiv haben Sie in Richtung auf diese Absichten hingearbeitet? Ich befrage Sie nicht über Ihre Idealvorstellung in jedem Bereich oder was andere über Sie denken. Ich möchte einfach nur wissen, wie Sie sich Ihrer Ansicht nach während der vergangenen Woche verhalten haben. Bewerten Sie also für jeden Bereich, wie oft Sie vergangene Woche irgendetwas getan haben, um sich in Richtung dieses Bereichs zu bewegen. Benutzen Sie dieselbe Aktivitätsskala wie für das Arbeitsblatt 11: Wertgeschätzte Richtungen (0 = keine Handlung, 1 = einmal oder zweimal, 2 = dreimal oder viermal, 3 = mehr als viermal). Schreiben Sie Ihre Bewertungen in das „H"-Kästchen neben dem „W"-Kästchen, das mit jedem Wert verbunden ist. Diese Einschätzung wird Ihnen eine gute Vorstellung vermitteln, wie konsistent Ihr Verhalten mit Ihren Werten war.

Diskrepanz zwischen Wichtigkeit und Handlungen herausarbeiten. Der nächste Schritt besteht darin, zu vergleichen, wie stark Wichtigkeitseinschätzungen und Handlungen (Verhalten) korrespondiert haben. Mit anderen Worten: Tun die Patienten etwas für die Dinge, die ihnen wichtig sind? Es ist wahrscheinlich, dass es erhebliche Diskrepanzen zwischen den Wichtigkeitsbewertungen und den Handlungswerten geben wird. Das bedeutet, dass Patienten die Wichtigkeit bestimmter Werte erkannt und hoch eingeschätzt haben, sich aber nicht in eine Richtung bewegen, die diese Werte unterstützt.

Beispiel:

Th.: Was sehen Sie, wenn Sie auf Ihren Lebenskompass schauen?

Pat.: Es sieht nicht gut aus. Es sieht aus, als würde ich ein Leben leben, das sich sehr von dem Leben unterscheidet, das ich führen will. Aber ich denke, das passiert jedem. Was man will, ist das eine, und wie sich die Dinge entwickeln, ist etwas anderes.

Th.: Welche dieser Werte haben sich verändert?

Pat.: Keiner von ihnen, es ist nur so, dass einige vielleicht unrealistisch sind und andere einfach verflixt schwer sind.

Th.: Erzählen Sie mir, warum sie unrealistisch oder zu schwer sind. Was hindert Sie daran, diese Ziele zu erreichen und sich näher an Ihre Absichten heranzubewegen? Ist es in Ordnung, wenn ich Ihre Gründe unter der Überschrift „Barrieren“ eintrage?

Diskrepanzen und Barrieren besprechen. Gehen Sie auf jeden Bereich ein, für den Sie hohe Wichtigkeitsbewertungen und niedrige Handlungseinschätzungen sehen, und bitten Sie die Patienten, diese Diskrepanz zu erklären. Was hindert Patienten daran, etwas für die Verfolgung einer wertgeschätzten Richtung zu tun? Obwohl Ihre Patienten wahrscheinlich von einer Reihe von Barrieren berichten werden, die ihnen im Weg stehen, werden viele davon direkt auf ihre Ängste bezogen sein. Fassen Sie die Aussagen kurz und bündig in einem Satz zusammen und tragen sie diese in kurzem Telegrammstil auf den Lebenskompass neben den entsprechenden Pfeil ein. Achten Sie dabei vor allem auf innere Barrieren. Typische Beispiele innerer Barrieren sind Gedanken, Gefühle und Sorgen wie beispielsweise „Angst vor Panikanfall“ oder „Könnte mich blamieren“. Gelegentlich werden auch äußere Barrieren genannt wie der Mangel an Geld, Zeit, Raum und Verfügbarkeit. An diesem Punkt müssen die Therapeuten nicht darüber diskutieren, wie mit diesen Barrieren umzugehen ist. Das wird ein Schwerpunkt der folgenden Sitzungen sein.

Unserer Erfahrung nach ist das Bewusstmachen der Diskrepanzen zwischen hoch bewerteten Absichten und niedrigen Handlungswerten eine starke emotionale Erfahrung für die Patienten. Sie zeigt ihnen in ihrer eigenen Handschrift, was sie mit ihrem Leben tun möchten und wie viel sie davon im Dienste der Bewältigung von Ängsten und Sorgen aufgegeben haben. Wiederum ist das Thema nicht, ob das Kontrollieren oder das Akzeptieren der Ängste die bessere Strategie ist – die Frage ist, welche Art von Verhalten funktioniert, um die Patienten näher an ihre selbst gewählten Lebensziele heranzubringen.

Eine weitere Kopie des Arbeitsblattes 12 mit nach Hause geben. Gegen Ende der Sitzung sieht der Lebenskompass durch das Arbeiten daran und durch das wiederholte Aufschreiben der Absichten und Barrieren zumeist sehr unübersichtlich aus. Aus diesem Grund geben wir den Patienten ein leeres Arbeitsblatt mit nach Hause und bitten sie, die Werte und Anmerkungen des in der Sitzung ausgefüllten Arbeitsblattes auf das leere zu übertragen. Dies allein zu Hause zu tun, wird die Patienten noch einmal erfahren lassen, was ihnen wichtig ist und was ihnen bisher entgangen ist.

6.2.4 Ein wertorientierter, akzeptierender und defusionsgeleiteter Umgang mit intensiven Gefühlen und Gedanken

Obwohl Patienten vielleicht dazu bereit sind, ihre angstbezogenen Gedanken und Gefühle zu haben, sind Vermeidung und Flucht alte überlernte Angewohnheiten, die typischerweise in vielen Situationen über eine lange Zeit verstärkt wurden. Daher sind diese Gewohnheiten mächtig und schwer zu verändern. Die expositionsähnlichen Übungen, die in den folgenden Sitzungen eingeführt werden, sollen gefürchtete Gefühle, Bilder und Gedanken hervorrufen, auf die die Patienten bisher mit Flucht- oder Vermeidungsverhalten reagiert haben. Bevor wir mit diesen Übungen beginnen, ist es günstig, die Busfahrer-Metapher als Leitfaden dafür einzuführen, was zu tun und was nicht zu tun ist, wenn hochgradig aversive Gedanken und Gefühle drohen, die Patienten zu überwältigen, und sie Dinge „tun lassen", wie z. B. das Verlassen eines Raums.

Übung: Busfahrer

Die Busfahrer-Metapher wurde ursprünglich von Hayes und Kollegen (2014) beschrieben. Diese Metapher ist nützlich, weil sie die Patienten lehrt, was mit Gedanken und Gefühlen zu tun ist, die sie zu tyrannisieren scheinen. Sie illustriert auch die Kosten dafür, den Gedanken und Gefühlen ihre Tyrannei zu erlauben. Der Patient wird als Fahrer dargestellt, der den Bus namens „Mein Leben" fährt. Entlang seines Wegs nimmt der Patient eine Reihe widerspenstige, bedrohliche Passagiere auf (angstbezogene Gedanken und Gefühle), die den Patienten nahezu anschreien, den Kurs zu ändern und dorthin zu fahren, wohin sie wollen, statt dorthin, wohin der Patient will. Joanne Dahl und Tobias Lundgren (2006) haben diese Metapher in eine eindrucksvolle erfahrungsbezogene Übung umgewandelt, die wir für die Zwecke dieses Behandlungsprogramms übernommen haben. Die grundlegende Idee ist, dass die Patienten in eine wertgeschätzte Richtung fahren und entsprechend handeln können, egal was die angsteinflößenden Passagiere ihnen an den Kopf werfen und befehlen. Das ermutigt die Patienten, Werte ihr Leben leiten zu lassen und nicht ihre angsteinflößenden Gedanken und Gefühle.

Metapher: Busfahrer

Stellen Sie sich vor, Sie seien der Fahrer eines Busses namens „Mein Leben". Entlang Ihres Wegs nehmen Sie eine Reihe widerspenstiger Passagiere auf, die unerwünschte angstbezogene Gedanken sind, die Ihr Verstand für Sie bereithält. Die Passagiere können auch starke Gefühle sein. Diese Passagiere schüchtern Sie ein, während Sie auf Ihrer gewählten Route dahinfahren. Vielleicht können Sie an eine kürzlich erlebte Erfahrung denken, in der Sie Angst verspürt haben. Was sind einige solcher Aussagen, die sehr intensiv zu sein scheinen und Sie vom Kurs abbringen? Ist es in Ordnung, wenn ich sie auf diese Karteikarten aufschreibe?

Der Therapeut nimmt vier Karteikarten und schreibt vier Passagier-Aussagen auf wie

- „Die Angst (oder Panik) ist zu groß, um damit fertig zu werden",
- „Das ist wirklich gefährlich und wird mich zugrunde richten",
- „Jeder wird denken, ich bin dumm" und
- „Ich kann alle diese Krankheitserreger auf mir nicht ertragen."

Nachdem er jede dieser Aussagen auf eine separate Karteikarte geschrieben hat, legt der Therapeut die Karten in einem Halbkreis wie bei einer Uhr auf den Boden, eine Karte auf 12 Uhr, die nächste auf 2 Uhr, die dritte auf 4 Uhr und die letzte Karte auf 6 Uhr (vgl. Abbildung 2).

Der Therapeut und der Patient stehen auf und sehen einander ins Gesicht. Der Therapeut liest die Aussage auf der 12-Uhr-Karte vor und bittet den Patienten, darauf zu antworten, indem er mit ihm darüber diskutiert oder mit einer anderen Feststellung oder Strategie reagiert, um den Passagier zum Schweigen zu bringen. Dann bittet der Therapeut den Patienten, mit der nächsten Passagier-Aussage fortzufahren. Während er dem Therapeuten bei der zweiten Karte gegenübersteht, versucht der Patient, dieser Aussage körperlich und verbal entgegen zu treten. Diese Prozedur ist in der Abbildung 2 dargestellt.

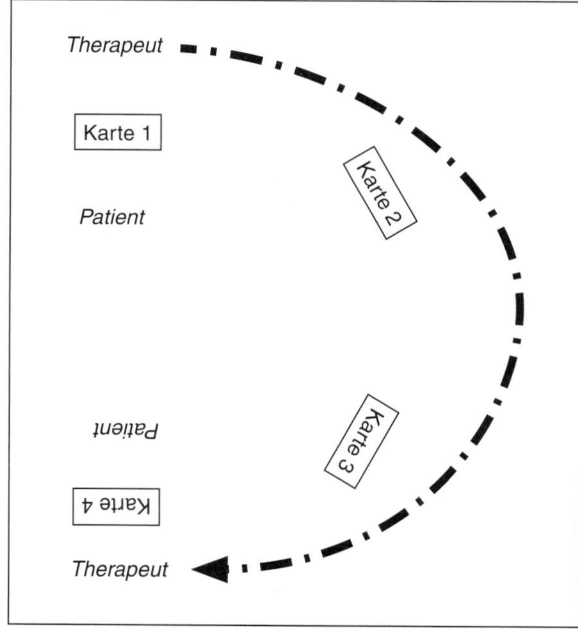

Abbildung 2: Busfahrerübung

Beispiel:

Th.: Was ist passiert? Wohin schauen Sie?

Pat.: Nicht, wohin ich gehen wollte! Ich kann vor mir noch nicht einmal mehr die Straße sehen!

Th.: Ist das nicht ein hoher Preis, um zu versuchen, die Passagiere zum Schweigen zu bringen? Jedes Mal, wenn Sie auf Ihre Gedanken und Gefühle geantwortet und sich darin verstrickt haben, haben Sie damit aufgehört, sich in die Richtung zu bewegen, in die Sie sich bewegen wollten, und sind immer weiter vom Kurs abgekommen.

Pat.: Ich habe gefühlt, dass ich antworten musste. Diese Gedanken und Gefühle schienen so zwingend und fordernd zu sein und solche Macht über mich zu haben.

Th.: Nun, es gibt einen anderen Weg, darauf zu reagieren. Sie müssen nicht mit diesen Gedanken und Gefühle kämpfen und zulassen, dass diese Passagiere Sie in eine Richtung lenken, die nicht Ihre, sondern deren Richtung ist.

Pat.: Wie mache ich das?

Th.: Ich werde Ihnen dieselben Aussagen der Passagiere noch einmal vorlesen. Dieses Mal jedoch hören Sie den Aussagen lediglich zu ohne auf sie einzugehen – es sind ohnehin nur Gedanken. Sie werden es nicht vermeiden können, sie zu hören, weil ich sehr laut sprechen werde. Sie können sich entscheiden, sich auf das Weiterfahren zu konzentrieren und nicht das zu tun, was die Gedanken Ihnen sagen. Sie können sich dafür entscheiden, den Bus weiter in Ihre Richtung zu fahren statt dorthin, wohin Ihre Gedanken Sie zu leiten versuchen. Erinnern Sie sich, dass dies Ihr Lebensbus ist und Sie der Fahrer sind. Ihre Hände, nicht die Worte der Passagiere, steuern den Bus. Worte und Gedanken allein können Sie nicht vom Kurs abbringen, egal was sie sagen. Sie werden Ihnen vermutlich direkt vor dem Gesicht herumspringen und noch lauter werden, wenn Sie nicht tun, was sie Ihnen sagen. Sie können die Wahl treffen, bereit zu sein, diese Gedanken zu haben und auf der wertgeschätzten Route zu bleiben, egal was Ihnen die Passagiere sagen. Sie können sie einfach weiter schreien lassen, während Sie Ihrem Weg verpflichtet bleiben und mit diesen Passagieren weiterfahren. Sind Sie bereit, das zu tun?

Pat.: Ja. Es wird hart werden, und ich werde es nicht versuchen [lacht] – ich werde es tun.

Nachdem sich der Patient verpflichtet hat, bringt der Therapeut den Patienten wieder auf die Anfangsposition und wiederholt die Übung. Diesmal bewegt sich der Therapeut von Karte zu Karte und liest die Aussagen der Passagiere vor wie zuvor, während der Patient an Ort und Stelle bleibt und vorwärts schaut, nicht streitet oder anderweitig auf die Aussagen reagiert. Danach sollten Therapeut und Patient kurz über die Erfahrung diskutieren und sich auf das dieses Mal andere Ergebnis konzentrieren.

Es kommt immer wieder vor, hier in der Sitzung und zu Hause, dass die Passagiere in Ihrem Bus versuchen, Sie davon zu überzeugen, dass Sie sich nicht danach fühlen, dies weiter zu tun, oder dass das alles zu viel oder zu schwer ist. Selbst wenn Sie daran denken, eine wertgeschätzte Richtung aufzugeben, können Sie weiterfahren. Sie haben bereits in den Achtsamkeitsübungen die Erfahrung gemacht, dass Gedanken und Gefühle kommen und gehen, aber der Fortschritt, den Sie in Richtung Ihrer Ziele machen, ist real und wird nicht verschwinden. Das ist alles, was wirklich zählt. Schließlich haben Sie die Kontrolle über die Richtung Ihres Lebensbusses: Sie kontrollieren ihn mit Ihren Händen und Füßen. Obwohl Sie nicht kontrollieren können, welche Art von angstbezogenen Gedanken mit Ihnen im Bus sitzt, kontrollieren Sie das Lenkrad des Lebensbusses mit Ihren Händen und das Gaspedal mit Ihren Füßen. Sie werden dahin fahren, wohin Sie Ihre Hände und Ihre Füße fahren lassen. Das ist es, was Sie wirklich kontrollieren können.

Die Busfahrerübung ist oft sehr beeindruckend und daher wertvoll für die Patienten. Sie stärkt gleichermaßen einen akzeptierenden und defusionsgeleiteten Umgang mit ungewollten Gedanken und Gefühlen sowie die Verpflichtung auf Lebenswerte zuzugehen und sich dabei nicht durch verstörende Gedanken und Gefühle vom Weg abbringen zu lassen. Die Busfahrerübung ruft auch noch einmal kreative Hoffnungslosigkeit hervor, denn sie macht die Folgen und Kosten anschaulich, was passiert, wenn man auf die ungewollten Gedanken und Gefühlen hört.

Verstand kann Freund oder Feind sein. Unser Verstand kann unser schlimmster Feind und bester Freund sein. Die Busfahrerübung zeigt Patienten sehr anschaulich, wie sie den Unterschied herausfinden können. Sie müssen zuerst darauf achten, was ihr Verstand ihnen sagt und sich dann fragen: „Wenn ich darauf höre und das tue, was meine innere Stimme mir jetzt sagt, werde ich dann in diesem Moment mehr oder weniger mein Leben leben? Was sagt mir meine frühere Erfahrung?" Wenn die Antwort „weniger" ist und die Patienten trotzdem tun, was ihr Verstand ihnen sagt, werden sie nicht vorankommen.

Was bleibt ihnen dann übrig? Die Antwort ist, etwas radikal anderes zu tun, als das, was sie bisher getan haben. Es bedeutet, die Haken ihres Verstandes mit achtsamem Mitgefühl zu beobachten und sich zu entscheiden, sie einfach Gedanken sein zu lassen; kurze Augenblicke, die vorübergehen, und nicht Netze, die uns wie Fische gefangen halten. Die nachfolgende Seifenblasenübung sowie einige humorvolle Defusionsübungen sollen den Patienten hierbei helfen. Darüber hinaus eignet sich die Seifenblasenübung auch besonders für einen defusionsgeleiteten, akzeptierenden und mitfühlenden Umgang mit nagenden Sorgen und Zweifeln. Die Übungen bauen auf all dem auf, was die Patienten bis zu diesem Punkt gelernt haben. Sie bieten ihnen Möglichkeiten, mit ihrem wertenden Verstand zu leben und auf eine freundlichere und distanziertere Art und Weise mit ihm umzugehen.

Übung: Der Seifenblasen-Zauberstab

Die Therapeuten sollten sich 15 bis 20 Minuten für diese sehr wichtige Übung Zeit nehmen. Wir empfehlen, dass die Patienten sich die Audioversion der Übung „Seifenblasen-Zauberstab" zu Hause anhören. Beim ersten Mal kann der Therapeut die Übung zunächst auch vorlesen und später können die Patienten die Übung dann zu Hause mithilfe der Audioversion durchführen. Auf jeden Fall sollten die Patienten während der Übung die Augen schließen.

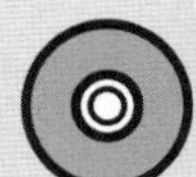

Machen Sie es sich auf Ihrem Stuhl bequem. Sitzen Sie aufrecht, die Füße flach auf dem Boden, Arme und Beine sind nicht verschränkt und Ihre Hände liegen locker auf den Oberschenkeln. Schließen Sie die Augen und atmen Sie einige Male tief ein und aus. Erlauben Sie Ihrem Körper, sich auszuruhen, ohne dabei in den Schlaf zu gleiten. Gehen Sie mit einer freundlichen Haltung in diese Übung.

Richten Sie Ihre Aufmerksamkeit auf eine vor kurzem erlebte Situation, bei der Sie sich endlos Sorgen gemacht haben. Vielleicht ist es eine Situation, die Sie nur zu gut kennen oder die Sie in den vergangenen Wochen erlebt haben. Widmen Sie dieser Erfahrung Ihre volle Aufmerksamkeit und lassen Sie sie so nah wie möglich an sich herankommen. Es soll so realistisch wie möglich sein. Stellen Sie sich die Situation so lange vor, bis Sie tatsächlich eine Welle von unangenehmen Veränderungen in Körper und Kopf wahrnehmen. Erleben Sie so gut es geht jedes kleinste Detail im Geiste noch einmal. Tun Sie das so lange, bis Sie zu dem Punkt gelangen, an dem Sie das Gefühl haben, dass Angst und Spannung Sie überwältigen und Sie den starken Drang verspüren, etwas dagegen zu tun.

Jetzt vertiefen Sie sich bitte noch mehr in diese Erfahrung. Stellen Sie sich vor, dass Sie einen großen Seifenblasen-Zauberstab haben, wie ihn spielende Kinder manchmal am Strand oder im Park haben. Füllen Sie den Zauberstab mit Seife. Nun blicken Sie in sich hinein und nehmen alle Elemente der beunruhigenden Erfahrung wahr. Beginnen Sie mit einer der offensichtlichsten Bewertungen oder einem besorgniserregenden Gedanken.

Nehmen Sie jetzt Ihren Zauberstab und schwenken Sie ihn durch jeden dieser Angstgedanken. Fangen Sie jeden Gedanken in einer riesigen Seifenblase. Dann beobachten Sie jeden Gedanken in seiner Seifenblase, einen nach dem anderen, und benennen Sie ihn, während Sie zusehen, wie sie hintereinander in der sanften Brise davon schweben: „Da verschwindet das Sich-Sorgen ... das Was-wäre-wenn ... das Zweifeln ... das Bewerten ... das Beschuldigen ... das Bloßstellen ... das Kritisieren." Sehen Sie zu, wie die Seifenblasen immer höher steigen, bis sie nicht mehr zu sehen sind. Dann holen Sie langsam einige Male tief Atem.

Erlauben Sie sich, noch tiefer in diese Erfahrung einzudringen. Versuchen Sie, den nächsten Gedanken hinter der ersten Sorge zu finden. Wenn Sie sich zum Beispiel Sorgen machen, dass Sie nicht genug Geld haben, um über die Runden zu kommen, dann könnten Sie sich sacht fragen: „Und wenn das stimmen sollte, was dann?" Beobachten Sie, was Ihr Verstand sich einfallen lässt. Vielleicht ist es der Gedanke: „Dann kann ich meine Rechnungen nicht bezahlen." Nehmen Sie diesen Gedanken wahr und legen Sie ihn in eine große Seifenblase und sehen Sie zu, wie er nach oben schwebt. Lassen Sie den Gedanken „Und was dann?" folgen. Machen Sie mit einer Einstellung von sanfter Neugier und freundlichem Erlauben weiter.

Während Sie sich noch tiefer in Ihre Sorgen hineindenken, werden Sie wahrscheinlich weitere Empfindungen von Angst in Ihrem Körper bemerken: Herzklopfen, Zittern, zitternde Hände, Kurzatmigkeit, Schwitzen oder Übelkeit. Alles ist angespannt. Sie fühlen sich, als würden Sie gleich explodieren. Bei diesem Prozess achten Sie auf Ihre Impulse zu reagieren und benennen Sie diese Empfindungen nacheinander: „Da ist mein Impuls zu schreien ... wegzulaufen ... mich abzukapseln ... zu kämpfen ... meine Faust zu ballen ... gemein zu werden ... jemanden zu beschuldigen ... oder mit dieser Übung aufzuhören."

Jetzt wird Ihre Aufgabe sowohl einfach als auch schwierig: Tun Sie nichts! Bleiben Sie mit diesen Gedanken, Empfindungen und Impulsen sitzen. Spüren Sie in dieser Situation Ihre rastlose Energie. Stillzusitzen und nichts zu tun ist das Letzte, das Sie tun wollen, und es ist das Klügste, das Sie tun können: Sagen Sie nichts. Tun Sie nichts. Sie wollen jetzt Klärung, aber es gibt keine.

Die Energie von Angst und Sorge ist wie eine große Welle im Meer – lassen Sie sich von jeder Welle, die in Ihr Bewusstsein kommt und geht, hin- und hertragen. Sehen Sie zu, wie sich die Welle aufbaut, bis sie ihren Höhepunkt erreicht, eine Zeitlang stark und mächtig bleibt, und sich schließlich beruhigt und zurückzieht. Bleiben Sie mit Ihrer Energie still sitzen und lassen Sie die Angstwelle ihren natürlichen Verlauf nehmen.

Dann kehren Sie sanft zu der Angstsituation zurück und ziehen Sie Bilanz. Was bleibt Ihnen jetzt? Was sehen Sie? Wenn Sie genau hinschauen, sehen Sie zwei Dinge: Zum einen sind da Schmerz und Kummer, die ursprünglich Ihre Sorgen genährt haben; und zum anderen sind da Ihre Werte.

Versuchen Sie, Ihre Aufmerksamkeit auf den Kummer und Schmerz unterhalb der Sorge zu lenken. Geben Sie diesem Kummer und Schmerz einen Namen. Wenn es Ihnen schwerfällt, den Kummer zu identifizieren, fragen Sie sich: „Was würde mir an Gefühl übrig bleiben, wenn ich mich in dieser Situation nicht so in Sorgen verstricken würde?" Nehmen Sie sich einen Moment Zeit, um wirklich Bilanz zu ziehen. Vielleicht sehen Sie Kummer, Verlassenheit, Einsamkeit, Unzulänglichkeit, Verlust, Schuld, Verwundbarkeit oder Scham. Sie brauchen diese Gefühle nicht festzuhalten oder zu verstecken. Sie sind ein Teil von Ihnen und gehören zu Ihnen, ohne dass sie Sie sind oder definieren, wer Sie sind. Erlauben Sie den Gefühlen, einfach da zu sein. Geben Sie ihnen Raum.

Kümmern Sie sich um sie, als wären sie eine offene Wunde, indem Sie Ihrer Erfahrung und diesem Moment mit Freundlichkeit, Fürsorge und Mitgefühl begegnen. Verzeihen Sie sich selbst dafür, dass Sie Ihren Schmerz so lange vergraben und abgelehnt haben, dass Sie ihn durch Ihr Verhalten fast unsichtbar gemacht haben. Wann immer Sie das Gefühl haben, aufhören zu wollen und wieder in Ihren Sorgenpanzer zurückgehen zu müssen, danken Sie Ihrem Verstand für diese Alternative... und kehren Sie einfach zu Ihrer Erfahrung zurück. Wenn Sie bemerken, dass Bewertungen oder Feindseligkeit wieder auftauchen, legen Sie diese in ihre eigenen Seifenblasen und lassen Sie sie nach oben schweben.

Jetzt richten Sie Ihre Aufmerksamkeit sanft auf die nahe bei Ihnen liegenden Werte. Welche Werte sehen Sie? Wählen Sie einen oder zwei, die Ihnen wichtig sind. Jetzt fragen Sie sich: „Wenn Sorgen und Zweifel zwischen mir und meiner Bewegung hin zu diesen Werten stehen, bin ich bereit, sie zu haben und trotzdem das zu tun, was mir wichtig ist?" Wenn Sie bereit sind, sind Sorgen kein Hindernis mehr. Sie sind nur Gedanken.

Denken Sie jetzt an eine Situation, in der Sorgen der Absicht, sich nach Ihren Werten zu richten, in die Quere gekommen sind. Dann stellen Sie sich vor, dass Sie tun, was Ihnen wirklich wichtig ist, und nehmen Sie Ihren Kummer und Schmerz einfach mit auf den Weg.

Das fühlt sich wahrscheinlich merkwürdig an und es fühlt sich auch wichtig an, denn Sie bewegen sich auf das zu, was Ihnen im Leben am Herzen liegt. Hier üben Sie Kontrolle aus, wo Sie sie tatsächlich besitzen. Nehmen Sie sich die Zeit, das wirklich wahrzunehmen. Genau darum geht es!

Wenn Sie bereit sind, erweitern Sie allmählich Ihre Aufmerksamkeit auf die Geräusche um Sie herum in Ihrem Zimmer. Nehmen Sie sich einen Augenblick Zeit und fassen Sie den Vorsatz, diese Stimmung des Mitgefühls und Vergebens auf den jetzigen Moment zu richten und auf den Rest Ihrer Erfahrungen heute zu übertragen.

Denken Sie bitte nun an eine Situation, in der Sie die Sorge daran gehindert hat, in Einklang mit Ihren Werten zu leben. Fahren Sie dann fort und stellen Sie sich vor zu tun, was Ihnen wichtig ist, während Sie den Schmerz und Kummer bei sich haben.

Das fühlt sich eventuell merkwürdig an, aber auch lebendig, weil Sie sich in Richtung dessen bewegen, was Ihnen im Leben wichtig ist. Hier wenden Sie Kontrolle an, wo Sie sie tatsächlich besitzen. Nehmen Sie sich Zeit, um dies wirklich zu verinnerlichen. Genau darum geht es!

Weiten Sie dann, wenn Sie bereit sind, allmählich Ihre Aufmerksamkeit auf die Geräusche aus, die Sie im Raum um sich herum wahrnehmen können. Nehmen Sie sich einen Augenblick Zeit und fassen Sie den Vorsatz, diese Stimmung des Mitgefühls und Vergebens auf den jetzigen Moment zu richten und auf den Rest Ihrer heutigen Erfahrungen zu übertragen.

Diese Übung ist nicht einfach. Zunächst haben Sie vielleicht Probleme damit, eine Beobachterperspektive einzunehmen. Machen Sie sich nicht selbst dafür oder für andere „Fehltritte" oder Schwierigkeiten fertig. Mitfühlend zu sein heißt nicht, perfekt zu sein. Arbeiten Sie weiter daran, seien Sie geduldig und gelassen mit sich selbst. Verpflichten Sie sich, die Übung am nächsten und übernächsten Tag zu wiederholen. Geben Sie Ihr Bestes.

Zusätzliche Hinweise für Patienten: Wiederholen Sie dieselbe Sorgen-Episode einmal pro Tag und solange, bis es Ihnen leichter fällt, eine Perspektive einnehmen zu können, in welcher Sie die negative Energie und den Schmerz, welche dabei auftreten, annehmen. Machen Sie dann mit anderen besorgniserregenden Situationen weiter und durchlaufen Sie denselben Prozess wie zuvor.

Fahren Sie mit dieser Übung der Sorgen-Episoden so lange fort, bis Sie die körperlichen Unannehmlichkeiten und den Schmerz (nutzen Sie Mitgefühl und Versöhnlichkeit) annehmen können. Achten Sie dabei immer auf die Beurteilungen Ihrer Gedanken und Gefühle. Dieser Prozess kann einige Tage oder sogar Wochen beanspruchen. Der Schlüssel zum Erfolg ist: Bleiben Sie dran!

6.2.5 Humorvolle Defusionsübungen

Zusätzlich zu dieser Übung empfiehlt es sich, immer dann, wenn der Patient aufgrund von Fusion nicht flexibel reagiert, einige kurze Defusionsübungen als kleine „Miniinterventionen" anzuwenden. Der Grund ist, dass die Fähigkeit zur Defusion nicht einfach instruiert werden kann, denn Instruktionen sind wörtlich zu nehmen und man soll nach ihnen handeln. Bei der Defusion geht es immer wieder um das Lernen des genauen Gegenteils: Sprache nicht wörtlich zu nehmen und gewissermaßen „das eine zu denken und das andere zu tun".

Wenn wir Gedanken beim Wort nehmen, dann wird in unserem Kopf aus ihnen schnell die „echte Sache". Wenn es Klienten gelingt, etwas Abstand zu gewinnen und nicht hilfreiche Gedanken einfach als eine Menge Wörter zu sehen, dann können sie ihren Verstand für mehr als nur die automatische Schlussfolgerungen öffnen, die sie in der Vergangenheit aus diesen Wörtern gezogen haben. Es ist ein Vorteil, wenn es Klienten gelingt, dies zumindest manchmal mit einem Lachen und mit zunehmender Freundlichkeit zu tun.

Humor kann selbst heilige Sprachkühe schlachten. Die nachstehenden Übungen (vgl. auch Forsyth & Eifert, 2010; Wengenroth, 2008) sollen Patienten helfen, Distanz zu den eigenen Gedanken zu gewinnen. Die Übungen veranschaulichen diesen

Prozess, der soweit wie möglich auf einer intuitiven humorvollen Ebene jenseits von sprachlichen Konventionen stattfinden sollte. Diese Übungen können die Patienten überall und jederzeit durchführen und dabei ihre Fähigkeit stärken, sich nicht mehr von ihren Gedanken, Bewertungen und Geschichten tyrannisieren zu lassen. Patienten lernen in diesen Übungen, ihren Verstand und ihre Gedanken nicht immer ganz so ernst zu nehmen und sie quasi spielerisch und mit Humor von ihrem Podest herunterzuholen, auf dem sie oft mit erhobenem Zeigefinger stehen und den Patienten das Leben schwer zu machen scheinen.

Defusionsübungen: Gedanken singen oder humorvoll verfremden

Gedanken singen:

Eine besonders effektive Art zu lernen, Ihre Gedanken etwas humorvoller zu sehen, besteht darin, Ihre Gedanken zu vertonen. Singen Sie einen bedrückenden Gedanken zur Melodie eines Weihnachtsliedes, eines Kinderliedes oder irgendeines anderen Liedes, das Sie mögen und gut kennen. Beginnen Sie mit einer einfachen Melodie, wie „Hänschen klein" und singen Sie sich den Gedanken einfach vor. Sie können den gleichen Gedanken immer wieder wiederholen oder auch Variationen singen, die Ihnen spontan einfallen.

Gedanken verfremden:

Sie können sich spielerisch mehr Raum schaffen, indem Sie Ihre bewertenden Gedanken verfremden. Sprechen Sie die Gedanken einfach mit einer anderen Stimme aus – so wie ein Kind oder eine alte Person, wie Donald Duck oder wie ein Papagei, wie ein Betrunkener oder mit einer hohen Piepsstimme oder einer ganz tiefen Bassstimme. Sie können den Gedanken auch extrem langsam aussprechen, wie „Soooooorrrrrrrgggggggge", „duuuuuuummmmmm" oder „unwiiiiiiiiirkliiiiiich". Achten Sie darauf, was passiert, wenn Sie mit Ihren Gedanken so spielerisch umgehen. *[Diese Übung führt fast unweigerlich zum Lachen.]*

Das folgende Beispiel zeigt, wie dies in der therapeutischen Interaktion aussehen könnte.

Beispiel:

Pat.: Ich möchte mich wirklich in Richtung meiner Werte bewegen. Allerdings glaube ich, dass ich mit all der Depression, die auf ihnen liegt, nicht in der Lage dazu bin. Es funktioniert nicht. Ich fühle mich einfach nur, als würde ich davon verschlungen werden.

Th.: Okay, ich verstehe, dass Sie sehr besorgt sind – möglicherweise verängstigt. Lassen Sie uns darauf auf verschiedene Weisen schauen. Sind Sie bereit, ein paar Dinge auszuprobieren, auch wenn sie Ihnen ein wenig eigenartig erscheinen?

Pat.: Sicher, glaube ich.

Th.: Das klingt, als würden Sie es versuchen. Ist das richtig?

Pat.: Ja.

Th.: Sehr gut. Lassen Sie uns die Sache des Verschlungenwerdens betrachten. Das ist ein ziemlich starker Gedanke, nicht wahr?

Pat.: Ja.

Th.: Okay, nun lassen Sie ihn uns sehr, sehr langsam aussprechen: „ I-I-Ich-w-w-e-e-e-r-d-e-v-e-e-e-r-s-s-c-h-l-u-u-n-g-e-e-n."

Pat.: „I-I-Ich-w-w-e-e-e-r-d-e-v-e-e-e-r-s-s-c-h-l-u-u-n-g-e-e-n."

Th.: Gut. Nun ganz schnell: „Ichwerdeverschlungen."

Pat.: „Ichwerdeverschlungen."

Th.: Wie wäre es nun mit der Stimme ihres Lieblingscartooncharakters? Wer käme da in Frage?

Pat.: Ich glaube, Donald Duck.

Th.: Fantastisch, lassen Sie es uns versuchen: „Ich werde verschlungen." [lacht]

Pat.: „Ich werde verschlungen." [lacht]

Th.: Wunderbar. Mithilfe dieser Übung haben Sie es geschafft, Ihren Gedanken als genau das zu behandeln, was er ist – ein Gedanke – und nicht als das, wonach er klingen mag. Sie waren Ihrem Gedanken gegenüber respektlos in der Weise, dass Sie Ihn als das behandelt haben, was er aussagt. Mein Vorschlag wäre, Gedanken als das zu sehen, was sie sind und nicht nach dem, was sie aussagen. Das ist sehr wichtig für Sie. Es erscheint mir, als wäre die Alternative die, Ihre Gedanken als das zu nehmen, was Sie exakt aussagen.

Pat.: Ich denke, ich verstehe das. Allerdings wird es sehr schwer werden.
Th.: Das kann schon sein. Wie wäre es, wenn wir stattdessen für den Anfang sagen: „Ich habe den Gedanken, dass es sehr schwer werden kann"?
Pat.: Einverstanden. Ich habe den Gedanken, dass es schwer werden kann. [lächelt]

Unser Verstand kann uns mit mithilfe von oft bereits im Kindesalter erlernten einfachen Sprachkonventionen buchstäblich festhalten und auf der Stelle treten lassen. Durch einige einfache und doch gezielte und konsequente Veränderungen dieser Sprachkonventionen können wir Patienten helfen, zumindest einigen Gedankenfallen aus dem Wege gehen.

Defusionsübungen: Sich mit neuen Sprachkonventionen aus Gedankenfallen befreien

Die „Ja, aber-Falle" durch „und" schadlos machen:

Sie haben bestimmt schon einmal etwas gesagt wie: „Ich würde ja gern auf die Party gehen, aber ich habe Angst vor einer Panikattacke." Sobald Sie das sagen, ist die „Ja, aber-Falle" zugeschnappt. Immer wenn Sie ein „aber" hinter den ersten Teil Ihrer Aussage setzen, machen Sie diesen Teil rückgängig: Sie lassen den ersten Teil Ihrer Aussage verschwinden, indem Sie ihn verleugnen. Das ist die buchstäbliche Bedeutung des Wortes „aber". Wenn Sie also sagen: „Ich würde ja gern ausgehen, aber ich habe Angst vor einer Panikattacke", dann nehmen Sie Ihr Interesse am Ausgehen zurück und gehen erst gar nicht aus. Sie bleiben zu Hause, weil „aber" das „würde gern auf die Party gehen" wegnimmt. „Aber" scheint es unmöglich zu machen, auszugehen und Sie bleiben buchstäblich auf Ihrem „aber" sitzen. Wenn Sie genau aufpassen, wird Ihnen auffallen, dass Sie das Wort „aber" mehrmals täglich sagen, um nicht nach Ihren Werten handeln zu müssen. Das schränkt Ihr Leben unnötig ein und verringert Ihre Möglichkeiten.

Jetzt stellen Sie sich vor, was passieren könnte, wenn Sie das Wort „aber" mit „und" ersetzen würden. „Ich würde ja gern ausgehen *und* ich habe Angst vor einer Panikattacke." Diese kleine Veränderung kann einen dramatischen Einfluss darauf haben, was als Nächstes geschieht. So gesehen, könnten Sie eigentlich ausgehen und Angst haben und sich Sorgen machen, alles gleichzeitig. Am wichtigsten ist jedoch, dass es Ihnen ermöglichen würde, auszugehen und etwas Wesentliches zu tun, obwohl Sie Angst haben. Es wäre auch eine richtigere und ehrlichere Aussage. Stellen Sie sich vor, wie viel mehr Platz Sie in Ihrem Leben hätten, wenn Sie heute anfingen, immer dann „und" anstatt „aber" zu sagen, wenn ein „aber" droht, Sie festzuhalten. Es würden sich viel mehr Gelegenheiten ergeben, um Dinge zu tun, die ihnen wirklich am Herzen liegen.

Gedanken mit Labeln versehen:

Sie haben sicher schon einmal das Sprichwort gehört „Stock und Stein brechen mein Gebein, doch Worte bringen keine Pein". Gedanken, Bewertungen, Erinnerungen und Ähnliches können Ihnen jedoch sehr wohl wehtun, wenn Sie diese wörtlich nehmen und so behandeln, als ob sie in Wirklichkeit echte Stöcke und Steine wären. Darum kann es gefährlich sein, wenn Sie Ihre Gedanken zu ernst nehmen. Sie können lernen, das, was Ihr Verstand Ihnen einredet, nicht so ernst zu nehmen, wenn Sie beginnen, Ihre Gedanken und Bilder als das zu erkennen, was sie wirklich sind. Zum Beispiel wenn Sie denken: „Ich habe eine krumme Nase und die Leute starren mich ständig an", dann können Sie laut sagen oder denken: „Ich habe den Gedanken, dass ich eine krumme Nase habe und die Leute mich ständig anstarren." Oder wenn Sie denken: „Wenn ich nicht lerne, meine Selbstwertgefühl zu erhöhen, dann geht es mit mir weiter bergab", können Sie laut sagen: „Mein Verstand macht gerade die Bewertung, dass ..."

Sie können dieselbe Strategie auch bei beunruhigenden Bildern oder Gefühlen anwenden. Bei Bildern können Sie sagen: „Ich habe die Vorstellung, dass ich angegriffen werde." Bei Gefühlen können Sie sagen: „Ich habe das Gefühl, das ich gleich umfallen werde", oder „Ich habe das Gefühl, dass *[fügen Sie hier ein, was Sie normalerweise fühlen].*" Wenn Ihnen das zu umständlich ist, gibt es eine noch einfachere Markierungsmethode. Sobald ein Gedanke erscheint, egal was für einer es ist, markieren Sie ihn einfach mit „denken“ oder „Oh, das ist Denken“. Wenn eine Vorstellung erscheint, markieren Sie sie als „Vorstellung“ oder „Das ist eine Vorstellung“. Und wenn Empfindungen erscheinen, markieren Sie sie als „Empfindung“ usw.

6.2.6 Lebensverbesserungsübungen (zu Hause)

Geben Sie Ihren Patienten die notwendigen Arbeitsblätter für die Übungen mit nach Hause und stellen Sie sicher, dass sie verstanden haben, in welcher Form sie die Arbeitsblätter zu Hause nutzen sollen bzw. wie sie die Übungen durchführen sollen:

- Fortsetzung der Aufzeichnung von angst- und furchtbezogenen Erfahrungen mithilfe des *Arbeitsblattes 1: Leben bewusst erleben (LEBEN).*
- Ausfüllen des *Arbeitsblattes 2: Tägliche ACT-Einschätzung.*
- Tägliche, zumindest einmalige Durchführung der Übung „Akzeptieren von Angst und Unbehagen“ (vgl. Arbeitsblatt 10).
- *Arbeitsblatt 12: Lebenskompass* auf der Basis der Diskussion in der Sitzung umschreiben.
- Jeden zweiten Tag die Audioversion der Seifenblasenübung durchführen.

Kapitel 7

Sitzung 5 – Erste Schritte in Richtung wertorientiertes Leben

Sitzungsaufbau

1. Zentrierungsübung (5 Min.)
2. Rückblick auf die tägliche Praxis (5 Min.)
3. Selbst als Kontext, statt als Inhalt (20 Min.)
   - Metapher und Übung: Das Schachbrett
   - Wir entscheiden, welche Perspektive wir einnehmen
   - Metapher: Angst-Nachrichten-Radio
4. Bereitsein üben
   - Metapher: Das Messer, das durch die Hand schneidet
5. Exposition im Kontext von Werten: Wertorientierte FÜHL-Übungen (30 Min.)
6. Implementierung von FÜHL-Übungen
   - Interozeptive FÜHL-Übungen
   - Geführte FÜHL-Übungen
   - Übung: Gedanken und Zwänge auf Karten festhalten
7. Lebensverbesserungsübungen (zu Hause)
   - Fortsetzung der Aufzeichnung von angst- und furchtbezogenen Erfahrungen mithilfe des Arbeitsblattes 1: Leben bewusst erleben (LEBEN)
   - Ausfüllen des Arbeitsblattes 2: Tägliche ACT-Einschätzung
   - Tägliche Anwendung der Übung „Akzeptieren von Angst und Unbehagen" (Arbeitsblatt 10)
   - Mindestens eine vom Patienten gewählte interozeptive und/oder Vorstellungsübung für mindestens 30 Minuten pro Tag durchführen
   - Protokollierung dieser Übungen mittels der Arbeitsblätter FÜHL-Empfindungen (Arbeitsblatt 13), FÜHL-Vorstellungen (Arbeitsblatt 14) und Wöchentliche Lebenszielaktivitäten (Arbeitsblatt 15)

Arbeitsblätter (vgl. CD-ROM) und Materialien

- Arbeitsblatt 1: Leben bewusst erleben (LEBEN)
- Arbeitsblatt 2: Tägliche ACT-Einschätzung
- Arbeitsblatt 10: Akzeptieren von Angst und Unbehagen
- Arbeitsblatt 13: Protokoll der FÜHL-Empfindungen (eines für jede praktische Übung)
- Arbeitsblatt 14: Protokoll der FÜHL-Vorstellungen (eines für jede praktische Übung)
- Arbeitsblatt 15: Wöchentliche Lebenszielaktivitäten
- Karteikarte mit dem Text der „Angst-Nachrichten-Radio"-Metapher (Textvorlage vgl. CD-ROM)

7.1 Ziele der Sitzung

Vorbereitung auf die Expositionsübungen. Das Hauptziel dieser Sitzung ist es, die Patienten auf die folgenden in und zwischen den Sitzungen stattfindenden Expositionsübungen vorzubereiten und diese Übungen mit den Werten und Zielen des Patienten zu verknüpfen. Die vorangegangenen Übungen haben bereits das dazu notwendige Fundament gelegt. An diesem Punkt sollten die Patienten bereits einige Basisfähigkeiten in der achtsamen und akzeptierenden Beobachtung ihrer Ängste entwickelt haben. Einige Übungen in dieser Sitzung sind darauf angelegt, die weitere Entwicklung einer akzeptierenden Beobachterperspektive (das Selbst als Kontext) zu fördern. Dabei sollen die Patienten den Unterschied lernen zwischen Erfahrungen, die sie haben (Gedanken, Emotionen und physische Empfindungen), und der Person, die diese Erfahrungen erlebt. Die Patienten werden ebenfalls lernen, dass sie die Wahl haben, ihre Ängste zu beobachten und als das zu akzeptieren, was sie sind, oder sich für Reaktionsweisen zu entscheiden, die ihr Leben letztendlich einengen.

Breitere und flexiblere Verhaltensmuster. Weiterhin sollen breitere und flexiblere Verhaltensmuster durch Exposition, achtsame Beobachtung und Defusion geschaffen werden. Wie bereits erwähnt, ist das Hauptproblem bei Angststörungen nicht das von Patienten erlebte extreme oder intensive Angstniveau. Das Problem ist, dass die Patienten an ihr Angstmanagement ähnlich herantreten wie an einen Vollzeitjob. Diese Managementaufgabe ist anspruchsvoll und erfordert, dass die Patienten ihr Leben zum Teil oder ganz zum Stillstand bringen, um diesen Job richtig auszuführen. Als Folge davon wird das Leben nicht ausgelebt. Wenn es etwas gäbe wie ein Unternehmen, das „Leben" heißt, würden viele Patienten gefeuert, weil sie zu viel Zeit mit Angstbewältigungsentscheidungen verbringen. Eng umgrenzte verhaltensbezogene Reaktionsmuster, die auf den Umgang mit Ängsten gerichtet sind, sind eine Quelle großen Leidens und eine Hauptbarriere für ein wertorientiertes Leben (Eifert & Timko, 2012).

Durch Expositionsübungen einen neuen Umgang mit Angst lernen. Während der expositionsähnlichen FÜHL-Übungen in der Sitzung lernen die Patienten, den Kampf um die Kontrolle angstbezogener Gedanken, Gefühle, Sorgen und körperlicher Empfindungen loszulassen, indem sie deren Anwesenheit anerkennen und sie sogar annehmen und sich in sie „hineinlehnen". Das allgemeine Ziel dieser Übungen ist es nicht, Ängste zu reduzieren oder zu eliminieren. Stattdessen sollen Patienten flexiblere Verhaltensmuster erlernen, wenn sie Ängste erleben. Indem ihre psychologische Flexibilität und Verhaltensflexibilität gesteigert wird, gewinnen die Patienten den Raum und die Freiheit, sich in wertgeschätzte Richtungen fortzubewegen. Patienten erfahren durchweg eine Verringerung ihrer Furcht als Nebenprodukt davon, dass sie in die Wirklichkeit hineinlaufen, statt vor ihr davonzulaufen. Es ist wahrscheinlich, dass Löschungsprozesse der Angst (Extinktion) und die damit einhergehende subjektiv empfundene Angsterleichterung stattfinden, sobald sich jemand der Angst aussetzt und sie nicht mehr vermeidet. Wichtig für die Extinktion ist in erster Linie, dass jemand sich der Angst aussetzt, wogegen die genauen Gründe für diese Entscheidung und der Expositionskontext das Auftreten der Extinktion wohl kaum beeinflussen. Gründe und Kontext beeinflussen jedoch sehr wohl die Motivation von Patienten, dies überhaupt zu tun und nicht mehr wie bisher den alten Vermeidungsweg zu gehen.

Erhöhung psychischer Flexibilität. Überdies ist es ein Ziel, die Fertigkeiten der Defusion zur Erhöhung psychischer Flexibilität auszubauen. In diesem Zusammenhang sollen weitere Verbindungen des Hexagons herausgearbeitet werden, insbesondere die Verzahnung mit Bereitschaft und wertorientiertem Handeln.

7.2 Durchführung der Sitzung

7.2.1 Zentrierungsübung

Beginnen Sie die Sitzung mit der Zentrierungsübung, die wir am Ende von Sitzung 1 (vgl. Kapitel 3, S. 53) beschrieben haben.

7.2.2 Rückblick auf die tägliche Praxis

Besprechung der Arbeitsblätter 1, 2, 10 und 12. Besprechen Sie mit den Patienten die tägliche Übung „Akzeptieren von Angst und Unbehagen" (vgl. auch Arbeitsblatt 10) und diskutieren Sie Probleme, die bei der Übung gegebenenfalls aufgetreten sind. Als nächstes besprechen Sie die „Tägliche ACT-Einschätzung" (vgl. Arbeitsblatt 2) gefolgt vom *Arbeitsblatt 1: Leben bewusst erleben (LEBEN)* und konzentrieren Sie sich auf Beispiele der Patienten, in denen diese ein Verhalten gezeigt haben, Gedanken, Wahrnehmungen und Gefühle in den Griff zu bekommen. Helfen Sie Ihren Patienten, die Beziehung zwischen solchen Vermeidungshandlungen sowie den kurz- und langfristigen Kosten für ein Leben, das sie leben möchten, zu erkennen. Hat zum Beispiel das Verhalten im Rahmen der Angstbewältigung bei irgendetwas im Weg gestanden, das die Patienten wertschätzen oder ihnen wichtig ist, so wie sie es in ihrem Lebenskompass (vgl. Arbeitsblatt 12) vermerkt haben?

7.2.3 Selbst als Perspektive, statt als Inhalt

Menschen sind mehr als Gedanken, Erfahrungen und Gefühle. Beginnen Sie die Diskussion, indem Sie hervorheben, dass die meisten Menschen (nicht nur Patienten) es schwierig finden, die Idee zu begreifen, dass wir nicht unsere Erfahrungen sind; das heißt, wir sind nicht unsere Gedanken, unsere Sorgen, unsere körperlichen Empfindungen, unsere Gefühle, unsere Lebensgeschichte. Diese Erfahrungen sind ein Teil von uns. Sie kommen und gehen. Wir besitzen sie nicht. Wir können nicht an ihnen festhalten, wenn wir sie mögen. Wir können sie nicht zum Verschwinden bringen, wenn wir sie nicht mögen. Auch definiert uns ein bestimmter Gedanke nicht mehr als ein anderer Gedanke. Der Inhalt und vielleicht die soziale Erwünschtheit unserer Erfahrungen mag sich mit der Zeit ändern. Dennoch ist ein „guter" Gedanke („Ich bin zuversichtlich") nicht wahrscheinlicher oder zutreffender für uns als ein „schlechter" oder „böser" Gedanke („Ich würde diesem Mann gern eine reinhauen"). Fazit: Ein Gedanke ist nicht mehr wir oder weniger wir als ein anderer.

Ähnlich wie ein Haus Menschen einen Kontext und Rahmen bietet (zum Beispiel Räume mit Wänden, Boden und Decken), um darin zusammen mit ihren Möbeln und anderen Habseligkeiten zu leben, liefert das Selbst (zusammen mit dem Gehirn und dem Rest des Körpers) den Kontext, um unsere Erfahrungen geschehen zu lassen. Das Haus bleibt grundsätzlich dasselbe, egal wer darin lebt, welche Möbel darin sind und ob seine Wände weiß oder rot gestrichen sind. Und soweit wir wissen, kümmert sich das Haus auch nicht darum, wer darin lebt, welche Menschen in ihm machen, was sie denken oder fühlen oder welche Möbel seine Bewohner hineinbringen mögen. Das Haus liefert nur den Raum oder den Kontext, damit all dieses Leben geschehen kann.

Der Kampf mit der Angst ist für die meisten Patienten zu einer tief verwurzelten Gewohnheit geworden. Daher ist ihnen die Idee, nur bewusst zu beobachten, statt automatisch ein Spieler im Kampf mit der Angst zu sein, wahrscheinlich sehr fremd. Die folgende Schachbrett-Metapher illustriert, dass Patienten eine andere Option wählen können. Die Schachbrett-Metapher wurde zuerst von Hayes et al. (2014) beschrieben und kann in flexibler Weise auf den Kampf mit inneren Ereignissen wie Gedanken, Gefühlen, Erinnerungen und physikalischen Empfindungen angewendet werden. Statt sich dafür zu entscheiden, ein Spieler des schwarzen oder weißen Teams zu sein, können sich die Patienten dafür entscheiden, das Schachbrett zu sein. Tatsachlich sind sie bereits das Brett, es ist nur so, dass sie sich noch nie aus dieser Perspektive betrachtet haben.

Übung: Das Schachbrett

Statt diese Metapher verbal zu präsentieren, ziehen wir es der besseren Anschaulichkeit wegen vor, ein tatsachliches Schachbrett mit zwei Spielerteams zu verwenden. Ein echtes Brett mit Spielfiguren hilft, den erfahrungsbezogenen Wert der Metapher zu steigern und macht sie konkreter. Außerdem werden auch Menschen, die nichts über die Schachregeln wissen, eine generelle Vorstellung vom Spiel bekommen, wenn Sie Ihnen demonstrieren, wie die einzelnen Spielfiguren einander vom Brett schlagen und sich durch verschiedene Spielzüge gegenseitig auszumanövrieren versuchen.

Metapher: Das Schachbrett

Schauen Sie sich dieses Schachbrett an. Es ist mit verschiedenfarbigen Spielfiguren bedeckt – schwarzen und weißen Spielfiguren. Sie arbeiten in Teams zusammen: Die weißen Spielfiguren kämpfen gegen die schwarzen Figuren und umgekehrt. Sie können sich Ihre Gedanken und Gefühle als diese Spielfiguren vorstellen; sie hängen ebenfalls als Team zusammen. Zum Beispiel befinden sich „schlechte" Gedanken, Erinnerungen und Gefühle wie Angst auf der einen Seite (das „dunkle Team") während die „guten" Spielfiguren (zum Beispiel Gedanken, die Selbstvertrauen ausdrücken, das Gefühl, Kontrolle zu haben etc.) sich auf der anderen Seite des Bretts befinden. Sie alle bewegen sich gegen die Mitglieder des anderen Teams in einem Versuch, die andere Seite zu schlagen – den Raum des gegnerischen Teams auf dem Brett einzunehmen und schließlich das ganze Brett. Wenn also der dunkle Ritter des Angstteams angreift, schwingen Sie sich auf den Sattel der weißen Königin, reiten in den Kampf und schlagen den dunklen Ritter, indem Sie etwas tun oder denken, um den dunklen Ritter zu besiegen.

Um diese Dynamik zu demonstrieren, kann der Therapeut ein paar Figuren tatsachlich vom Brett schlagen.

Beispiel:

Th.: Ist das das Ende des Kriegs? Ist das Angstteam verschwunden und besiegt?

Pat.: Nein, eine der anderen Figuren wird vortreten und versuchen, mich zu schlagen.

Th.: Es scheint, als hätten eine Menge Angstspieler das Brett verlassen und warten einfach auf eine neue Chance, Sie anzugreifen.

Pat.: Das fühlt sich genauso an. Aber kann ich sie vielleicht nicht doch mit schlauen Taktiken und Manövern letztendlich alle herausschlagen? Ich meine, dann wären endlich alle Angstgedanken und -gefühle besiegt und verschwunden.

Th.: Ich verstehe gut, was Sie meinen. Schauen Sie zurück auf Ihre Erfahrung: Ist das jemals in Ihrem Kampf mit der Angst geschehen?

Pat.: Ich wünschte, es wäre so. Ich denke, dann wäre ich nicht hier. Vielleicht bin ich nicht schlau genug.

Th.: Oder vielleicht geht es überhaupt nicht darum, schlau zu sein? Etwas an diesem Spiel ist anders als beim tatsächlichen Schachspiel. Wenn wir ein echtes Schachspiel spielen würden, würde ich ein Team befehlen und Sie das andere. Ich würde nie Ihre nächste Strategie und Ihren nächsten Zug kennen und sie würden meinen nicht kennen, weil wir zwei verschiedene Spieler sind. Wenn Sie eine schlaue Strategie anwenden würden und in der Situation die richtigen Züge vornehmen würden, könnten Sie mich tatsächlich grandios schlagen. Wenn es allerdings zu einem Schachspiel gegen Ihre Angst kommt, erhebt sich ein verzwicktes Problem, das verhindert, dass Sie jemals das Spiel gewinnen. Die zwei gegenüberliegenden Teams sind in Wirklichkeit ein Team und es gibt in diesem Spiel nur einen Spieler: Sie. Die Gedanken auf beiden Seiten des Bretts sind Ihre Gedanken und Gefühle. Beide gehören zu Ihnen. Sie unterstützen Sie mit Ihrem Brett. Egal, welche Seite gewinnt, ein Teil von Ihnen wird immer ein Verlierer sein. Sie können nie einen Wettkampf gewinnen, in denen sich Ihre eigenen Gedanken gegenseitig bekämpfen. Wenn Sie sich auf die Seite eines Teams schlagen, sind große Teile Ihres Selbst Ihr eigener Feind. Es ist, als würden Sie gegen sich selbst Krieg führen. Das ist ein Spiel, das Sie einfach nicht gewinnen können.

Pat.: Und das Spiel ist auch sehr ermüdend.

Th.: Dieses Kriegsspiel saugt Ihnen sicherlich viel Lebenssaft aus. Sie kämpfen den Krieg gegen die Angst, versuchen genug Ihrer Spielfiguren zu schlagen, sodass Sie sie schließlich beherrschen Außer vielleicht in diesem Spiel scheinen Sie diesen Kampf niemals gewinnen zu können. Obwohl Sie die schwarzen Spielfiguren kurzzeitig vom Brett schlagen können, können Sie sie nie endgültig schlagen. Sie kommen wie Stehaufmännchen immer wieder ins Leben zurück, egal was Sie vorher getan haben, um sie zu schlagen. Also geht der Kampf weiter, jeden Tag, über Jahre. Sie fühlen sich hoffnungslos und spüren, dass Sie nicht gewinnen können, und es scheint, dass Sie nicht aufhören können, zu kämpfen. Und solange Sie auf dem Rücken des weißen Pferdes oder der weißen Königin sitzen, ist das Kämpfen die einzige Option, die Sie haben.

Einführung einer neuen Perspektive. Fragen Sie Ihre Patienten an dieser Stelle wie sie sich fühlen. Sie werden wahrscheinlich Antworten hören, die darauf schließen lassen, dass sich Ihre Patienten sowohl interessiert als auch verwirrt fühlen. Das ist ein guter Zeitpunkt, um eine neue Perspektive einzuführen – eine, an die der Patient vorher vielleicht noch nicht gedacht hat.

Beispiel (Fortsetzung):

Th.: Lassen Sie uns einen Schritt zurücktreten und überlegen, was hier wirklich geschieht. Was wäre, wenn ich Ihnen erzähle, dass diese Schach-Spielfiguren überhaupt nicht wirklich Sie sind? Können Sie erkennen, wer Sie sonst wären? *[Antworten Sie auf alle Antworten des Patienten; die letztendliche Antwort ist: „Ich bin das Brett."]* Was würde innerhalb des Spiels mit all den Spielfiguren geschehen, wenn es kein Brett gäbe?

Pat.: Sie würden einfach verschwinden. Wir könnten nicht spielen. Ohne das Brett gibt es kein Spiel.

Th.: Ja, es scheint, als wäre es die Rolle des Bretts, das alles geschehen zu lassen. Wenn Sie allerdings die Spielfiguren sind, ist das Ergebnis des Spiels sehr wichtig; Sie müssen die Angst schlagen, als hinge Ihr Leben davon ab. Aber wenn Sie das Brett sind, spielt es keine Rolle, ob der Kampf endet oder nicht. Das Spiel kann weitergehen und es macht für das Brett keinen Unterschied. Ebenso wie das Brett können Sie alle Spielfiguren sehen, Sie können sie halten und sie gegen sich ausspielen und Sie können einfach dem Geschehen zuschauen. Und dem Brett ist es egal, welches Team zu gewinnen oder zu verlieren scheint. Das Gleiche gilt für das Volleyballspiel. Statt für Team A oder Team K Partei zu ergreifen, können Sie der Volleyballplatz sein und sich das Geschehen einfach anschauen.

Pat.: Ist das der Grund, warum wir diese Achtsamkeitsübungen gemacht haben?

Th.: Nun, diese Übungen sind ein Weg, um mit dem Teil in Ihnen in Berührung zu kommen, der der Volleyballplatz und das Schachbrett ist. Sie können einfach zuschauen, was passiert, und müssen nicht auf irgendetwas reagieren. Zum Beispiel ist der Volleyballplatz einfach da und schaut zu und trägt all die Spieler, das Netz und den Ball. Dem Platz ist es egal, wer gewinnt oder verliert. Der Platz macht sich keine Sorgen über das Ergebnis und wird auch weiterhin da sein, wenn das Spiel zu Ende ist und andere Spieler kommen und gehen. Hin und wieder springen und werfen sich die Spieler im Sturzflug auf den Platz und es ist möglich, dass der Platz einige abgewetzte Stellen, Schläge und Dellen erhält.

Pat.: Mir scheint, als hätte ich eine Menge davon.

Th.: Und es ist in Ordnung, den Schmerz zu fühlen. Die Tatsache, dass Sie, der Platz, manchmal Schmerz erfahren, ist nur eine Erinnerung daran, dass es einfacher ist, zu sagen, man sei ein Beobachter, als tatsächlich ein Beobachter zu sein. Wenn Sie Ihre Gedanken und Gefühle beobachten, werden Sie bemerken, dass einige von ihnen schmerzhaft und erschreckend sind. Sie mögen vielleicht nicht, was Sie denken und fühlen, und Sie könnten sich wünschen, sich anders zu fühlen. Wie auch immer: Ihre Gedanken und Gefühle – alle davon – sind ein Teil von Ihnen. Sie sind nicht Sie, aber sie sind alle ein Teil von Ihnen. Wenn Sie sich dafür entscheiden, der Platz zu sein und das Brett, sind Sie ein unparteiischer Beobachter, der zusieht, wie die Spiele ihren Lauf nehmen. Sie müssen kein Spieler sein, der bei diesem Spiel Partei ergreift.

Fazit der Übung. Die Therapeuten sollten in der nachfolgenden Diskussion herausarbeiten, dass es eine verblüffende Alternative zu diesem ewigen Hin und Her der Spieler auf dem Brett gibt. Sie besteht darin, die Rolle des Schachbrettes zu übernehmen. Dies ist eine wichtige Funktion, denn ohne das Brett oder das Volleyball-Feld kann das Spiel gar nicht stattfinden. Das Feld ist buchstäblich der Platz, auf dem das Geschehen abläuft, und ohne das Feld wüssten wir nicht, wo das beispielsweise die Mittellinie und die Außenlinien sind.

Solange die Patienten sich jedoch als Mitglied eines der beiden Mannschaften verstehen – oder auch nur als Fan eines bestimmten Teams –, sind sie im Kampf gefangen. Selbst als Schiedsrichter sind sie Teil des Geschehens und müssen ständig entscheiden, wer fair oder unfair spielt. Wenn Sie jedoch die Perspektive des Brettes oder Spielfeldes einnehmen, sind Sie ein unparteiischer und unbeteiligter Beobachter. Vor allem ist es Ihnen egal, wer gewinnt oder verliert. Sie stellen nur den Platz für das Spiel bereit und lassen es geschehen. Das Brett oder Spielfeld wird noch da sein, lange nachdem das Spiel vorbei ist, und auch wenn neue Mannschaften und Spieler kommen und gehen.

Wenn also in Zukunft schwierige Gedanken, Vorstellungen und Gefühle auftauchen, dann stellen die Patienten einfach den Platz für Ihre Gedanken und Gefühlsspieler zur Verfügung und lassen die Spieler Ihr Spiel alleine spielen, ohne am Spiel direkt teilzunehmen. Wäre es nicht eine große Erleichterung, die Rolle und Perspektive des Fußballfeldes einzunehmen?

Wir entscheiden, welche Perspektive wir einnehmen

Einige der früheren Übungen haben Patienten bereits gezeigt, dass sie nicht mit Ihren Ängsten zu kämpfen und streiten brauchen, sondern sich stattdessen entscheiden können, sie zu beobachten und zu akzeptieren. Patienten haben die Wahl, worauf sie ihre Aufmerksamkeit lenken und welche Perspektive sie einnehmen.

Diese Wahl wird mit Humor in der Angst-Radio-Metapher ausgedrückt (Eifert & Forsyth, 2009). Die Metapher stammt von einer englischen Patientin, nennen wir sie Amy. Lange bevor Amy mit ihrer Therapie begann, war sie eine begeisterte Radiohörerin. Sie hörte meistens ANR – Angst-Nachrichten-Radio. Dieser Sender sendete aus ihrem Kopf heraus und sie konnte nicht um- oder ausschalten. Doch sie hatte ANR satt und wollte es nicht mehr hören Das brachte Amy zu ihrem ACT-Therapeuten. Und mit der Zeit lernte sie etwas, das sie noch nie vorher bedacht hatte: Sie brauchte nicht rund um die Uhr ANR zu hören und sklavisch allen Sendungen in ihrem Kopf glauben. Aufgrund der Achtsamkeitsübungen kam ihr der Gedanke, dass sie auf hilfreichere Informationsquellen draußen in der Welt der echten Lebenserfahrungen hören könnte – das war eine neue Richtung für sie.

Die Patienten sollten sich diese etwas lustige Audioübung anhören und dabei auf den unterschiedlichen Stil und Tonfall der zwei Meldungen achten.

Die Schachbrett- und die Volleyball-Metapher dienen dazu, die Vorstellung zu illustrieren, dass wir nicht mit unserer Erfahrung kämpfen und uns ihr widersetzen müssen – wir können uns stattdessen dafür entscheiden, zu beobachten und einfach Dinge zur Kenntnis zu nehmen. Wir können dieses allgemeine ACT-Prinzip vielleicht noch einfacher auf den Punkt bringen, indem wir sagen: Wir können uns entscheiden, wem oder was wir unsere Aufmerksamkeit schenken. Diese Entscheidung wird in der Metapher „Angst-Nachrichten-Radio" humorvoll illustriert.

Wir haben gute Erfahrungen damit gemacht, beide Teile dieser Metapher auf die Vorder- und Rückseite einer Karteikarte zu drucken und sie dem Patienten Wort für Wort mit der Stimme eines Nachrichtensprechers vorzulesen (Textvorlage vgl. CD-ROM). Am Ende der Sitzung können Ihre Patienten die Karteikarte mit nach Hause nehmen oder sie in die Tasche, die Brieftasche oder ins Portemonnaie stecken und später darauf zurückgreifen, wenn sie es für geeignet halten.

Metapher: Angst-Nachrichten-Radio

Angst-Nachrichten-Radio (ANR): Hier ist Angst-Nachrichten-Radio, ANR. Wir senden jeden Tag 24 Stunden in Ihrem Kopf, sieben Tage die Woche. Wo immer Sie sind, unser Signal wird Sie erreichen. Wenn Sie in den frühen Morgenstunden aufwachen, werden wir Sie auf all die unglücklichen Aspekte Ihres Lebens aufmerksam machen, noch bevor Sie aus dem Bett sind. Lassen Sie uns mal machen, und wir werden Ihr Leben schon kontrollieren. Angst-Nachrichten-Radio zu hören, ist zwingend notwendig, und raten Sie mal warum! Es ist der Nachrichtensender, mit dem Sie aufgewachsen sind. Und jetzt kommt er automatisch zu Ihnen, 24 Stunden am Tag, sieben Tage die Woche. Passen Sie auf! Angst-Nachrichten-Radio weiß genau, was am besten für Sie ist, und wir wollen, dass Sie unsere Produkte kaufen. Wir senden Ihnen nur das, was für Sie persönlich am verstörendsten und stressigsten ist. Also vergessen Sie das nicht und denken Sie immer daran: Wir werden umso lauter senden, wenn Sie uns mal vergessen und entsprechend ACT handeln sollten, ohne um Erlaubnis zu fragen. Was Sie denken und fühlen können, kann wirklich schrecklich sein. Deswegen sollten Sie auf jeden Fall ANR zugeschaltet bleiben, um zu wissen, wie Sie das, was Sie denken und fühlen, am besten kontrollieren können.

Nur-so-Radio (NSR): Wachen Sie auf! Angst-Nachrichten-Radio ist nur ein Sender. Sie können ihn an- oder abschalten! Eines ist allerdings garantiert: Zu jeder Tageszeit werden Sie von ANR das gleiche alte Zeug hören. Wenn das für Sie wirklich hilfreich war, dann machen Sie weiter, schalten Sie ein und bleiben Sie dabei. Das wäre sinnvoll. Wenn es Ihnen jedoch nicht geholfen hat, dann schalten Sie doch mal öfter Nur-so-Radio ein. Wir bringen Ihnen die Nachrichten über aktuelle Erfahrungen, jetzt im Moment und immer live. Aktualität ist unsere Spezialität. Wir liefern Ihnen Ihre Erfahrungen geradeheraus – so wie sie sind, nicht wie Ihnen Ihr Kopf sagt, wie sie sind. Im Kontakt mit der Welt außerhalb und innerhalb Ihres Körpers können Sie erfahren, wie es ist, Mensch zu sein – und das alles völlig kostenlos! Wir können Ihnen garantieren, dass diese Erfahrung – so wie sie ist –, Ihnen niemals schaden wird und Ihnen vielleicht sogar Freude bringt. Nur-so-Radio liefert Ihnen Informationen darüber, wie die Dinge sind, nicht wie Sie fürchten, wie sie sein könnten. Nur-so-Radio lädt Sie ein, vorzutreten und die Welt zu berühren, wie sie ist, und Ihr Leben zu erfahren, einfach so, wie es ist. Unser Signal wird lauter und deutlicher, je mehr Sie uns zuhören. Also, bleiben Sie dran. Geben Sie uns eine faire Chance, und wenn Sie nicht von Ihrer eigenen Erfahrung überzeugt sind (bitte nehmen Sie uns da nicht beim Wort), dann bleibt Ihnen immer noch ANR – Angst-Nachrichten-Radio –; dem Sender können Sie jederzeit wieder zuhören.

7.2.4 Bereitsein üben

Erneute Diskussion der Notwendigkeit und der Vorteile von Bereitschaft. Obwohl wir bereits in früheren Sitzungen über Bereitsein gesprochen haben und entsprechende Übungen durchgeführt haben, ist es notwendig, zu diesem wichtigen Thema immer wieder zurückzukehren. Es ist möglich und sogar wahrscheinlich, dass der Patient irgendwann direkt oder indirekt fragen wird: „Warum sollte ich die Angst akzeptieren? Sie ist unangenehm und ich will sie nicht haben!“ Dies ist eine berechtigte Frage. Eine mögliche Antwort könnte ein guter Ausgangspunkt für eine erneute Diskussion der Aspekte von Kontrolle sein. Erinnern Sie Ihren Patienten in einem solchen Gespräch an die Kosten von Vermeidung und erzeugen Sie, wenn notwendig, erneut kreative Hoffnungslosigkeit.

Doch selbst wenn Patienten nicht direkt die Notwendigkeit von Bereitsein infrage stellen, sollten Sie von sich aus dieses Thema erneut ansprechen. Benutzen Sie dazu die Metapher des Messers, das durch die Hand schneidet.

Metapher: Das Messer, das durch die Hand schneidet

Lassen Sie uns noch einmal etwas genauer betrachten, warum Bereitsein so vorteilhaft ist im Umgang mit der Angst, denn es ist hilfreich, Möglichkeiten zu finden, um die Dinge, die wir nicht ändern können, anzunehmen. Wie wir bereits besprochen haben, heißt wählen, etwas zu haben, nicht, dass es schmerzfrei sein wird, es zu haben. Lassen Sie uns dies etwas genauer betrachten …

Th.: Ich kann verstehen, dass Sie keine Angst haben wollen. Ich verstehe auch, dass es schwer ist, die Bereitschaft aufzubringen, welche notwendig ist, um sich auf die Angst einzulassen. Sind Sie bereit zu einer kleinen Übung an diesem Punkt?

Pat.: Ja.

Th.: Okay. Legen Sie Ihre Hand flach auf den Tisch. Und jetzt stellen Sie sich vor, dieser Stift hier wäre ein Messer. Ich möchte Sie bitten, Ihnen das Messer durch die Hand stoßen zu dürfen. Sind Sie damit einverstanden?

Pat.: Nein *[oder ein skeptischer Blick]*

Th.: Ich auch nicht. Was ist der Sinn dahinter? Warum sollte jemand diesen Schmerz ohne einen zwingenden Grund haben wollen? *[ohne Pause]* Aber lassen Sie mich diese Frage erneut in einem etwas anderem Kontext stellen. Legen Sie Ihre Hand zurück auf den Tisch. Dieses Mal möchte ich, dass Sie sich vorstellen, ich hätte die absolute Macht, über das Schicksal von … *[setzen Sie einige der kostbarsten Werte des Patienten ein]* zu bestimmen. Ich werde jetzt diese Menschen, diese Dinge für immer aus Ihrem Leben entfernen lassen. Der einzige Weg dies zu verhindern – die einzige Möglichkeit, diese Dinge in Ihrem Leben zu erhalten – ist, mir zu erlauben, Ihnen dieses Messer durch die Hand zu stoßen. Sind Sie dazu bereit?

Pat.: Ja, jetzt schon!

Th.: Sehen und fühlen Sie den Unterschied? Das ist ein Preis, den es sich lohnt zu zahlen und wozu Sie bereit wären!

Pat.: Jederzeit, wenn es wahr wäre. Aber das ist es nicht.

Th.: Das ist gerade nebensächlich. Doch haben Sie bemerkt, wie Ihre Bereitschaft, Schmerz zu ertragen, von 0 auf 100% angestiegen ist?

Pat.: Ja.

Th.: Genau das ist die Erfahrung, die ich Sie machen lassen wollte. Allein die Berücksichtigung dessen, was Sie bereit sind zu ertragen, hat Auswirkungen auf die Dinge, die Sie lieben, die Ihnen wichtig sind. Als es um ihre Werte ging, waren Sie auf einmal bereit, großen Schmerz zu erdulden! Auf dieselbe Art und Weise mag es wichtig für Sie sein, die Dinge bereitwillig zu erfahren, die Sie nicht haben wollen. Sie müssen es nicht mögen – so wie Sie den Schmerz ganz natürlich nicht mögen, aber hier geht es jetzt um viel mehr als das, was Sie in Ihrem Leben mögen oder nicht.

7.2.5 „Exposition“ im Kontext von Werten: Wertorientierte FÜHL-Übungen

Die folgenden Punkte sollten Sie in eigenen Worten in Ihr Gespräch einbinden.

Das Rational der FÜHL-Übungen: ein wertgeschätztes Leben ermöglichen

Sinn der Fühl-Übungen. Betonen Sie gegenüber den Patienten, dass der Sinn dieser in der Sitzung durchzuführenden FÜHL-Übungen ist, zu lernen, anders als bisher mit den angstbezogenen Barrieren umzugehen, die auf dem *Arbeitsblatt 11: Wertgeschätzte Richtungen* und dem *Arbeitsblatt 12: Lebenskompass* aufgelistet worden sind. Nutzen Sie Beispiele aus diesen Arbeitsblättern und blicken Sie mit Ihren Patienten zurück, wie subtile und offene Formen des Vermeidungs- und Fluchtverhaltens dazu gedient haben, ihre Schwierigkeiten aufrechtzuerhalten, und wie Bemühungen, vor der Angst wegzulaufen oder sie zu vermeiden, nicht funktioniert haben und damit endeten, dass sie ihr Leben eingeengt und geschwächt haben. Die FÜHL-Übungen sind also fokussierte Gelegenheiten zu üben, bei den Ängsten zu bleiben, statt vor ihnen davonzulaufen. Es geht darum, Platz für all die unerwünschten Erfahrungen zu schaffen, die die Patienten seit langem vermieden haben.

Kreative Hoffnungslosigkeit. Sie können Ihren Patienten garantieren: „Solange Sie weiterhin das tun, was Sie bisher immer getan haben, werden Sie weiterhin das bekommen, was Sie bisher bekommen haben. Die Probleme werden bleiben." Bis zu einem gewissen Grad wissen das die meisten unter Ängsten leidenden Menschen bereits. Also muss jetzt das Ziel sein, ihnen beizubringen, etwas anderes zu tun als bisher. Zu diesem Zeitpunkt der Therapie sollte dieser Prozess schon gut im Gange sein. Statt mit dem zu kämpfen, was ihr Kopf und ihr Körper während Furcht und Angst tun, können die Patienten das Seil fallenlassen und diesen Erfahrungen ins Auge sehen. Das ist ein neuer Weg, auf ihre eigenen Reaktionen zu reagieren, um so auf den gewählten Weg zurückzukehren und all die Dinge zu tun, die ihnen wirklich am Herzen liegen.

Immer wieder Bereitschaftsfrage stellen. Dazu müssen die Patienten bereit sein, ihre Furcht, Sorgen und Ängste zu erfahren, weil eine Veränderung und ein neues Lernen nur durch Erfahrung und tatsächliches Handeln eintreten, nicht durch Reden oder Nachdenken. Die Empfindungen, die während der FÜHL-Übungen induziert werden (zum Beispiel körperliche Empfindungen während interozeptiver FÜHL-Übungen) sind genau diejenigen, die der Patient nicht erleben will. Stellen Sie also Ihren Patienten immer wieder die wichtige Bereitschaftsfrage:

Sind Sie bereit, das zu haben, was Sie haben, um Ihren Absichten (Werten) näherzukommen?

Erinnern Sie Ihre Patienten in diesem Zusammenhang auch an die Tauzieh-Übung, die zeigt, dass, wenn man an einem Ende zieht, die andere Seite nur umso stärker zurückzieht. Auf ähnliche Weise gibt es nur ein Ergebnis, wenn man Ängsten und Furcht mit Widerstand begegnet: mehr Widerstand und Leiden. Kriege entstehen selten in einem Umfeld der Akzeptanz, der Freude, des Mitgefühls und der Echtheit gegenüber sich und anderen.

Lernen, mit geringer Abwehr zu reagieren. Dasselbe gilt für die Angst. Wenn man sich gegen seine eigenen Erfahrungen stellt, bringt das mehr negative Erfahrungen hervor und verlängert den Kampf. Dieser Kontext gebiert Leiden. Sagen Sie Ihren Patienten, dass sie nicht im Frieden mit sich selbst sein können, wenn sie im Kampf mit ihrer eigenen Erfahrung verbleiben. FÜHL-Übungen sind darauf angelegt, ihnen dabei zu helfen, sich ihren Ängsten und ihrer Furcht aus einer nicht urteilenden, liebenden und mitfühlenden Perspektive zu nähern – das Schachbrett zu sein, statt selbst eines der kämpfenden Teams. Das Seil fallen zu lassen, befreit sie von dem aussichtslosen Kampf mit ihren eigenen Gedanken, Erinnerungen, körperlichen Empfindungen und ihrer Lebensgeschichte. Die Patienten können wählen, sich nicht mehr gegen ihre Erfahrungen zu sträuben, sondern diese zuzulassen *und* sich selbst mit demselben Mitgefühl, derselben Offenheit, Liebe und Sorge zu behandeln, die sie anderen Menschen entgegenbringen würden. Mit der Zeit lernen sie, anders und mit geringerer Abwehr auf ihre Reaktionen zu reagieren. Diese Nichtvermeidungshaltung ermöglicht es ihnen, ein anderes Leben als bisher zu führen. Die Therapeuten können diesen Prozess anfangs beschleunigen, indem sie die Expositionsübungen in einer kontrollierten, systematischen Art und Weise mit minimaler Variabilität wiederholen.

Den Unterschied von Exposition bei KVT und ACT erklären. Falls die Patienten bereits eine Exposition im Rahmen einer KVT durchgeführt haben, sollten die Therapeuten auch kurz auf den Unterschied zum ACT-Ansatz eingehen. Konfrontation im Rahmen von ACT hat ein ganz anderes Ziel:

Merke:

Bei der KVT stand die Reduzierung von Angst im Zentrum und Gewöhnung war das logisches Grundkonzept für das Vorgehen: Es war notwendig, in der Situation zu verbleiben, bis Gewöhnung eintrat.

Zweck von Fühl-Übungen erläutern. Der Zweck von FÜHL-Übungen im Rahmen der ACT ist es, den Patienten zu helfen, sich in wertgeschätzte Richtungen fortzubewegen und die Übungen auch dazu zu benutzen, um die gelernten Fähigkeiten von Akzeptieren, Defusion und Perspektivenwechsel in schwierigen Situationen einzusetzen – nicht in dem Sinn, Angst irgendwie zu bewältigen, sondern um eine andere Beziehung zur Angst zu bekommen, damit sie nicht mehr länger im Wege der Erreichung von Lebenszielen steht.

Geeignete FÜHL-Übungen ermitteln

Bevor Sie mit der ersten Übung beginnen, ist es hilfreich, die Patienten daran zu erinnern, dass die Prozesse und Prinzipien, die zu ihren Ängsten beigetragen haben, ganz normal und adaptiv sind. Vielleicht können Sie die Patienten noch einmal an ein Beispiel aus ihrem Leben erinnern, in dem Furcht und Angst ursprünglich adaptiv waren. Irgendwo auf ihrem Lebensweg haben Ihre Patienten damit begonnen, ihre Ängste als Feind zu behandeln, und sie haben unter großen Anstrengungen begonnen, das Erfahren angstbezogener Empfindungen, Bilder und Gedanken zu reduzieren, zu eliminieren und zu vermeiden. An diesem Punkt beginnen die Probleme. Erinnern Sie Ihre Patienten an den berühmten Ausspruch des früheren amerikanischen Präsidenten Franklin Roosevelt: „Das Einzige, wovor wir uns fürchten müssen, ist die Furcht selbst.“ Furcht verlangt einen Zoll vom Leben der unter Ängsten leidenden Personen, wenn sie sie nicht erfahren wollen und anfangen, davor wegzulaufen. Wenn das geschieht, wird ihr Leben eingeschnürt und eingegrenzt, weil sie so handeln werden, dass sie jegliche Aktivität oder Erfahrung vermeiden, bei denen sie unerwünschte Empfindungen, Bilder und Gedanken erfahren könnten.

Für jemanden mit einer Panikstörung gehören dazu auch Ereignisse, wie z. B. Überraschung, Aufregung, Stress, Medikamente, das Trinken koffeinhaltiger Getränke, Sport, Autofahren und soziale Situationen sowie andere Aktivitäten und Ereignisse, die unangenehme Gefühle hervorrufen können. Versuche, körperliche Erfahrungen oder Aktivitäten zu vermeiden, die zu Veränderungen des körperlichen Zustands führen, verhindern das korrektive Lernen. Sie verhindern das Lernen, dass diese körperlichen Empfindungen keine Verletzung bedeuten und daher nicht vermieden werden müssen, sondern toleriert werden können. Diese Prozesse bergen nämlich die Gefahr, die Ängste zu gestörten Ängsten werden zu lassen. Lassen Sie die Patienten wissen, dass das Ziel dieser Übungen ist, ihnen zu helfen, aus dieser Falle herauszukommen.

Diese Art der erklärenden Begründung für das Durchführen von FÜHL-Übungen ist für die meisten Personen geeignet, die unter Angststörungen leiden, insbesondere für Patienten, die unter einer Panikstörung, einer Posttraumatischen Belastungsstörung (PTBS), einer spezifischen Phobien oder einer sozialen Phobie leiden. Ähnliche Prozesse und Prinzipien wie für körperliche Empfindungen gelten auch für Bilder und Gedanken.

Beispiele für Bilder und Gedanken bei verschiedenen Angststörungen:

- *Panikstörung:* ersticken und sich am Boden winden.
- *Soziale Phobie:* von einer Gruppe Leute ausgelacht oder kritisiert zu werden.
- *PTBS:* missbraucht zu werden oder ein Trauma erneut zu durchleben.
- *Generalisierte Angststörung:* als Simulant oder inkompetent entlarvt werden.
- *Zwangsstörung:* etwas Gewalttätiges, Obszönes oder Blasphemisches zu tun.

Angst bewusst herausfordern. In früheren Sitzungen war das Ziel, achtsam unerwünschte Gedanken und Gefühle zu beobachten, wenn sie von selbst entstehen. Jetzt ist das Ziel, absichtlich die körperlichen Empfindungen und Bilder hervorzubringen, die normalerweise Verstörung hervorrufen würden, um diese Empfindungen in einen Kontext einzubetten, indem die Tendenz, sie zu vermeiden oder ihnen zu entfliehen, unbrauchbar oder unnötig ist. Das heißt, man kann nicht gegenüber Ängsten achtsam sein, während man gleichzeitig Ängste vermeidet. Das Ziel ist es, das Reaktionsvermögen (*response-ability*) des Patienten zu steigern, um ihm zu helfen, seine angstbezogenen Erfahrungen als das, was sie sind, anzunehmen.

Typen von interozeptiven FÜHL-Übungen

Im nächsten Schritt werden relevante körperliche Signale und Bilder für jeden Patienten ermittelt. Dabei ist die Palette möglicher FÜHL-Übungen nur von der Kreativität des Therapeuten und den verfügbaren Ressourcen begrenzt. Nachfolgend ist eine Liste von häufig in Sitzungen verwendeten Expositionsübungen einschließlich der Informationen über die Implementierung und typische Effekte aufgeführt. All das kann sowohl in der Sitzung als auch außerhalb der Sitzungen geübt werden.

Die Therapeuten sollten beachten, dass kontextuelle Effekte die Reaktivität interozeptiver Signale modifizieren könnten. Der Kontext könnte sogar die Neigung zu einer Erlebensvermeidung erhöhen oder senken. So werden einige Personen in allen Kontexten eine allgemeine Tendenz zeigen, auf diese körperlichen Empfindungen mit Furcht zu reagieren. Das heißt, egal wo sie sind, diese Individuen werden Angst vor körperlichen Empfindungen haben und danach streben, sie zu vermeiden. Bei anderen Patienten wird die Tendenz, das Erfahren körperlicher Empfindungen zu vermeiden, nur in einigen Kontexten akut werden und nicht in anderen (zum Beispiel nur, wenn die Patienten allein sind oder an ungewohnten Orten oder nur, wenn sie keine gute Begründung für ihre körperlichen Empfindungen haben).

Arten von interozeptiven Fühl-Übungen. Folgende Liste einfache interozeptive Übungen könnten Therapeuten ohne viel Aufwand durchführen; sie haben sich empirisch bewährt (Arch et al., 2012):

- Kopfschütteln,
- Drehen,
- Kopf zwischen die Beine stecken,
- auf eine Stelle starren,
- überatmen (Hyperventilation),
- Luft anhalten,
- atmen durch einen dünnen Strohhalm,
- auf der Stelle laufen,
- schnell gehen,
- Treppensteigen.

7.2.6 Implementierung von FÜHL-Übungen

Das allgemeine Format und das Vorgehen bei FÜHL-Übungen werden im Kasten zusammengefasst. Es ist wichtig, die Patienten wissen zu lassen, was sie während dieser Übungen tun sollten. Es geht darum, dasselbe Verhalten von Akzeptanz und Achtsamkeit während der FÜHL-Übungen anzuwenden, wie sie es bereits in früheren Sitzungen und zu Hause geübt haben. Ihre Aufgabe besteht darin, in Anwesenheit gefürchteter körperlicher Empfindungen, Gedanken oder Bilder die ACT-Fähigkeiten (achtsame Beobachtung, Perspektivenwechsel und Defusion) anzuwenden. Diese Haltung schafft eine Dialektik zwischen Annäherungs- und Vermeidungstendenzen, während sie die verschiedenen Formen der kognitiven Fusion und Vermeidung untergräbt. Die grundlegende Idee ist es, zu beobachten, zu akzeptieren und angstbezogenen Erfahrungen Raum zu geben, statt sie zu unterdrücken oder zu bekämpfen. Die Angst kann dabei durchweg abnehmen, aber dies ist kein erklärtes Ziel oder Kriterium für Erfolg.

Allgemeines Format und Vorgehen bei FÜHL-Übungen

1. Begründen Sie die Übung und bitten Sie den Patienten, eine achtsame Haltung während der Übung einzunehmen. In der Begründung muss eine Verbindung zu einem oder mehreren Werten des Patienten hergestellt werden, sodass diese Werte immer im Mittelpunkt des Übungszwecks stehen.
2. Führen Sie die eigentlichen FÜHL-Übungen durch: Die Übung sollte 30 bis 60 Sekunden lang ab dem Punkt, an dem die Empfindungen zuerst bemerkt wurde, durchgeführt werden. Bei Vorstellungen sollte die Durchführung ca. fünf Minuten dauern, nachdem eine Vorstellung lebendig geworden ist.
3. Lassen Sie die Patienten eine FÜHL-Einschätzung vornehmen.
4. Danach bitten Sie die Patienten, ihr inneres Erleben mit freundlichem Mitgefühl zu beobachten, es zuzulassen und dem Raum zu geben, was sie erfahren. Ermuntern Sie die Patienten allgemein, die Fertigkeiten anzuwenden, die sie in den Achtsamkeits- und Akzeptanzübungen zu Hause praktiziert haben.
5. Nach der Übung fragen Sie, was die Patienten während der FÜHL-Übung getan haben, und diskutieren Sie kurz ihre Erfahrungen; geben Sie auch Feedback und machen Sie, falls nötig, Vorschläge für eine achtsame Akzeptanz.

6. Wenn die Patienten von einem hohen Maß an mangelnder Bereitschaft, von Kampf oder Vermeidungsverhalten berichten, sollten die Therapeuten eine stärker gelenkte FÜHL-Übung (vgl. Seite 142) durchführen. Therapeuten können diese Übungen auch dazu benutzen, bewertende Gedanken, von denen der Patient berichtet („Das funktioniert nicht", „Ich kann diese Angst nicht mehr aushalten"), aus der Beobachterperspektive zu betrachten. Bitten Sie Ihre Patienten, sich der Übung das nächste Mal explizit aus einer Beobachterperspektive zu nähern („Ich habe den Gedanken, dass das nicht funktioniert", „Mein Kopf versucht mir einzureden, dass ich die Angst nicht mehr aushalten kann").
7. Wiederholen Sie die FÜHL-Übungen in der Sitzung und, falls nötig, in den folgenden Sitzungen, bis die Bereitwilligkeitseinschätzungen des Patienten auf dem Wert 7 oder höher sind und das Kampf- und Vermeidungsniveau auf 3 oder geringer.
8. Schließen Sie mindestens die komplette Wiederholung einer bestimmten FÜHL-Übung in die folgenden Sitzungen mit ein.

Implementierung von interozeptiven FÜHL-Übungen

Bereitschaft erfragen. Fragen Sie unbedingt vor jeder Übung Ihre Patienten, ob sie bereit sind, die Übung durchzuführen. Bitten Sie Ihre Patienten, sich diesen Übungen genauso zu nähern, wie sie das Erfahren von körperlichen Empfindungen, Gedanken und Gefühlen in den Achtsamkeits- und Akzeptanzübungen zu Hause geübt haben: achtsam, offen und zulassend. Therapeuten sollten die Übungen in einer graduierten Weise ein- und ausführen. Nachdem Sie die FÜHL-Übung beschrieben haben, induzieren Sie die körperlichen Empfindungen bzw. Vorstellungen.

Fühl-Einschätzung vornehmen. Lassen Sie die Patienten kurz eine FÜHL-Einschätzung vornehmen und tragen Sie die Werte in das *Arbeitsblatt 13: Protokoll der FÜHL-Empfindungen* ein, und zwar die Intensität ihrer Empfindungen, ihr Angstniveau, die Höhe ihrer Bereitwilligkeit, das zu erfahren, was sie erfahren haben, wie sehr sie mit ihren Erfahrungen gekämpft haben und wie sehr sie versucht haben, sie zu vermeiden. Alle fünf Einschätzungen werden auf einer Skala von 0 bis 10 vorgenommen mit 10 als Maximalwert.

Für die Durchführungen der FÜHL-Übungen kann Arbeitsblatt 13: Protokoll der FÜHL-Empfindungen (vgl. CD-ROM) genutzt werden.

Danach fragen Sie die Patienten nach ihren Empfindungen. Bitten Sie sie, sich ganz auf die Erfahrung zu konzentrieren, ohne zu versuchen, das, was sie erfahren, zu verändern. Wenn sie von beängstigenden körperlichen Empfindungen berichten oder von unerwünschten Gedanken und Bildern, dann ermutigen Sie sie, deren Anwesenheit anzuerkennen, bei ihnen zu bleiben und zu sehen, ob sie ihnen Platz schaffen können, um sie zu haben, statt zu versuchen, sie zum Verschwinden zu bewegen. Bitten Sie die Patienten, ihnen einfach zu erlauben, da zu sein, und sich selbst den Raum zu geben, um zu haben, was immer sie haben, während sie dieser Erfahrung eine Haltung der Freundlichkeit und des Mitgefühls entgegenbringen. Sie können eine ähnliche Sprache verwenden wie in der Übung „Akzeptieren von Angst und Unbehagen" (vgl. Kapitel 4.2.5). Fordern Sie auch fortwährend den Prozess der Entkopplung von Empfindungen, von den Bewertungen der Empfindungen, indem Sie Ihren Patienten diesen Unterschied aufzeigen, wenn sich die Gelegenheit dazu bietet.

Auf subtile Flucht/Vermeidung achten. Beobachten Sie sorgfältig, wie Ihre Patienten die Übung ausführen. Achten Sie dabei vor allem auf subtile und offene Formen von Flucht und Vermeidung während der Durchführung der Übungen (zum Beispiel Ablenkung, Ausführen von weniger und flacheren Atemzügen während der Hyperventilation), weil eine solche Vermeidung ein niedriges Akzeptanzniveau des Patienten anzeigt und den Prozess der Entkopplung von Empfindungen und den Bewertungen der Empfindungen verzögern kann.

Am Ende der FÜHL-Übung fragt der Therapeut, was die Patienten während der Übung getan haben, und diskutiert mit ihnen kurz ihre Erfahrung, liefert Feedback und macht, wenn nötig, Vorschläge für eine Erhöhung achtsamer Akzeptanz, indem er wieder eine ähnliche Sprache verwendet wie in der Übung „Akzeptanz von Angst und Unbehagen" (vgl. Kapitel 4.2.5). Zum Beispiel kann der Therapeut den Patienten ermutigen, auf jegliche Gedanken und Gefühle zu achten, ihre Anwesenheit anzuerkennen und bei ihnen zu bleiben, statt zu versuchen, sie wegzustoßen. Fragen Sie

Ihre Patienten, ob die körperlichen Empfindungen ihr Feind sein müssen oder ob sie ihnen gegenüber offen sein und ihnen Raum geben können, um sie zu akzeptieren und ihnen zu erlauben, da zu sein, und sie immer als das zu betrachten, was sie sind (nur normale körperliche Empfindungen), anstelle dessen, was ihr Kopf sagt, was sie sind.

Wenn Patienten von nur leichter bis mäßiger körperlicher Empfindungsintensität (Wert kleiner als 4) berichten, überprüfen Sie die Art und Weise, in der sie der Patient durchführt und ob er subtile Formen von Vermeidungsverhalten zeigt. Zum Beispiel könnte ein Patient nur leicht hyperventilieren. Wenn eine FÜHL-Übung keine Ängste hervorruft, dann fragen Sie Ihre Patienten, ob die Übung schwieriger wäre und mehr Angst auslösen würde, wenn sie sie allein oder ohne die Anwesenheit des Therapeuten durchführen würden. Wenn das der Fall ist, könnten sie die Übung zu Hause praktizieren.

Implementierung geführter FÜHL-Übungen

Bei geringer Bereitschaft vom Therapeuten geführte FÜHL-Übungen anwenden. Wenn Patienten mangelnde Bereitwilligkeit und ein hohes Maß an Kampf oder Vermeidungsverhalten zeigen oder davon berichten, sollten die Therapeuten eine gelenkte bzw. geführte FÜHL-Übung durchführen. Während einer geführten FÜHL-Übung ruft der Therapeut wieder die körperlichen Empfindungen hervor und lenkt die Aufmerksamkeit des Patienten auf zwei oder drei körperliche Empfindungen, eine nach der anderen.

Der Therapeut bittet die Patienten, die Anwesenheit dieses Unbehagens anzuerkennen, dabeizubleiben, mit ihm zu atmen, das Unbehagen zu akzeptieren und sich dem Unbehagen zu öffnen. Dies ist eine gute Gelegenheit, die Ängste zuzulassen und sich in sie hinein zu lehnen, statt sie zu bekämpfen. Wenn die Patienten von bewertenden Gedanken und Beschreibungen („gefährlich", „es wird schlimmer", „außer Kontrolle") berichten, bitten Sie die Patienten, ihrem Verstand für solche Beschreibungen zu danken und dann weiterhin mit sanfter Neugier, Offenheit und Mitgefühl ihr Erleben zu beobachten. Zusätzlich können Therapeuten ihren Patienten helfen, solche Bewertungen als Denken aus der Beobachterperspektive zu betrachten. Zum Beispiel kann eine Patientenfeststellung, wie z. B. „Ich verliere die Kontrolle", entkoppelt in Form von „Ich habe den Gedanken/das Gefühl, dass ich die Kontrolle verliere" in einen neuen Beobachter-Kontext gebracht werden. Auf ähnliche Weise kann sich eine Bewertung, wie z. B. „Ich bin zu schwach dazu" zu einem entkoppelten Gedanken, wie z. B. „Ich habe den Gedanken, dass ich dafür zu schwach bin", werden, während der Gedanke „Ich möchte das tun, aber es ist so schwer" zu „Ich möchte besser werden und es ist zu schwer" wird. Der untere Beispieldialog illustriert diese geführte FÜHL-Prozedur.

Beispiel:

Th.: *[Nachdem er den Patienten in seinem Stuhl mehrmals gedreht hat]* Welche Empfindungen verspüren Sie?

Pat.: Ich fühle mich schwindlig, und mein Herz rast. Ich habe versucht, mich zu beruhigen.
[Therapeut bittet um alle fünf FÜHL-Wertungen.]

Pat.: Empfindungen sind auf 7, Angst auf 8, Bereitwilligkeit auf nein, Kampf auf 7 und Vermeidung ist auf 6.

Th.: In Ordnung, ich möchte, dass Sie für einen Moment die Augen schließen. Versuchen Sie, den Schwindel das sein zu lassen, was er ist, ein Gefühl in Ihrem Kopf, nicht mehr und nicht weniger. Ist das etwas, was Sie von sich schieben müssen, oder können Sie seine Anwesenheit anerkennen und ihm Raum geben? *[Machen Sie nach jeder Frage ein paar Sekunden Pause.]* Können Sie ihm Platz schaffen? [Pause] Wie fühlt sich dieser Schwindel wirklich für Sie an? Wo fängt er an und wo hört er auf? [Pause] Muss dieses bestimmte Gefühl Ihr Feind sein? [Pause] Sind dieser Schwindel und die Angst etwas, das Sie nicht haben dürfen, etwas, das Sie nicht haben können? [Pause] Selbst wenn Ihnen Ihr Kopf sagt, dass Sie es nicht haben können, sind Sie bereit, in Ihrem Herzen dafür ein bisschen Platz zu schaffen? [Pause] Ist das etwas, was Sie absolut bekämpfen müssen, oder gibt es in Ihnen Raum, das alles zu fühlen und da sein zu lassen? [Pause]

Pat.: Ich mag den Schwindel nicht und egal, was ich tue, ich habe ihn sowieso.

Th.: Ich verstehe, dass Sie ihn nicht mögen. Und sind Sie bereit, ihn zu haben? Wie Sie gesagt haben, haben Sie ihn sowieso.

Können Sie ihn nicht mögen und ihn trotzdem bereitwillig haben? Ist das möglich? [Pause] Sind Sie bereit, die Übung noch einmal zu machen? *[Wenn der Patient bereit dazu ist, wiederholen Sie die Übung, lassen Sie die Einschätzungen vornehmen und konzentrieren Sie Ihre Aufmerksamkeit auf eine andere Empfindung wie das Herzrasen.]*

Übung eventuell wiederholen. Der Therapeut kann dieselbe Prozedur mit allen stärkeren Körperempfindungen und mit bewertenden Gedanken durchführen. Um den Prozess des korrektiven emotionalen Lernens zu maximieren und damit Patienten neue Wege erlernen, auf ihre eigenen Reaktionen zu reagieren, sollte jede Übung mehrere Minuten lang praktiziert und während der Therapiesitzung zwei- oder dreimal wiederholt werden. Ein Patient sollte eine Ja-Wertung in Bezug auf die Bereitwilligkeit abgeben und die Kampf- und Vermeidungswertungen sollten bei 3 oder weniger liegen, bevor es mit der nächsten Übung weitergeht.

FÜHL-Übungen zu Hause. FÜHL-Übungen können mehrere Wiederholungen innerhalb der Sitzungen benötigen, bevor klinisch bedeutsame Steigerungen von Bereitschaft und Verminderungen von Kampf und Vermeidung zu beobachten sind. Das ist in Ordnung und so zu erwarten. Nachdem die Patienten die Übungen in der Sitzung erfolgreich beendet haben, fragen Sie sie, ob sie bereit sind, einige dieser Übungen zu Hause während der folgenden Woche durchzuführen und ihr tägliches Üben festzuhalten, indem sie *Arbeitsblatt 13: Protokolle für die FÜHL-Empfindungen* verwenden.

Umgang mit dem Drang zur Flucht bei Panikattacken und Zwangsstörungen

So ziemlich alle kognitiven Verhaltensprogramme für Angststörungen betonen, dass es wichtig ist, Fluchtverhalten bei Anwesenheit starker Ängste, wie z. B. bei Panikattacken, zu verhindern. Dies wurde den Patienten auch in dem ersten von uns durchgeführten Behandlungsprogramm so vermittelt. Zum Beispiel betonen kognitive Verhaltensprogramme für Zwangsstörungen, wie wichtig es für die Patienten ist, die Vorstellungsübungen nicht durch die Ausführung von Ritualen oder auf andere Art und Weise zu neutralisieren. Diese Zwänge sind funktionelle Formen von Erlebensvermeidung und genau das, was diese Übungen untergraben sollen. In der klassischen KVT besteht die typische Strategie darin, zuerst herauszufinden, was ein Patient normalerweise als Reaktion auf seine intrusiven Vorstellungen tut (zum Beispiel Zwangshandlungen, neutralisierendes Verhalten, die Überprüfung der Sicherheit anderer, Rückendeckung suchen), und den Patienten als Nächstes zu instruieren, diese Reaktionen während oder nach den Vorstellungsübungen nicht auszuführen. Der Grund dafür ist, dass solche Handlungen jegliches korrektive Lernen untergraben, das über die Vorstellungsexposition erfolgen mag, und dazu dienen, die alten problematischen Verhaltensmuster erneut zu verstärken.

Fluchtverhalten vermeiden

Im Kontext von ACT ist es ebenfalls erwünscht, Fluchtverhalten von Patienten mit Zwangsstörung oder Panikattacken zu vermeiden. Allerdings ist ein einfaches Instruieren der Patienten, nicht in rituelles oder anderes Fluchtverhalten zu verfallen, nicht kongruent mit dem ACT-Ansatz. Der Grund dafür ist, dass die Zwangshandlungen bereits in einem engen funktionalen Zusammenhang mit verschiedenen Zwängen und vergleichbaren negativen Konsequenzen stehen. Diese Elemente zu unterdrücken oder zu vermeiden, könnte daher die anderen unerwünschten Elemente hervorbringen, die ein Teil dieses Beziehungsnetzwerks sind.

FÜHL-Übungen bei Zwangsstörungen. Stattdessen bitten Sie die Patienten, sich in Erinnerung zu rufen, was passiert, wenn sie versuchen, nicht an rosa Elefanten zu denken. Sie denken dann nur noch mehr an rosa Elefanten. Der wichtigste Aspekt der FÜHL-Übungen bei Patienten mit einer Zwangsstörung ist, sie intrusive wiederkehrende Gedanken ebenso wie den damit einhergehenden Drang, sich ihnen entsprechend zu verhalten, als das erfahren zu lassen, was sie sind – Gedanken und Gefühle. Bemühungen, diese Gedanken und den Drang, etwas zu tun, zu unterdrücken oder zu neutralisieren, sollten auf ihre Wirksamkeit überprüft und entkoppelt werden. Bitten Sie die Patienten, sich in Erinnerung zu rufen, was geschieht, wenn sie in Rituale sowohl in Bezug auf ihre zwanghaften Gedanken als auch ihren jeweiligen Drang verfallen: Die Angst nimmt eine Weile ab, aber die Anspannung und der Drang kehren immer wieder zurück. Zwangshandlungen sind also nicht hilfreich, weil die zwanghaften Gedanken immer wieder zurückkommen und – noch wichtiger – weil diese Handlungen oft mit wertorientiertem Verhalten konkurrieren und damit einem wertgeschätzten Leben im Weg stehen.

Dann fahren Sie damit fort, den Patienten zu helfen, ihrem jeweiligen Drang mit einer achtsamen, akzeptierenden Haltung zu begegnen. Statt die Patienten zu instruieren, sich nicht mit einem zwanghaften Ritual zu befassen, können die Therapeuten einen solchen Drang untersuchen und während der FÜHL-Vorstellungen Entkopplungsmethoden anwenden. Diese Strategie ist auch bei Patienten mit anderen Angststörungen relevant, insbesondere wenn sie von einem starken Drang berichten, aus der Situation zu flüchten (zum Beispiel, während sie eine Panikattacke erleben). Wenn Patienten von dem Drang berichten, ihre Hände zu waschen (Zwangsstörung), oder davon, Situationen zu verlassen, in denen sie Angst verspüren, sollten Therapeuten die Patienten ermutigen, diese Gedanken einfach zu beobachten. Dies wird ihnen dabei helfen, sich aus der Verstrickung mit diesen Gedanken zu lösen. Das ist auch eine gute Gelegenheit, die Metapher „Angst-Nachrichten-Radio“ (vgl. Kapitel 7.2.3) wieder einzuführen. Die Therapeuten können die Patienten bitten, den Text mit der Stimme eines Nachrichtensprechers zu lesen, um ihnen zu helfen, die Gedanken-Handlungs-Beziehung zu entkoppeln, während sie den Inhalt der Gedanken nicht übernehmen. Wenn eine Person tatsächlich dabei ist, wegzurennen oder sich die Hände zu waschen, verhindern Sie es nicht physisch. Stattdessen werden die Therapeuten möglicherweise eine solche Flucht verschieben können, indem sie etwas sagen wie:

> Das ist okay. Sie können das tun. Jetzt möchte ich, dass Sie nur für ein paar Minuten hier bleiben. Gerade hier und jetzt haben wir die Gelegenheit, daran zu arbeiten – an den Gedanken und Gefühlen, die mit dem Wunsch, aus dem Raum zu rennen [oder Ihre Hände zu waschen], verbunden sind. Wenn Sie sich dazu entschließen, zu gehen, können Sie gehen, obwohl Sie gerade jetzt die Gelegenheit haben zu erfahren, wie es sich anfühlt, diese Gedanken und Gefühle im Kontext des bereitwilligen Annehmens zu haben. Wie fühlt es sich an, sie zu spüren, wenn Sie Ihren Bereitwilligkeitsschalter einschalten, anstatt ihn auszuschalten?

Hayes et al. (2014) haben eine einfache Defusionsübung entwickelt, die sich in der Praxis bei vielen Patienten bewährt hat. Die sehr anschauliche Übung hilft den Patienten, mit der Anstrengung in Kontakt zu kommen, die mit dem Kampf gegen den Zwang und gegen unerwünschte Gedanken verbunden ist, im Gegensatz zu einem Beobachten mit achtsamer Akzeptanz.

Übung: Gedanken und Zwänge auf Karten schreiben

In dieser Übung schreibt der Therapeut den Zwang, die Sorge oder den unerwünschten Gedanken des Patienten auf eine Karteikarte. Dann nimmt der Therapeut die Karte in seine Handfläche und bittet den Patienten, die Karte zu beseitigen, indem er versucht die Karte zu verdecken oder dagegen zu drücken. Wenn der Patient mit den Händen dagegen drückt, kann sich der Therapeut der Stärke des Druckes anpassen, um die Patienten erfahren zu lassen, dass bei einem härteren Druck, der die Zwangshandlung oder den Gedanken vertreiben soll, der Drang oder Gedanke auch härter dagegenhält. Nach dem Herunternehmen der Karte kann der Therapeut den Patienten bitten, einfach dazusitzen und nichts zu tun. Dann legt der Therapeut die Karte in den Schoß des Patienten und bittet ihn, auf die Karte und den Text zu schauen und den Unterschied wahrzunehmen zwischen der Anstrengung, den Zwangsgedanken (bzw. die Zwangshandlung) wegzudrücken, im Vergleich dazu, ihn einfach da sein zu lassen und ihn anzuschauen.

Diese Strategien können für die Patienten bereits ausreichen, um zu bleiben und nicht die Flucht anzutreten. Das Ziel ist, den Patienten so lange wie möglich zu halten, ohne es so aussehen zu lassen, als ob der Therapeut derjenige ist, der zurückhält, und dem Patienten zu helfen, vollständig und ohne Abwehr in die Erfahrung einzutauchen. Die Therapeuten sollten FÜHL-Einschätzungen vornehmen lassen und damit fortfahren, den Patienten in diese Übung und diesen Dialog eingebunden zu halten, bis die Bereitschaft hoch ist und die Kampf- und Vermeidungswerte sinken. Der Hauptzweck dieses Dialogs ist es, die Patienten an ihre erlernten Fähigkeiten zu erinnern und ihnen, in welcher Weise es auch immer angebracht sein mag, beizustehen, diese Fähigkeiten in dieser schwierigen Situation anzuwenden.

7.2.7 Lebensverbesserungsübungen (zu Hause)

Verteilen Sie am Ende der Sitzung die notwendigen Arbeitsblätter für die Übungen zu Hause und stellen Sie sicher, dass der Patient verstanden hat, in welcher Form er die Arbeitsblätter zu Hause nutzen soll bzw. wie er die Übungen durchführen soll:

- Fortsetzung der Aufzeichnung von angst- und furchtbezogenen Erfahrungen mithilfe des *Arbeitsblattes 1: Leben bewusst erleben (LEBEN).*
- Ausfüllen des *Arbeitsblattes 2: Tägliche ACT-Einschätzung.*
- Tägliche, zumindest einmalige Durchführung der Übung „Akzeptieren von Angst und Unbehagen“ (vgl. Arbeitsblatt 10).
- Mindestens eine vom Patienten gewählte interozeptive und/oder Vorstellungsübung für mindestens 30 Minuten pro Tag durchführen.
- Protokollierung dieser Übungen mittels des *Arbeitsblattes 13: FÜHL-Empfindungen*, des *Arbeitsblattes 14: FÜHL-Vorstellungen* und des *Arbeitsblattes 15: Wöchentliche Lebenszielaktivitäten.*

Neben dem Arbeitsblatt 13 sollen auch das Arbeitsblatt 14: FÜHL-Vorstellungen (vgl. CD-ROM) und das Arbeitsblatt 15: Wöchentliche Lebenszielaktivitäten (vgl. CD-ROM) für die Durchführung der Übungen zu Hause genutzt werden.

Kapitel 8

Sitzungen 6 und 7 – Flexible Verhaltensmuster durch wertgesteuerte Exposition aufbauen

Sitzungsaufbau
1. Zentrierungsübung (5 Min.) 2. Rückblick auf die tägliche Praxis (5 Min.) 3. Wiederholung der FÜHL-Übungen innerhalb der Sitzungen 4. Natürliche wertgeleitete Verhaltensaktivierung – Wählen von Aktivitäten auf der Grundlage des Lebenskompasses – Erstellen einer Aktivitätenhierarchie und Selbstverpflichtung zum Handeln – Beobachtung des Fortschritts und Feedback geben – Mit Non-Compliance sanft umgehen 5. Umgang mit Barrieren und Vermeidungsverhalten 6. Förderung von Mitgefühl – Metapher: Das Reisen mit dem Problemkind – Selbstfürsorge praktizieren 7. Lebensverbesserungsübungen (zu Hause) – Fortsetzung der Aufzeichnung von angst- und furchtbezogenen Erfahrungen mithilfe des Arbeitsblattes 1: Leben bewusst erleben (LEBEN) – Ausfüllen des Arbeitsblattes 2: Tägliche ACT-Einschätzung – Tägliche Anwendung der Übung „Akzeptieren von Angst und Unbehagen" (Arbeitsblatt 10) – Mindestens eine vom Patienten gewählte interozeptive und/oder Vorstellungsübung für mindestens 30 Minuten pro Tag durchführen – Protokollierung dieser Übungen mittels der Arbeitsblätter Fühl-Empfindungen (Arbeitsblatt 13) und FÜHL-Vorstellung (Arbeitsblatt 14) – Ausfüllen des Arbeitsblattes 15: Wöchentliche Lebenszielaktivitäten – Ausfüllen des Arbeitsblattes 16: Zielerreichung – Sich verpflichten, täglich eine freundliche Handlung sich selbst gegenüber zu praktizieren
Arbeitsblätter (vgl. CD-ROM) und Materialien
– Arbeitsblatt 1: Leben bewusst erleben (LEBEN) – Arbeitsblatt 2: Tägliche ACT-Einschätzung – Arbeitsblatt 10: Akzeptieren von Angst und Unbehagen – Arbeitsblatt 13: Protokoll der FÜHL-Empfindungen (eines für jede praktischen Übung) – Arbeitsblatt 14: Protokoll der FÜHL-Vorstellungen (eines für jede praktischen Übung) – Arbeitsblatt 15: Wöchentliche Lebenszielaktivitäten – Arbeitsblatt 16: Zielerreichung

8.1 Ziele der Sitzung

Breitere und flexiblere Verhaltensmuster aufbauen. Das Hauptziel aller verbleibenden Sitzungen ist es, damit fortzufahren, ein breiteres und flexibleres Verhaltensmuster zu schaffen in Bezug auf den Umgang mit Angst hervorrufenden Reizen, Ereignissen und Situationen. Dieses Ziel soll zum einen durch die Fortführung von FÜHL-Übungen innerhalb und außerhalb der Sitzung erreicht werden und zum anderen vor allem durch wertbezogene Aktivitäten im Alltagsleben. Wenn infolge dieser Aktivitäten auch die Angst zurückgeht, ist dies ein willkommener Nebeneffekt, jedoch nicht unser primäres Ziel. Der kritische Punkt für die Patienten ist, zu lernen, dass ihre Ängste nicht zuerst abnehmen müssen, damit sie etwas tun können, was ihnen wichtig ist. Betonen Sie weiterhin, dass der Zweck von FÜHL-Übungen und wertbezogenen Aktivitäten darin besteht, die Patienten erfahren zu lassen, dass sie Dinge tun können, die ihnen wichtig sind *und* gleichzeitig Angst haben können. Das Entscheidende ist, dass nicht zuerst die Angst absinken muss, damit die Patienten das tun können, was ihnen wichtig ist.

Umsetzen wertgeleiteter Absichten in Verhalten. Das allgemeine Ziel ist, wertgeleitete Absichten in Verhalten umzusetzen und dabei auftretende schwierige Situationen, Gefühle, Gedanken und andere Barrieren für ein wertgeschätztes Leben durch achtsame Beobachtung, Perspektivenwechsel und Defusion präsent sein zu lassen. Die Aufgabe des Therapeuten besteht darin, den Patienten zu helfen, bedeutungsvolle Aktivitäten in Angriff zu nehmen, die sie in Richtung ihrer gewählten Ziele bringen. Die Therapeuten helfen den Patienten, einen spezifischen Handlungsplan für jede Woche aufzustellen und Handlungsabfolgen zu identifizieren, die angegangen werden müssen, um Ziele zu erreichen – vorzugsweise beinhalten diese vorher vermiedene Situationen oder Ereignisse. Die Therapeuten geben den Patienten dazu Feedback und helfen ihnen, realistische Ziele und Kriterien festzusetzen und den Fortschritt zu beobachten. Dabei erarbeiten die Therapeuten mit ihren Patienten über ein Brainstorming Lösungen dazu, wie die Patienten lernen können, sich mit angstbezogenen Barrieren zu bewegen, statt sich um sie herum zu bewegen oder sie zu „überwinden". Ein weiteres Thema der Sitzung ist das Erlernen eines liebevolleren und freundlicheren Umgangs mit dem eigenen Erleben und das Praktizieren von freundlichen Handlungen für sich selbst.

8.2 Durchführung der Sitzungen

8.2.1 Zentrierungsübung

Beginnen Sie die Sitzung wie üblich mit der Zentrierungsübung, die wir am Ende von Sitzung 1 (vgl. Kapitel 3) beschrieben haben.

8.2.2 Rückblick auf die tägliche Praxis

Besprechung des Arbeitsblattes 1, 2 und 10. Besprechen Sie das tägliche Durchführen der Übung „Akzeptieren von Angst und Unbehagen" (vgl. Arbeitsblatt 10) durch die Patienten und diskutieren Sie kurz ihre Erfahrungen damit. Nachdem Sie das *Arbeitsblatt 2: Tägliche ACT-Einschätzung* besprochen haben, diskutieren Sie kurz das *Arbeitsblatt 1: Leben bewusst erleben (LEBEN)* und jedes Beispiel, in denen die Patienten ein Verhalten gezeigt haben, um Gedanken, Wahrnehmungen und Gefühle in den Griff zu bekommen. Helfen Sie wiederum Ihren Patienten, die Verbindung zwischen solchen Handlungen und den kurz- und langfristigen Kosten zu sehen, besonders im Kontext dessen, wie sie ihr Leben leben möchten. Ist ihnen zum Beispiel ihr Verhalten im Dienst der Angstbewältigung bei irgendetwas, das die Patienten wertschätzen oder das in ihrem Lebenskompass als wichtig beschrieben ist, im Weg gestanden?

Besprechung der Arbeitsblätter 13, 14 und 15. Als nächstes blicken Sie zurück auf die Durchführung der FÜHL-Übungen und anderer zielbezogener Aktivitäten. Loben Sie Ihre Patienten für ihr Üben und ihre Fortschritte und besprechen Sie Schwierigkeiten, die sie eventuell dabei gehabt haben. Mit auftauchenden Hindernissen und Barrieren sollte so umgegangen werden, wie es in dieser Sitzung skizziert wird.

8.2.3 Wiederholung der FÜHL-Übungen innerhalb der Sitzungen

Individualisierte und auf Barrieren bezogene Durchführung von FÜHL-Übungen. Aufgrund von zeitlichen Beschränkungen wurden in der letzten Sitzung vielleicht nur wenige FÜHL-Übungen durchgeführt. In den Sitzungen 6 bis 8 sollten die Therapeuten 20 bis 30 Minuten dafür freihalten, um weitere interozeptive oder Vorstellungsübungen durchzuführen, so wie sie in Sitzung 5 beschrieben wurden. Wie erwähnt, sollte die Wahl der Übungen individuell erfolgen und Empfindungen und/oder Vorstellungen in Bezug auf Barrieren produzieren, die wertgeschätzten Aktivitäten im Leben der Patienten in die Quere gekommen sind. Als Leitfaden hierbei sollten Sie die Antworten berücksichtigen, die bei der Diskussion des Lebenskompasses und der Übungen zu Hause als Barrieren aufgetaucht sind.

Es ist sehr wichtig, dass FÜHL-Übungen auch weiterhin in den Rahmen der Werte und Ziele des Patienten eingebettet werden. Diese Übungen sind nichts anderes als konzentrierte Gelegenheiten, anstelle des Davor-Weglaufens das Hineinlaufen in Ängste zu üben, um persönliches Wachstum und Bewegung in Richtung Lebenswerte zu fördern. Die Therapeuten sollten betonen, dass der letztendliche Zweck von Übungen innerhalb der

Sitzung darin besteht, dass die Patienten lernen, sich mit angstbezogenen Barrieren zu bewegen, statt sich um sie herumzubewegen, wenn solche Barrieren bei wertzielbezogenen Aktivitäten außerhalb der Sitzung auftauchen. Die Durchführung dieser Übungen sollte wie in Sitzung 5 beschrieben erfolgen.

Festigung der Fortschritte durch Übungen zu Hause

Sobald die Patienten während der FÜHL-Übungen innerhalb der Sitzung und zu Hause bedeutsame und stabile Anstiege in der Bereitschaft zeigen sowie auch Verringerungen im Vermeidungsverhalten, können die Therapeuten zum nächsten Schritt übergehen. Hierbei geht es darum, dass die Patienten dieselbe Haltung des Akzeptierens und Bereitseins beibehalten, während sie ihren gewöhnlichen Aktivitäten im Alltag nachgehen. Man kann dies mit dem Entfernen von Stützrädern beim Erlernen des Fahrradfahrens vergleichen: Es geht darum, die ACT-Fertigkeiten nicht nur im sicheren Kontext der Therapieräume anzuwenden, sondern während wertorientierten Verhaltens in alltäglichen Situationen, in denen die Patienten Angst erleben.

FÜHL-Übungen in schwierigen Situationen üben. Dazu ist es hilfreich, wenn die Patienten interozeptive FÜHL-Übungen mehrmals am Tag und gerade in solchen Situationen üben, in denen angstauslösende Gedanken, Gefühle oder Empfindungen besonders störend sind. Das sind normalerweise genau die Situationen, in denen die Patienten in der Vergangenheit diesen angstauslösenden Gedanken, Gefühlen oder Empfindungen erlaubt haben, sie davon abzuhalten, das zu tun, was ihnen wichtig ist (z. B. zur Arbeit oder in die Schule gehen, Auto fahren, Spazieren gehen, an einer Besprechung teilnehmen). Um maximalen Nutzen aus den FÜHL-Übungen zu ziehen, sollten Patienten diese Übungen in so vielen verschiedenen Kontexten und Situationen wie möglich durchführen. Das wird die Verhaltensbandbreite des Patienten erweitern und der störenden und lebenseinengenden Tendenz entgegenwirken, in ein Vermeidungsverhalten gegenüber Ängsten zurückzufallen. Wie bereits erwähnt, besteht das klinische Ziel hierbei darin, eine größere psychologische und verhaltensbezogene Flexibilität zu fördern.

Selbstverpflichtung zum Üben zu Hause. Holen Sie vor dem Ende der Sitzung eine Selbstverpflichtung vom Patienten ein, die während der Sitzung durchgeführten FÜHL-Übungen zu Hause auszuführen, und fragen Sie ihn, ob er dazu bereit ist, auch noch andere lebenszielbezogene Aktivitäten durchzuführen. Wenn sich der Patient dazu bereit erklärt, fragen Sie ihn, ob er auch bereit ist, mithilfe des *Arbeitsblattes 15: Wöchentliche Lebenszielaktivitäten* ein tägliches Protokoll seines praktischen Übens und seiner Aktivitäten zu führen. Bitten Sie Ihren Patienten, seine Selbstverpflichtungen für Aktivitäten für jeden Wochentag auf dem Formular einzutragen.

Konsolidierung von Fortschritten. Erklären Sie Ihren Patienten auch, dass es mehrere Wege gibt, ihren bisher gemachten Fortschritt aufrechtzuerhalten und zu konsolidieren. Das durch Furcht bedingte Zögern, eine wertorientierte Aktivität auszuführen, sollte für Patienten ein klares Zeichen dafür sein, dass sie genau damit fortfahren und es tun sollten, besonders wenn sie sich bereits selbst zu dieser Aktivität verpflichtet haben. Die Patienten haben in solchen Situationen Gelegenheit dazu, zu üben, sich in Ängste hinein zu lehnen und ihnen Raum zu schaffen. An diesen Wendepunkten müssen sich die Patienten selbst fragen, ob sie bereit sind, ihren unangenehmen Gefühlen Raum zu geben, voranzuschreiten und das zu tun, wozu sie sich verpflichtet haben.

Zum Beispiel könnte das Zögern, Auto zu fahren aus Angst vor einer Panikattacke, ein Impuls dafür sein, die unangenehmen Gefühle zuzulassen und ihnen Raum zu geben und dennoch freiwillig und mit ihnen zu fahren. In ähnlicher Weise kann anfängliches Meiden von Orten mit heißen Temperaturen oder bestimmten Speisen aus Furcht vor einer Panikattacke ein Impuls dafür sein, die unangenehmen Gefühle zu akzeptieren und ihnen Raum zu geben und willentlich solche Orte aufzusuchen oder diese Speisen zu essen. Wenn die Patienten nicht dazu bereit sind, diese Gedanken zu haben und in ihrem Leben wertorientiert zu handeln, wird das Aufrechterhalten von Verhaltensverpflichtungen schwierig sein. Auftauchenden Hindernissen wie „Das schmerzt zu sehr“ oder „Ich kann es einfach nicht tun“ sollte mit Defusionsübungen begegnet werden.

8.2.4 Natürliche wertgeleitete Verhaltensaktivierung

Verhaltensaktivierung in der ACT. Wie in Kapitel 2 beschrieben, haben wir die Prinzipien von der seit

Jahren in der Verhaltenstherapie erfolgreich genutzten Verhaltensaktivierungsprogramme angepasst, um die praktische Durchführung natürlich wertgeleiteter Verhaltensaktivierung innerhalb der ACT so effizient und effektiv wie möglich zu gestalten. Eine ausführliche Darstellung der Zielstellung der wertgeleiteten Verhaltensaktivierung innerhalb der ACT, inklusive der Unterschiede zur klassischen kognitiven Verhaltenstherapie finden Sie bei Hopko, Lejuez, Ruggiero und Eifert (2003).

Verhaltensaktivierungstherapie in der ACT beinhaltet eine Anzahl von Schritten, die wir im nächsten Abschnitt skizzieren. So wie in der ACT drehen sie sich im Kern um die Förderung bereit zu sein, an wertgelenkten Handlungen teilzunehmen. Diese Schritte sind

a) das Wählen von Aktivitäten, die eine Beziehung zu gewählten Lebenszielen haben,
b) das Erstellen einer Aktivitätenhierarchie und die Selbstverpflichtung zur Handlung sowie das Festsetzen von Kriterien für die Handlung und
c) die Beobachtung des Fortschritts und Feedback geben.

Zu a) Wählen von Aktivitäten auf der Grundlage des Lebenskompasses

Der erste Teil dieses Prozesses besteht für Sie und die Patienten darin, konkrete Aktivitäten zu identifizieren, die Ihre Patienten in Richtungen ihrer Werte bewegen. Obwohl die Selektion von Aktivitäten in der Verhaltensaktivierungstherapie von Lebenszielen beeinflusst wird, ist letztendlich die mit einer Aktivität verbundene Freude für den Patienten das ausschlaggebende Kriterium für die Wahl einer Aktivität. Annehmlichkeit zum Kriterium für die Selektion von Aktivitäten zu machen, könnte den „Suche Vergnügen und vermeide Schmerz"-Lebensansatz, der einem guten Teil menschlichen Leidens zugrunde liegt, aufrechterhalten (vgl. Kapitel 4; Eifert & Forsyth, 2009). Wir schlagen deshalb in der ACT vor, die Bedeutung eines Wertes zum Kriterium für die Selektion von Aktivitäten zu machen, besonders wenn die Angst des Patienten mit einer geringeren Häufigkeit dieser Aktivität in einem bestimmten Bereich verbunden ist. Daher bestimmen sowohl Werte als auch eine starke Vermeidung von wertbezogenen Aktivitäten die Ziele für die Exposition. Sie lenken unsere Wahl auch darauf, welche Aktivitäten Teil des Verhaltensaktivierungsprogramms sein sollten.

Beachte:

Um geeignete Aktivitäten festlegen zu können, sollten Sie zunächst noch einmal genau die Eintragungen auf dem *Arbeitsblatt 12: Lebenskompass* und dem *Arbeitsblatt 11: Wertgeschätzte Richtungen* betrachten.

Bitten Sie den Patienten, ein oder zwei Wertefelder und einige Aktivitäten zu bestimmen, die Teil von den Zielbereichen sind, auf die er hinarbeiten will. Dies sollten solche Aktivitäten sein, die der Patient in der Vergangenheit aufgrund seines Angstproblems in eine Warteschleife gestellt oder vermieden hat.

Der nächste Schritt besteht darin, Einzelaktivitäten oder Gruppen von Aktivitäten festzulegen, die auf Ziele in wertgeschätzten Lebensdomänen gerichtet sind. Für Monitoring-Zwecke ist es am besten, Aktivitäten auszusuchen, die sowohl beobachtbar als auch messbar sind. Zum Beispiel könnte ein Wertebereich die Bildung sein. Bildung wiederum könnte als ein langfristiges Ziel beinhalten, eine Universität zu besuchen. Dieses Ziel könnte wiederum kleinere spezifische Handlungen umfassen wie sich telefonisch nach den Studiengängen zu erkundigen, auf den Campus zu fahren, unspezifischere Nachforschungen zu betreiben oder mit einem Beauftragten der Zulassungsstelle zu sprechen, sich in Kurse einzuschreiben und Lehrbücher zu kaufen. Ein anderes Beispiel einer breit angelegten Werterichtung könnte beinhalten, eine engere Beziehung zu einem Familienmitglied zu entwickeln. Diese Richtung wiederum könnte einige Aktivitäten umfassen wie sich mehr Zeit für das Familienmitglied an Orten zu nehmen, die ein Patient vorher gemieden hat (zum Beispiel ein Kino oder eine Theatervorführung zu besuchen, essen zu gehen, einen Ausflug zu machen oder Rad zu fahren). Beachten Sie, dass es bei wertgeschätzten Aktivitäten nicht einfach um das Erreichen von Zielen geht. Es ist ein permanenter Prozess mit vielen kleinen und großen dazwischenliegenden Schritten. Diese kleinen Schritte und Aufgaben sind die Ziele, die die Patienten in eine Richtung bewegen, die Teil eines größeren Prozesses ist. Ziele sind Schritte in Richtung von Werten, die abgehakt werden können, wenn man sie auf dem Weg in diese Richtung erreicht hat.

Zu b) Erstellen einer Aktivitätenhierarchie und Selbstverpflichtung zum Handeln

Während Sie und Ihre Patienten eine wertgeleitete Aktivitätenhierarchie aufbauen, besprechen Sie auch die subjektive Schwierigkeit dieser Aktivitäten. Die Hierarchisierung wird Ihren Patienten helfen, komplexe Ziele in kleinere und leichter zu bewältigende Aufgaben aufzuteilen, und ihnen einen konkreten Handlungsplan und ein klares Gespür dafür geben, was vor ihnen liegt. Für jede Aktivität bestimmen der Therapeut und der Patient gemeinsam klare Kriterien für die Ausführung dieser Aktivitäten: wann, wo, wie und wie lange sie auszuführen sind. Dann fragen Sie Ihre Patienten, ob sie sich dazu verpflichten, eine oder mehrere Aktivitäten in der nächsten Woche auszuführen. Erklären Sie ihnen dabei auch, was eine Selbstverpflichtung bedeutet und was sie nicht.

Beispiel:

Th.: Diese Aktivität zu Hause auszuüben, wird vielleicht nicht leicht für Sie werden. Ich bin ziemlich sicher, dass die Passagiere in Ihrem Bus Sie mit ganzer Kraft anschreien werden: „Mach das nicht", „Du wirst es nie schaffen", „Du wirst dich zum Idioten machen" oder „Du wirst dich verletzen." Sind Sie dennoch bereit, sich zu 100 Prozent zu dieser Aktivität zu verpflichten und sie durchzuziehen? Erinnern Sie sich, Bereitschaft ist nichts, das man versuchen kann oder nur ein bisschen haben kann.

Pat.: Es scheint schwer zu sein. Ich bin nicht sicher, ob das funktionieren wird.

Th.: Ich bitte Sie nicht, sich zu einem bestimmten Ergebnis oder Ausgang zu verpflichten. Was ich Sie frage, ist, ob Sie bereit sind, sich dazu zu verpflichten, etwas zu tun für Ihr Leben und alle diese Passagiere in Ihrem Lebensbus mit auf den Weg zu nehmen. Werden Sie das tun und meinen Sie es ernst?

Pat.: Ja, ich meine es ernst, aber was, wenn ich es nicht durchhalten kann?

Th.: Bei der Verpflichtung geht es darum, es zu tun und es ernst zu meinen. Die Verpflichtung lautet nicht, dass Sie sie immer einhalten werden. Tatsächlich sage ich Ihnen jetzt schon voraus, dass Sie sie zu irgendeinem Zeitpunkt nicht einhalten werden. Ihre Verpflichtung ist es, dass Sie, falls und wenn Sie Ihre Verpflichtung nicht einhalten, sich erneut verpflichten und dies auch so meinen sowie auf den Kurs zurückkehren und tun, was immer Sie tun können, um Ihre Verpflichtung, so gut Sie können, einzuhalten.

Pat.: In Ordnung, ich werde es tun. Ich weiß nicht, wie gut es klappen wird, aber ... ich meine es ernst und ich werde es tun.

Nachdem sich der Patient dazu verpflichtet hat, eine bestimmte Übung und/oder eine Aktivität die nächste Woche über auszuführen, bitten Sie ihn, diese Aktivitäten dann im Laufe der Woche auf dem *Arbeitsblatt 15: Wöchentliche Lebenszielaktivitäten* zu notieren. Ebenso soll die Durchführung von FÜHL-Übungen und anderer lebenszielbezogener Aktivitäten auf dem *Arbeitsblatt 16: Zielerreichung* eingetragen werden. Die Patienten sollen auf dem Arbeitsblatt das Ziel und das Datum eintragen, an dem sie sich dieses Ziel gesteckt und sich dazu verpflichtet haben. Darüber hinaus tragen sie dann die Aktivitäten (Miniziele oder Zwischenziele) ein, die nötig sind, um das Ziel zu erreichen, sowie das Datum der Sitzung, in der sie sich dazu verpflichtet haben, die entsprechende Aktivität auszuüben.

Arbeitsblatt 16: Zielerreichung (vgl. CD-ROM) wird für Notizen zu lebenszielbezogenen Aktivitäten genutzt.

Zu Hause können die Patienten dann das Datum ergänzen, an dem sie die entsprechende Aktivität beendet haben. Wenn es beispielsweise das Ziel eines Patienten ist, ein Schulkonzert zu besuchen, gelenkt vom Wert, eine liebevolle Beziehung zu seinem Sohn zu entwickeln, sollte während der ersten Woche der Durchführung der FÜHL-Übungen zu Hause ein Aktivitätseintrag lauten: „Ich führe an sechs von sieben Tagen FÜHL-Übungen durch, um mich darauf vorzubereiten, zu Pauls Schulkonzert zu fahren." Neben der Verknüpfung von Aktivitäten und Werten wird dieses Formular auch zu einer wichtigen Urkunde für die Erfolge des Patienten auf ihrem Weg hin zu einem wertorientierten Leben.

Zu c) Beobachtung des Fortschritts und Feedback geben

Zu Beginn jeder Sitzung sollte das *Arbeitsblatt 15: Wöchentliche Lebenszielaktivitäten* besprochen werden. Loben Sie die Patienten für ihr Üben und ihren Fortschritt und diskutieren Sie eventuell aufgetauchte Schwierigkeiten. In welcher Form mit Hindernissen und Barrieren umgegangen werden solle, wird im Kapitel 8.2.5 ausführlicher beschrieben. Basierend auf den Eintragungen im Arbeitsblatt 15 aus der vergangenen Woche, können dann die nächsten Aktivitäten geplant und im Zielerreichungsprotokoll (vgl. Arbeitsblatt 16) eintragen werden.

Fortschritte nach Möglichkeit visuell darstellen. Es hat sich gezeigt, dass die grafische Darstellung des Fortschritts für Patienten sehr hilfreich ist. Wenn möglich sollten daher die Berichte über die Aktivitäten visualisiert werden. Das Behandlungsmanual von Lejuez und Kollegen (2001, 2002) bietet detaillierte Vorschläge, wie der Fortschritt grafisch dargestellt werden kann, und enthält eine Vielzahl zusätzlicher Berichtsformulare (zum Beispiel tägliche Aktivitätsprotokolle, Aktivitätshierarchieblätter), die von Nutzen sein könnten. Das Zielerreichungsprotokoll (vgl. Arbeitsblatt 16) sollte aufbewahrt und von den Patienten von Zeit zu Zeit wieder eingesehen werden. Es liefert ein wertvolles Feedback über ihre Fortschritte und ist eine großartige Methode zur Selbstverstärkung.

8.2.5 Umgang mit Barrieren und Vermeidungsverhalten

Non-Compliance und mögliche Barrieren untersuchen. Eine der häufigsten Formen des Widerstands tritt ein, wenn die Patienten eine Aufgabe oder Übung nicht erfüllen, zu der sie sich verpflichtet haben. Wenn das geschieht, müssen die Therapeuten untersuchen, was der Aufgabenerfüllung im Weg stand, den Patienten durch Anwendung einiger der in den vorangegangenen Kapiteln beschriebenen ACT-Prozessstrategien helfen, sich mit den Barrieren (nicht gegen sie!) hin zu wertgeschätzten Handlungen zu bewegen. In diesem Prozess sollten Therapeuten auch überprüfen, ob die Aufgabe möglicherweise nicht klar mit den Werten des Patienten verbunden war oder ob der Patient die Verbindung nicht klar genug gesehen hat.

Non-Compliance ist kein Scheitern. Es ist wichtig, festzuhalten, dass Non-Compliance kein Scheitern ist. Therapeuten sollten sich zurückhalten, auf die Patienten Druck auszuüben oder sie gar mit Feststellungen zu bedrohen wie: „Wenn Sie Ihre Verpflichtungen nicht einhalten, werden sich die Dinge nicht groß ändern." Solche Feststellungen funktionieren nicht, sondern haben oft zur Folge, dass die Patienten sich dann nur noch mehr als bisher selbst herabsetzen. Statt auf sozialen Druck, Konfrontation oder Interpretationen von „Widerstand" zurückzugreifen, ist es für die Therapeuten nun an der Zeit, Akzeptanz und Mitgefühl aufzubauen. Hayes et al. (2014) merken dazu an:

> Egal, wie sorgfältig die Bühne für die Patienten vorbereitet wurde, um wertorientierte Handlungen zu wählen, es ist letztlich eine Entscheidung, die nur der Patient treffen kann. Sich dafür zu entscheiden, mit einem Plan nicht fortzufahren, ist eine legitime Entscheidung, solange sie tatsächlich eine freie Wahl ist. Der sanfteste [und mitfühlendste] Weg, um mit Patienten unter solchen Umständen zu arbeiten, besteht darin, den Patienten komplett zu validieren und auch das Dilemma, vor dem er steht. Der Therapeut könnte sagen: *„Wenn das mein Leben wäre und ich vor mir die Konsequenzen sehen würde, die Sie sehen, könnte ich mir sehr gut vorstellen, dass ich mich dafür entscheide, nicht weiterzumachen."* (S. 260).

Neuverpflichtung ist wichtig. Wie bereits erwähnt, beinhaltet eine Verpflichtung, etwas zu tun und dies zu 100 Prozent so zu meinen. Bei der Verpflichtung geht es nicht darum, dass der Patient sie niemals aufgibt. Wichtig ist, dass, wenn ein Patient eine Verpflichtung nicht einhält, er sich erneut verpflichtet, es so meint und auf den selbstgewählten Pfad zurückkehrt.

Barrieren nicht überwinden, sondern sanft mitnehmen. Sowohl bei den Übungen während der Sitzung als auch bei den Übungen zu Hause werden die Patienten unweigerlich auf Barrieren treffen, die sie zum Stillstand bringen können. Ein gängiges Beispiel dafür ist ein Patient, der seinem Therapeuten erzählt, dass er, obwohl er sich zu Aktivitäten außerhalb der Sitzung verpflichtet hat, sie einfach nicht ausführen konnte, weil er zu viel Angst hatte. Der Therapeut muss in diesem Fall untersuchen, was der Aufgabenerfüllung in die Quere kam und bei Hindernissen für wertgeschätzte Handlungen einige der bisher und im nächsten Abschnitt beschriebenen Strategien anwenden. Es ist wirklich wichtig, dass an solche Barrieren nicht mit der Haltung herangetreten wird, sie überwinden zu wollen. Es geht nicht darum, Barrieren zu „durchbrettern". Überwinden und bewältigen wollen bedeutet einen Kampf – wir wären dann wieder zum Tauziehen zurückgekehrt. Wie Forsyth und Eifert (2010) betont haben, beinhaltet eine Selbstverpflichtung, Barrieren zu spüren und weiterzugehen. Es geht nicht darum, zu versuchen, die Barrieren zu überwinden oder zu umgehen, sondern sie an- und mitzunehmen; manchmal kann man sich auch sanft durch sie hindurch bewegen.

Einige Barrieren werden eher von äußeren Faktoren bestimmt, wie z. B. Geldmangel, Zeitmangel, Mangel an Gelegenheiten, geografische Beschränkungen oder sogar das Wetter. Therapeuten können Patienten häufig dabei helfen, sich durch einige dieser Barrieren hindurchzubewegen, indem sie ein Brainstorming zu möglichen Alternativen durchführen und angemessene Vorschläge für Alternativen machen, die bisher vielleicht vom Patienten noch nicht berücksichtigt wurden. Die mit Abstand häufigsten und schwierigsten Barrieren für Patienten sind jedoch hartnäckige innere Barrieren, wie z. B. angstbezogene Gedanken, Gefühle, Sorgen und körperliche Empfindungen.

Unabhängig von ihrem spezifischen Inhalt senden alle diese Gedanken und Gründe 24 Stunden am Tag und 7 Tage pro Woche immer wieder dieselbe alte, laute Botschaft, wie sie das Angst-Nachrichten-Radio sendet: „Tu *nicht* das, wozu du dich entschieden und verpflichtet hast (obwohl es dein Leben hin zum Besseren verändern könnte) – stattdessen tu das, was du schon immer getan hast und was sicher ist (obwohl es für dich nicht funktioniert hat und dich weiterhin feststecken lassen wird). Verpflichte dich dem Kampf zur Bewältigung deiner Gedanken und Gefühle!“. Wir haben in den vorhergehenden Kapiteln eine Reihe spezifischer Techniken zum Perspektivenwechsel, zur Defusion, zur Achtsamkeit und zum Bereitsein vorgestellt, auf die Therapeuten zurückgreifen können, um mit diesen inneren Barrieren sanft umzugehen.

Nützlichkeitsfrage. Zusätzlich zu den vorgestellten Techniken gibt es eine Frage – die sogenannte Nützlichkeitsfrage –, die Therapeuten ihren Patienten immer dann stellen können, wenn schwierige Barrieren auftreten und die Patienten versucht sind, wieder in alte, unbrauchbare Verhaltensmuster zu verfallen. Diese sehr hilfreiche Frage sollten Therapeuten am besten auswendig lernen und immer parat haben. Sie bezieht sich auf die Brauchbarkeit vergangener Lösungen und auf die Richtung, in die sich das Leben der Patienten bewegen soll:

> Wenn Sie in der Vergangenheit auf diese Ratschläge Ihres Verstandes gehört haben, hat Sie das dann weiter vorwärts gebracht (sind Sie Ihren Werten nähergekommen), sind Sie auf der Stelle getreten und nicht wirklich weitergekommen, oder sind Sie gar zurückgegangen und weiter von Ihrem eigentlich gewünschten Weg abgekommen (haben Sie sich weiter von Ihren Werten entfernt)?

8.2.6 Förderung von Mitgefühl

Wie in Kapitel 2 beschrieben, ist das Erlernen von liebevoller Freundlichkeit und Mitgefühl (compassion) zu sich selbst im Laufe der letzten 10 Jahre ein integraler Bestandteil der praktischen Durchführung von ACT geworden. Man könnte durchaus sagen, dass Mitgefühl in gewisser Weise den Rahmen und Kontext für alle sechs besprochenen zentralen Therapieprozesse bildet.

Mitgefühl und Freundlichkeit sind keine Gefühle, sondern beinhalten Handeln. ACT-Therapeuten sprechen in den Übungen zunächst von „Angstmonstern“, denn belastende Gefühle und Gedanken werden oft von den Betroffenen genau so empfunden: als beängstigende, sie fast verschlingende Monster oder Feinde. Ausdrücke wie „Monster“ erhalten jedoch den Mythos aufrecht, dass innere Erfahrungen gewissermaßen Feinde sind, die man besiegen muss. Dementsprechend externalisieren wir in der Therapie oft die Angst (was eine Art von Defusion darstellt), um Patienten zu helfen, sich von den Angstgedanken und -gefühlen zu distanzieren. Trotz der Verwendung von Begriffen wie „Monster“ und einer etwas distanzierteren Haltung zur Angst ist es ein zentrales Anliegen der ACT, Patienten dazu zu bewegen, ihrem inneren Erleben mehr Freundlichkeit entgegenzubringen. Wir dürfen nicht vergessen, dass diese „Angst- und Sorgenmonster“ Teile der Patienten sind. Forsyth und Eifert (2010) haben dazu eine Metapher entwickelt, die den Patienten dabei helfen soll, Mitgefühl für ihr Erleben zu entwickeln, indem sie schwierige Emotionen mit schwierigen Kindern vergleicht.

Metapher: Das Reisen mit dem Problemkind

In der Vergangenheit haben Sie Angst verständlicherweise wie ein großes bedrohliches Monster behandelt. Doch was wäre, wenn diese Probleme gar keine Angstmonster wären, sondern eher wie ein Kind aussähen? Sie sind tatsächlich ein Teil von Ihnen – gewissermaßen wie ein Kind von Ihnen. Vielleicht könnten Sie Ihr seelisches Problemkind so behandeln, wie Sie Ihr eigenes Kind behandeln würden, wenn es ungezogen wäre und sie mit Forderungen bedrängen würde. Wie würden Sie in einem solchen Fall reagieren?

Manche Eltern gehen mit der pulsierenden Energie ihrer Kinder um, indem sie die Kinder mit strengen Worten maßregeln oder ihnen eine Ohrfeige geben. Dabei wissen wir aus zahllosen Forschungsstudien, dass diese Strategien wenig taugen, um positives Verhalten zu fördern. Letztendlich fühlen die Eltern sich schlecht, müde und frustriert und die Kinder bleiben Kinder, aber jetzt mit frustrierten, müden und verärgerten Eltern.

Andere Eltern wählen einen sanfteren und trotzdem bestimmten Ansatz. Sie fallen nicht auf Streit oder strafendes Verhalten zurück, nur weil ihr Kind sich schlecht benimmt. Sie durchschauen ihren ersten Impuls mit negativer Energie zu reagieren und stattdessen tun sie etwas ganz anderes. Sie sehen ihr Kind als einen Teil von sich – einen Teil, der eigentlich eher Hilfe und Zuneigung braucht, und so reagieren sie auf eine Weise, die diesem Bedürfnis gerecht wird. Sie tun nicht unbedingt, was ihre Kinder wollen und geben ihnen nach. Stattdessen reden sie ruhig auf sie ein und modellieren ein anderes Verhalten. Studien zeigen, dass dieser freundlichere und doch konsequente Weg des Miteinander-Umgehens als Erziehungsstrategie durchaus effektiv ist.

Welche Erziehungsstrategie verfolgen Sie für Ihr Angstproblemkind? Schreien, brüllen und kämpfen Sie? Und wenn ja, hat es Ihnen geholfen? Oder fühlen Sie sich hinterher nur noch schlechter und vollkommen frustriert und erschöpft? Vielleicht ist es an der Zeit, Ihrem inneren Problemkind anders als bisher zu begegnen. Schließlich ist es wirklich ein Teil von Ihnen. Wie wäre es, wenn Sie Ihr Angstkind mit Freundlichkeit und Liebe behandeln? Sie können trotzdem auch standhaft sein und es nicht zulassen, dass Ihr seelisches Problemkind Sie ablenkt oder in seine wilden Mätzchen verwickelt. Sie können das tun, was Sie sich vorgenommen hatten, als Sie von zu Hause weggefahren sind, und Ihr Angstkind einfach mitnehmen. Sind Sie bereit, dasselbe mit Ihrem inneren Problemkind zu tun und dieses Kind mitzunehmen auf den Weg in Richtung Ihrer Werte?

In Kapitel 2 haben wir bereits darauf hingewiesen, dass das Lernen von liebevoller Freundlichkeit und Mitgefühl in der ACT als Gegenmittel zu Selbstbeschuldigungen und Selbstherabsetzungen dient.

Selbstfürsorge praktizieren

Selbstfürsorge durch Handeln praktizieren. Patienten sind oft ratlos, wenn man sie fragt, wie sie damit anfangen können, freundlicher zu sich selbst zu sein. Doch aus verhaltenstherapeutischer Sicht ist die Antwort einfach: Patienten können sich selbst eine liebevolle Fürsorge zukommen lassen, indem sie regelmäßig etwas Positives für sich tun – beispielsweise Aktivitäten, die sie mögen und die ihnen Freude bereiten. Die Therapeuten sollten wieder darauf hinweisen – wie es schon bei der Besprechung von Akzeptieren und Bereitsein zur Sprache kam –, dass Mitgefühl und Selbstfürsorge keine Gefühle sind, sondern Handeln beinhalten. Nach Erich Kästner könnte man auch sagen: Es gibt nichts Gutes, außer man tut es.

Verpflichtung zu selbstfürsorglichem Handeln. Patienten können sich dazu verpflichten, jeden Tag (oder jeden zweiten Tag) mindestens eine freundliche Handlung für sich selbst zu praktizieren. Das kann bedeuten, sich die Zeit zu nehmen, um ein Buch zu lesen, spazieren zu gehen, Musik zu hören, zu meditieren, im Garten zu arbeiten oder ein schönes Essen zu kochen. Wichtig ist, dies nicht zu tun, weil sie es verdient haben, sondern „einfach so" und ohne Vorbedingungen. Dies fällt Patienten oft schwer, weil ihr Verstand ihnen einreden will, dass sie es eigentlich nicht verdienen. Wichtig ist, trotzdem regelmäßig etwas Gutes für sich zu tun, egal was der Verstand dagegenhält. Konkrete Hinweise und Übungen für die Durchführung des Praktizierens von Freundlichkeit sich selbst gegenüber sowie auch entsprechende Audioübungen finden sich bei Forsyth und Eifert (2010, dort Kapitel 15). Darüber hinaus können Therapeuten auf den wichtigen Zusammenhang zwischen Selbstfürsorge und dem Ausleben von Werten hinweisen: Immer, wenn Patienten etwas tun, das sie einem ihrer Werte näher bringt, praktizieren sie damit auch Freundlichkeit gegenüber sich selbst.

Angst muss nicht unser Feind, sondern kann auch unser Lehrer sein. Therapeuten können in dieses Gespräch auch eine alte Erkenntnis einbauen, die uns der Dalai Lama (2003) vermittelt hat. Unbequeme Emotionen müssen nicht unsere Feinde sein, sondern können unsere Lehrer sein, wenn wir sie nicht sofort von uns abweisen und ihnen mehr Freundlichkeit entgegenbringen. Solche ungewollten Emotionen können uns zeigen, dass etwas in unserem Leben nicht in Ordnung ist und wir nicht so leben, wie wir es uns eigentlich wünschen. Sie spornen uns an und geben uns die Gelegenheit zu wachsen und uns zu verändern. Dies geschieht immer dann, wenn wir emotionalen und kognitiven Barrieren mit größerer Flexibilität begegnen und fürsorglicher als in der Vergangenheit auf sie reagieren sowie gleichzeitig weiterhin zielstrebig in Richtung unserer Werte weitergehen.

8.2.7 Lebensverbesserungsübungen (zu Hause)

Verteilen Sie am Ende der Sitzungen die notwendigen Arbeitsblätter für die Übungen zu Hause und stellen Sie sicher, dass der Patient verstanden hat, in welcher Form er die Arbeitsblätter zu Hause nutzen soll bzw. wie er die Übungen durchführen soll:

- Fortsetzung der Aufzeichnung von angst- und furchtbezogenen Erfahrungen mithilfe des *Arbeitsblattes 1: Leben bewusst erleben (LEBEN)*.
- Ausfüllen des *Arbeitsblattes 2: Tägliche ACT-Einschätzung*.
- Tägliche Anwendung der Übung „Akzeptieren von Angst und Unbehagen“ (Arbeitsblatt 10).
- Mindestens eine vom Patienten gewählte interozeptive und/oder Vorstellungsübung für mindestens 30 Minuten pro Tag durchführen.
- Protokollierung dieser Übungen mittels der Arbeitsblätter FÜHL-Empfindungen (Arbeitsblatt 13) und FÜHL-Vorstellungen (Arbeitsblatt 14).
- Ausfüllen des *Arbeitsblattes 15: Wöchentliche Lebenszielaktivitäten*.
- Ausfüllen des *Arbeitsblattes 16: Zielerreichung*.
- Sich verpflichten, täglich (oder jeden zweiten Tag) mindestens eine freundliche Handlung sich selbst gegenüber zu praktizieren.

Kapitel 9

Sitzung 8 – Wertgeleitetes Handeln aufrechterhalten/Vorbereitung auf das Ende der Behandlung

Sitzungsaufbau
1. Zentrierungsübung (5 Min.) 2. Rückblick auf die tägliche Praxis (5 Min.) 3. Konsolidierung der wertgeleiteten Verhaltensaktivierung und Vorbereiten des Patienten auf das Ende der Behandlung (50 Min.) – Zusammenfassen der Behandlungsprinzipien und des ACT-konformen Umgangs mit zu erwartenden Barrieren – Vorbereitung auf Rückfälle und Rückschritte – Identifizieren von Hochrisikosituationen 4. Generalisierung und Fortsetzung der Übungen
Arbeitsblätter (vgl. CD-ROM) und Materialien
– Arbeitsblatt 1: Leben bewusst erleben (LEBEN) – Arbeitsblatt 2: Tägliche ACT-Einschätzung – Arbeitsblatt 10: Akzeptieren von Angst und Unbehagen – Arbeitsblatt 13: Protokoll der FÜHL-Empfindungen (eines für jede praktischen Übung) – Arbeitsblatt 14: Protokoll der FÜHL-Vorstellungen (eines für jede praktischen Übung) – Arbeitsblatt 15: Wöchentliche Lebenszielaktivitäten – Arbeitsblatt 16: Zielerreichung

9.1 Ziele der Sitzung

Umsetzung von wertgeleiteten Absichten. Das Hauptziel der letzten Sitzung ist es, damit fortzufahren, ein breiteres und flexibleres Verhaltensmuster in Bezug auf den Umgang mit Angst hervorrufenden Reizen, Ereignissen und Situationen aufzubauen. Dazu können in dieser Sitzung noch einmal geeignete kurze FÜHL-Übungen durchgeführt werden. Der Schwerpunkt sollte jedoch auf der Besprechung von Erfahrungen mit wertbezogenen Aktivitäten im Alltagsleben liegen.

Festigung aller bisherigen Verbesserungen. Da es sich bei dieser Sitzung um die letzte Sitzung handelt, ist es wichtig, dass versucht wird, alle Verbesserungen, Vorteile bzw. Zugewinne, die bis zu diesem Punkt erzielt wurden, zu festigen. Barrieren bzw. Hürden sollten als gute Gelegenheiten angesehen werden, die erlernten Strategien anzuwenden und zu trainieren.

Mögliche Hürden vorhersehen. Zukünftige Hürden sollen vorhergesehen werden, um mit den Patienten flexible Alternativen zu entwickeln, die auf den erlernten ACT-Fertigkeiten basieren und diese zur Anwendung bringen.

9.2 Durchführung der Sitzung

9.2.1 Zentrierungsübung

Beginnen Sie die Sitzung wie alle vorherigen Sitzungen mit der Zentrierungsübung, die wir am Ende von Sitzung 1 (Kapitel 3, S. 53) beschrieben haben.

9.2.2 Rückblick auf die tägliche Praxis

Besprechung von Arbeitsblatt 1, 2 und 10. Besprechen Sie das tägliche Durchführen der Übung „Akzeptieren von Angst und Unbehagen“ (vgl. Arbeitsblatt 10) durch die Patienten und diskutieren Sie kurz ihre Erfahrungen damit.

Nachdem Sie das *Arbeitsblatt 2: Tägliche ACT-Einschätzung* besprochen haben, diskutieren Sie kurz das *Arbeitsblatt 1: Leben bewusst erleben*

(LEBEN) und jedes Beispiel, in denen Patienten ein Verhalten gezeigt haben, um Gedanken, Wahrnehmungen und Gefühle in den Griff zu bekommen. Helfen Sie Ihren Patienten wiederum, die Verbindung zwischen solchen Handlungen und den kurz- und langfristigen Kosten zu sehen, besonders im Kontext dessen, wie sie ihr Leben leben möchten. Stand ein solches Verhalten im Weg, wertorientierten Aktivitäten nachzugehen?

Besprechung von Arbeitsblatt 15 und 16. Als Nächstes blicken Sie auf die Durchführung der FÜHL-Übungen und die Erfahrungen der Patienten mit ihren lebenszielorientierten Aktivitäten (vgl. Arbeitsblatt 15) in der vergangenen Woche zurück. Loben Sie Ihre Patienten für ihr Üben und ihre Fortschritte und besprechen Sie Schwierigkeiten, die sie eventuell dabei gehabt haben. Mit auftauchenden Hindernissen und Barrieren sollte so umgegangen werden, wie es in dieser Sitzung skizziert wird. Wie zuvor, sollte das Zielerreichungsprotokoll (vgl. Arbeitsblatt 16) aufbewahrt und von Zeit zu Zeit wieder eingesehen werden. Dies liefert den Patienten ein wertvolles Feedback über ihre Fortschritte und ist eine gute Methode zur Selbstverstärkung. Besprechen Sie, wie Pateinten mit auftauchenden Hindernissen und Barrieren umgegangen sind und machen Sie Vorschläge, wie die Patienten in Zukunft ihre gelernten ACT-Fertigkeiten stärker zum Tragen bringen können.

9.2.3 *Konsolidierung der wertgeleiteten Verhaltensaktivierung und Vorbereiten des Patienten auf das Ende der Behandlung*

Am Ende der Behandlung ist es wichtig, die wichtigsten Aspekte der ACT-Behandlung noch einmal zusammenzufassen und auch einen Plan zu entwickeln, wie die Patienten die gemachten Fortschritte konsolidieren und ausbauen können. Es ist ebenfalls wichtig, in dieser Sitzung über die Rückfallprophylaxe zu sprechen und einen Plan für eine fortdauernde selbstgesteuerte Therapie mithilfe der bis dahin erlernten Strategien zu erarbeiten.

Planung der nächsten Verhaltensschritte. Zu diesem Zeitprunkt dürften die Patienten bereits einige Fortschritte bei der Erreichung ihres gewählten Lebensziels gemacht haben. Die Therapeuten sollten die letzte Sitzung dazu benutzen, mit den Patienten die nächsten Schritte auf diesem Weg auszuarbeiten und festzulegen. Dies sollte nach den in diesem Kapitel dargestellten Richtlinien und mithilfe der entsprechenden Arbeitsblätter erfolgen.

Zusammenfassen der Behandlungsprinzipien und des ACT-konformen Umgangs mit zu erwartenden Barrieren

In der letzten Sitzung können die Therapeuten ihren Patienten dabei helfen, die Prinzipien des Behandlungsprogramms zusammenzufassen: Was sie gelernt haben und wie sie es gelernt haben. Dies soll so nahe wie möglich am individuellen Problem des Patienten erfolgen und sollte Themen wie Werte, Akzeptieren, Bereitsein, Perspektivenwechsel und Defusion sowie das Praktizieren von Selbstfürsorge beinhalten.

Mögliche zukünftige Barrieren ansprechen. Es ist auch wichtig, erneut einige der wesentlichsten und am häufigsten aufgetauchten Barrieren anzusprechen und den Patienten deutlich zu machen, dass diese sicherlich von Zeit zu Zeit wieder auftauchen werden. Betonen Sie, dass die Patienten eine Menge gelernt haben und viele Veränderungen durchgemacht haben. Wie sich die Patienten nun ihren angstbezogenen Gedanken und Gefühlen nähern, unterscheidet sich von ihrer früheren Neigung, vor ihnen wegzulaufen. Sie sind wieder stärker mit ihren Werten verbunden und bewegen sich Tag für Tag auf einem Pfad hin zu einem wertegeleiteten Leben.

Eine gute Art und Weise, den Patienten ihre Fortschritte zu demonstrieren, ist es, einige der frühen Exemplare des *Arbeitsblattes 1: Leben bewusst erleben (LEBEN)* und des *Arbeitsblattes 16: Zielerreichung* zu betrachten und den Patienten zu bitten, zu vergleichen, wo er stand und wo er sich jetzt befindet. Sieht der Patient einen Unterschied? Hat sich dieser Unterschied in seiner Erfahrung niedergeschlagen?

Aufrechterhaltung der Lernfortschritte. Es gibt zahlreiche Möglichkeiten, wie die Patienten ihre Fortschritte und ihr Lernen aufrechterhalten können. Die folgenden zwei können Sie mit Ihren Patienten diskutieren:

1. Ein Weg besteht darin, Achtsamkeits- und Akzeptanzübungen weiter zu praktizieren. Ermu-

tigen Sie Ihre Patienten dazu, solche Übungen nicht auf angstbezogene Situationen zu beschränken, sondern auch auf andere Alltagssituationen auszuweiten. Achtsamkeit und Akzeptanz sind weitaus größer als Angst.
2. Die zweite Strategie besteht darin, damit fortzufahren, sich für jede Woche in der Nachbehandlungszeit kurzfristige Ziele zu stecken. Die Patienten können sich selbst jede Woche ein konkretes Ziel setzen, in einem ihnen wichtigen Bereich Fortschritte zu machen. Sie können dann ihren Fortschritt in derselben Weise beobachten, wie sie es während der Behandlung getan haben.

Vorbereitung auf Rückfälle und Rückschritte

Therapeuten sollten auf jeden Fall die hohe Wahrscheinlichkeit ansprechen, dass der Patient einen Rückschlag erleben könnte. Im Rahmen von ACT versteht man unter einem Rückfall, dass eine Person einen Rückschritt in dem Versuch erlebt, auf ihrem gewählten Weg weiterzugehen. Solche Rückschritte äußern sich beispielsweise darin, nicht seinen Verpflichtungen entsprechend zu leben oder sie nicht einzuhalten. Häufig kommt es auch zu einer Rückkehr zurück zu alten unbrauchbaren Vermeidungs- und Kontrolltaktiken, die die Patienten überhaupt erst in die Therapie gebracht haben. Indem die Patienten darüber informiert werden, dass Rückschläge zu erwarten sind, lernen sie, dass die erneute Selbstverpflichtung zu einer wertgeschätzten Handlung nach einem Rückschlag der Schlüssel dafür ist, wieder auf Kurs zu kommen. Diese Rückschritte können als Aufflackern angstbezogener Symptome erfahren werden, auf die die Patienten mit Kampf, Widerwillen und Kontrollbemühungen oder der Wiedereinsetzung von Sicherheitssignalen oder Vermeidungsverhalten reagieren.

Sanfter Umgang mit Rückschlägen. Wie die Patienten mit solchen Rückschlägen umgehen, ist sehr wichtig. Sie könnten sich schnell selbst als komplette Versager bewerten und diese Bewertung dazu nutzen, das Aufgeben aller Bemühungen, sich näher auf ihre Ziele zuzubewegen, zu rechtfertigen. Was in solchen Fällen wirklich geschieht, ist, dass der Patient erfährt, wie es ist, vollständig Mensch zu sein. Unsere Werte verändern sich für gewöhnlich nicht, auch wenn wir gelegentlich daran scheitern, den Werten entsprechend zu handeln. Ermutigen Sie Ihre Patienten dazu, selbstabwertenden Gedanken mit Güte und achtsamer Akzeptanz zu begegnen und sie einfach als ein weiteres Beispiel für laute Passagiere in ihrem Lebensbus zu betrachten. Ihre Wahl ist es, den Bus weiterhin in die Richtung zu lenken, in die sie wirklich fahren wollen, statt dahin, wohin die Passagiere ihnen befehlen zu fahren.

Identifizieren von Hochrisikosituationen

Hochrisikosituationen als willkommene Herausforderung. Bei der Rückfallprävention geht es auch darum, im Voraus, noch zu Zeiten des Erfolgs zu bedenken, wie die Patienten mit schwierigeren Zeiten umgehen könnten. Hochrisikosituationen sind Reaktionen in Form von Ereignissen, Gedanken, Verhaltensweisen und Emotionen, die das Risiko für einen Rückfall in alte Vermeidungs- und Kontrolltaktiken erhöhen. Solche potenziell problematischen Situationen können auch negative emotionale Zustände, interpersonelle Konflikte, sozialer Druck oder ganz allgemein Stress im Leben sein. Eine fortgesetzte Einübung von achtsamer Akzeptanz kann oft verhindern, dass solche Ereignisse als Rückfallauslöser dienen, aber sie kann nicht das tatsächliche Erfahren solcher Ereignisse verhindern und ist auch nicht dazu angelegt. Die Ereignisse können und werden passieren, wenn die Patienten ihr Leben erweitern. An dieser Stelle ist es wichtig, die Patienten in die Lage zu versetzen, bei solchen Gelegenheiten nicht aufzugeben und sie willkommen zu heißen, immer mit Blick auf ein erfülltes Leben und auf eine Bewegung in die Richtung, die ihnen wichtig ist.

Liste von Hochrisikosituationen erstellen. Therapeuten können die Patienten dabei unterstützen, eine Liste von Hochrisikosituationen zu erstellen sowie eine Liste mit Strategien, um sich diesen Situationen zu nähern. Als hilfreich hat sich hier erwiesen, gemeinsam vorangegangene Rückschritte, die der Patient während der Therapie erfahren hat, und seinen Umgang damit, erneut zu betrachten. Diese Übung soll das Bewusstsein eines Patienten für die Faktoren erhöhen, die zu Rückschlägen beitragen, und ihn darauf vorbereiten, den Rückschlägen mit Mitgefühl, Defusion und erneutem wertorientierten Verhalten zu begegnen.

Anwendung der achtsamen Beobachtungspraxis. Ein Patient wird möglicherweise nicht spüren, dass ein Rückfall stattgefunden hat, bis er das Aufflackern einer ausgewachsenen Angst oder Panik erfährt und sich selbst mitten in dem Versuch wiederfindet, sie zu kontrollieren oder in den Griff zu bekommen. Zu diesem Zeitpunkt sollte ein Patient die achtsamen Beobachtungspraktiken anwenden, die er während der FÜHL-Übungen erlernt hat. Tatsächlich ist ein solches Aufflackern nur eine weitere FÜHL-Übung, die darauf wartet, erfahren zu werden.

Patient hat neue Strategien erlernt. Die Therapeuten können betonen, dass der Patient im Laufe der Therapie Fertigkeiten erworben hat, sich durch diese Ereignisse oder Situationen hindurchzubewegen. Letztendlich ist jede Situation ein Teil der Gesamtheit der menschlichen Erfahrung und zeitlich begrenzt. Die Therapie hat den Patienten mit neuen Strategien ausgestattet, um mit solchen und anderen Ereignissen, die noch kommen mögen, zu leben, statt gegen sie anzukämpfen. Dass die Patienten ihre Fähigkeiten wahrnehmen, mit solchen Situationen umgehen zu können, ist ein kritischer Punkt für eine kontinuierliche Besserung über die Therapie hinaus. Erinnern Sie Ihre Patienten an das, was sie zuvor erreicht haben, indem Sie auf das ausgefüllte *Arbeitsblatt 16: Zielerreichung* schauen. Die Besprechung dieses Arbeitsblattes ist in guten Zeiten eine hilfreiche Strategie, um auf Kurs zu bleiben, und es ist bei Rückschlägen nützlich und wichtig, um die Perspektive beizubehalten. Die Aufzeichnung der Zielerreichung ist eine wunderbare Methode der Selbstverstärkung.

9.2.4 Generalisierung und Fortsetzung der Übungen

Wie schon in der bisherigen Therapie geht es auch am Ende der Therapie darum, die psychologische Flexibilität und Lebenskraft des Patienten zu erhöhen. Diese Konsolidierungsstufe der Therapie kennzeichnet sich dadurch aus, dass die Patienten sich weiterhin auf solches Handeln konzentrieren sollen, welches sie näher an ihre Lebensziele heranführt. Wie in den vorherigen Therapieabschnitten geschieht dies vor allem mithilfe der zentralen ACT-Prozesse. Die Patienten werden also ermutigt, wie bisher Akzeptanz zu üben und mithilfe von Defusion, Perspektivenwechsel und Achtsamkeit Hürden freundlich mitzunehmen, anstatt sie zu überwinden.

Dabei ist es von zentraler Wichtigkeit, dass sich die Patienten immer wieder ihre Lebensziele (und Träume!) vor Augen halten. Dies ist die beste Motivation, sich immer wieder darauf einzulassen, engagiert zu handeln. Die Verwendung der Arbeitsblätter kann diesen Kreislauf aktiv unterstützen. Therapeut und Patient sollten noch einmal kurz diskutieren, welche Arbeitsblätter bisher am hilfreichsten waren. Der Patient sollte diese dann entsprechend weiter anwenden.

Weitere Strategien zur Generalisierung und Konsolidierung der wertgeleiteten Verhaltensaktivierung finden Sie im nachfolgenden Epilog.

Epilog: Der weitere Weg

Wenn wir als Therapeuten, Forscher und Autoren unsere Arbeit richtig gemacht haben, dann sollten die eingeübten Fertigkeiten und die entwickelten Werte zu einem Verhaltensmuster führen, das sich selbst verstärkt und aufrechterhält. Das heißt also, dass die Anwendung der beiden Fertigkeiten „Akzeptanz“ und „Achtsamkeit“ Patienten helfen wird, sich mit den Dingen, die gegenwärtig in ihrem Leben geschehen, flexibler umzugehen und sie somit besser – und dabei flexibler – Schritte in die Richtung ihrer Lebenswerte machen können. Da Handlungen, die persönlichen Werten dienen, per Definition verstärkenden Charakter haben (Wilson & DuFrene, 2009), sollte solches Verhalten die Anwendung der Fertigkeiten „Akzeptanz“ und „Achtsamkeit“ weiterhin etablieren. Unsere empirischen Untersuchungen zum vorliegenden Programm (Arch et al., 2012; Gloster et al., 2015) lassen uns annehmen, dass die Zeit, die der Therapie folgt, im Durchschnitt mit einem steigenden Nutzen verbunden ist und von Patienten dazu verwendet wird, Gelerntes eigenständig und häufiger anzuwenden (Schmidinger et al., 2015). Wir wissen jedoch auch, dass dies für einige Patienten schwerer ist als für andere.

Deshalb stellen wir in diesem letzten Abschnitt Techniken vor, die dabei helfen sollen, den gewonnenen Nutzen zu festigen und die Prinzipien zu verallgemeinern, welche im Manual dargestellt worden sind. Unser primäres Anliegen ist es, den Patienten dabei zu helfen, langfristig die Konzepte dieses Programms flexibel auf ihr persönliches Leben zu übertragen und darauf vorbereitet zu sein, sie kontinuierlich anzupassen, je nachdem wie es alltägliche Situationen erfordern mögen. In Anbetracht unseres beständigen Zieles, psychologische Flexibilität und Lebendigkeit zu erhöhen, raten wir sowohl zur spontanen Aktivität als auch zu programmatischen Übungen, die sich auf die verschiedenen Komponenten des Hexaflex-Modells beziehen.

Fortgesetztes engagiertes wertorientiertes Handeln. Diskutieren Sie gemeinsam mit dem Patienten, welche der verschiedenen Formen engagierten Handelns am wünschenswertesten sind. Es könnte hilfreich sein, sowohl über Handlungen zu diskutieren, die in der Zukunft auftreten könnten, als auch über solche, die der Patient in seinen täglichen/wöchentlichen Routineablauf dauerhaft bzw. fest hinzufügen möchte. Eine wichtige Frage könnte folgende sein:

> Welche Art von Handlungen wäre für Sie ein Anzeichen dafür, dass Sie sich auf Ihrem Lebensweg Ihren Werten zunehmend nähern und dabei einigermaßen psychologisch flexibel sind?

Tägliche (oder regelmäßige) kürze Übungen zur Festigung von Fertigkeiten. Ein Patient könnte sich vornehmen, täglich (oder regelmäßig) kurze Übungen durchzuführen, um die erworbenen Fertigkeiten zu konsolidieren. Beispielsweise könnte sich ein Patient vornehmen, während des Fahrens in einem Bus sowohl seine Atmung aufmerksam zu beachten als auch damit einhergehende Gedanken. Auch könnte sich ein Patient vornehmen, achtsam spazieren zu gehen oder zu essen oder etwa ständig wiederkehrende Gedanken auf ein Blatt Papier zu schreiben und dann zu entscheiden, wie er oder sie die Gedanken einordnen möchte (z. B. hilfreich vs. unnütz). Ebenso können die Patienten sich vornehmen, Akzeptanz in verschiedensten kleinen Formen zu üben, etwa sich selbst herauszufordern, ungewohnte Dinge zu tun und den daraus resultierenden Reaktionen – wie immer diese aussehen mögen – mit Offenheit und Neugier zu begegnen. Beispielsweise berichtete kürzlich ein Patient, dass er die Zahnbürste während des Zähneputzens mit der anderen als der gewohnten Hand geführt habe. Diese Erfahrung brachte unterschiedliche Reaktionen hervor, von denen er jede als Möglichkeit sah, sie mit Akzeptanz anzunehmen. Solche Übungen helfen Patienten dabei, diese Fertigkeiten zunehmend in ihr alltägliches Leben zu integrieren, weil es ihnen gut tut und ihnen hilft – und nicht weil der Therapeut es ihnen sagt. In der Zeit nach der Therapie vergessen manche Patienten Lebensverbessrungsübungen zu machen oder sie „fühlen sich nicht in der richtigen Stimmung dazu“. So stellt also die Rückkehr zu diesen und anderen Übungsformen selbst eine Form engagierten Handelns dar. Dies führt oft dazu, dass psychische Gesundheit nunmehr als persönlich bedeutsamer Lebensbereich betrachtet wird.

Herausforderungen antizipieren. Das Leben bringt immer neue Herausforderungen mit sich. Es kann nützlich sein, mit Patienten darüber zu diskutieren, welche Art von Herausforderungen sie sich vorstellen können, die nicht während der Therapie aufgetreten sind, und dann hierauf eine flexible Reaktion zu üben. In solchen Situationen könnten vor allem Übungen zu Defusion, Perspektivenwechsel und Akzeptanz angewandt werden. Schließlich kann sich der Patient engagieren (ohne es sich zu versprechen!), den vielen Herausforderungen im Leben nicht nur flexibel, sondern auch mitfühlend und freundlich zu begegnen.

Sich selbst regelmäßig Feedback geben. Die Patienten sollten sich vornehmen, sich selbst regelmäßig Feedback zu geben und überprüfen, wie es mit der Anwendung der ACT-Prozesse in ihrem Leben aussieht. Zum Beispiel könnten sie sich in ihren Kalender schreiben, sich einmal im Monat/alle zwei Monate/regelmäßig in Ruhe hinzusetzen und die Arbeitsblätter aus der Therapie zu verwenden, um zu sehen, wie es sich bei ihnen in Sachen Akzeptanz, Werte, Lebendigkeit usw. verhält. Wie alle erfahrenen Therapeuten wissen, ist es für Patienten sehr hilfreich, dies in ihrem Kalender festzuhalten, während sie noch im selben Raum mit dem Therapeuten sind.

Einen Brief vom „weiseren Selbst“ schreiben. Die „Motivation“ psychologisch flexibel, engagiert und gesund zu bleiben, kann mit der wirkungsvollen Technik erhöht werden, sich selbst einen Brief zu schreiben. Diese Aufgabe fördert sowohl das „Selbst als Kontext“ als auch engagiertes Handeln – insbesondere dann, wenn es sich um die Art von Patienten handelt, die solche Dinge „albern“ finden. Patienten können sich buchstäblich als ihr „weiseres Selbst“ einen Brief schreiben, der Perspektive ähnlich, die sie in der Beobachter-Übung einnehmen. Sie können sowohl aus der Zukunftsperspektive – z. B. vier Wochen, drei Monate, ein Jahr usw. – an sich selbst schreiben als auch aus der Gegenwart an ihr „weiseres Zukunftsselbst“. Die Aufgabe kann solche Dinge beinhalten, wie etwa sich vorzustellen, was in der eigenen Entwicklung geschehen wird, und sich dabei zu ermutigen, zu erinnern, zu unterstützen usw. Lassen Sie den Patienten den Briefumschlag schließen und adressieren. Dann könnte entweder der Patient die Verantwortung übernehmen den Brief abzuschicken oder der Therapeut könnte ihn zu einem geeigneten späteren Zeitpunkt abschicken.

Ermutigen Sie den Patienten dazu, mit Personen zu sprechen, die ihm viel bedeuten, und zwar darüber, was diese aus ihrem Leben machen und was sie weiterhin tun wollen. Wir wissen, dass solche „Wertgespräche“ und sozialen Interaktionen zu den stärksten Quellen positiven Affekts und Sinnempfinden im Leben gehören. Von daher können sich Patienten mit dieser Person darüber unterhalten, (a) was sie verändert haben und was dies für sie bedeutet, (b) was sie zu tun beabsichtigen und wozu, und (c) wie sie diese Unterhaltung nutzen wollen, um ihre Lebendigkeit durch genau die Person zu erhöhen, mit der sie die Unterhaltung haben. Eine solche Ausweitung sozialer Netzwerke steckt voller Potenzial, jedoch birgt sie auch mögliche Enttäuschungen in sich, denen Patienten wiederum Akzeptanz, Defusion, Achtsamkeit und Mitgefühl entgegenbringen können.

All dies sind nur einige Beispiele möglicher Aktivitäten, Übungen und engagierten Handelns. Das Ausmaß weiterer Möglichkeiten ist beinahe unbegrenzt. Ihre Kreativität und Erfahrung als Therapeut stellt eine wertvolle Quelle dar, solche Erfahrungen zu entwickeln. Ebenso ist die Erfahrung und Kreativität unserer Patienten wichtig, bei der Ingangsetzung des Prozesses Gelerntes auf ihr eigenes Leben zu übertragen und fortwährend Verantwortung zu übernehmen für das Leben, das sie sich zu leben wünschen.

Wir wünschen Ihnen und Ihren Patienten Lebendigkeit und Bedeutsamkeit sowohl in Ihren Interaktionen miteinander als auch dann, wenn sich Ihre Wege trennen und Sie jeweils das tun, was für Sie persönlich bedeutsam ist. Wir hoffen und vertrauen darauf, dass dieses Manual Ihnen beiden gut dienen wird.

Herzlichst,

Georg Eifert
Orange, California
www.dreifert.com

Andrew Gloster
Basel, Schweiz

Literatur

Arch, J., Eifert, G. H., Craske, M. G. & Culver-Chowdhury, N. (2009, November). *Relation of therapist competence and treatment credibility to treatment dropout in ACT and CBT for anxiety disorders. ACT and CBT for anxiety disorders: Preliminary symptom, laboratory, and fMRI results from two randomized clinical trials.* Paper presented at the 43rd Annual Conference of the Association of Behavioral and Cognitive Therapies. New York, NY.

Arch, J., Eifert, G. H., Davies, C., Plumb, J. C., Rose, R. D. & Craske, M. G. (2012). *Randomized clinical trial of cognitive behavioral therapy (CBT) versus acceptance and commitment therapy (ACT) for mixed anxiety disorders Journal of Consulting and Clinical Psychology, 80,* 750-765.

Arch, J., Wolitzky-Taylor, K. B., Eifert, G. H. & Craske, M. G. (2012). Longitudinal treatment mediation of traditional cognitive behavioral therapy and acceptance and commitment therapy for anxiety disorders. *Behaviour Research and Therapy, 50,* 469-478. http://doi.org/10.1016/j.brat.2012.04.007

Addis, M. E. & Martell, C. R. (2004). *Overcoming depression one step at a time.* Oakland, CA: New Harbinger Publications.

Bach, P. & Hayes, S. C. (2002). The use of acceptance and commitment therapy to prevent the rehospitalization of psychotic patients: A randomized controlled trial. *Journal of Consulting and Clinical Psychology, 70,* 1129–1139. http://doi.org/10.1037/0022-006X.70.5.1129

Baer, R. A., Smith, G. T. & Allen, K. B. (2004). Assessment of mindfulness by self-report - the Kentucky inventory of mindfulness skills. *Assessment, 11,* 191-206. http://doi.org/10.1177/1073191104268029

Bandelow, B. (1995). Assessing the efficacy of treatments for panic disorder and agoraphobia. II The Panic and Agoraphobia Scale. *International Clinical Psychopharmacology, 10,* 73-81. http://doi.org/10.1097/00004850-199506000-00004

Bandelow, B. (2016). *Panik- und Agoraphobieskala (PAS,* 2. aktualisierte Auflage). Göttingen: Hogrefe.

Barlow, D. H. (2002). *Anxiety and its disorders: The nature and treatment of anxiety and panic, 2nd ed.* New York: Guilford.

Barlow, D. H., Gorman, J. M., Shear, M. K. & Woods, S. W. (2000). Cognitive behavioural therapy, imipramine, or their combination for panic disorder: a randomized controlled trial. *Journal of American Medical Association, 283,* 2529-2536. http://doi.org/10.1001/jama.283.19.2529

Beck, A. T. & Steer, R. A. (1990). *Manual for the Beck Anxiety Inventory.* San Antonio, TX: Psychological Corporation.

Beck, A. T., Steer, R. A. & Brown, G. K. (1996). *BDI-II Beck Depression Inventory: Manual.* San Antonio, TX: Psychological Corporation.

Bohlmeijer, E. T., Fledderus, M., Rokx, T. A. & Pieterse, M. E. (2011). Efficacy of an early intervention based on acceptance and commitment therapy for adults with depressive symptomatology: Evaluation in a randomized controlled trial. *Behaviour Research and Therapy, 49,* 62-67. http://doi.org/10.1016/j.brat.2010.10.003

Bond, F. W., Hayes, S. C., Baer, R. A., Carpenter, K. M., Guenole, N., Orcutt, H. K. et al. (2011). Preliminary psychometric properties of the Acceptance and Action Questionniare – II: A revised measure of psychological flexibility and experiential avoidance. *Behavior Therapy, 42,* 676-688. http://doi.org/10.1016/j.beth.2011.03.007

Chambless, D. L., Caputo, G. C., Bright, P. & Gallagher, R. (1984). Assessment of fear of fear in agoraphobics - the body sensations questionnaire and the agoraphobic cognitions questionnaire. *Journal of Consulting & Clinical Psychology, 52,* 1090-1097. http://doi.org/10.1037/0022-006X.52.6.1090

Chambless, D. L., Caputo, G. C., Jasin, S. E., Gracely, E. J. & Williams, C. (1985). The Mobility Inventory for Agoraphobia. *Behaviour Research and Therapy, 23,* 35-44. http://doi.org/10.1016/0005-7967(85)90140-8

Clarke, S., Kingston, J., James, K., Bolderston, H. & Remington, B. (2014). Acceptance and Commitment Therapy group for treatment-resistant participants: A randomized controlled trial. *Journal of Contextual Behavioral Science, 3,* 179-188. http://doi.org/10.1016/j.jcbs.2014.04.005

Dahl, J. C. & Lundgren, T. L. (2006). *Living beyond your pain: Using Acceptance and Commitment Therapy to ease chronic pain.* Oakland, CA: New Harbinger.

Dalai Lama (Fourteenth), Tenzin Gyatso (2003). A Dalai Lama treasury. *Shambala Sun, 11* (September), 63.

Ellis, A. (2006). *The myth of self-esteem: How rational emotive behavior therapy can change your life forever.* Amherst, NY: Prometheus Books.

Eifert, G. H. (2011). *Akzeptanz- und Commitment-Therapie.* Hogrefe: Göttingen.

Eifert, G. H. & Forsyth, J. P. (2009). *Akzeptanz- und Commitment-Therapie für Angststörungen: Ein praktischer Leitfaden zur Anwendung von Achtsamkeit, Akzeptanz und wertgeleiteten Verhaltensänderungsstrategien.* Tübingen: DGVT.

Eifert, G. H., Forsyth, J. P., Arch, J., Keller, M., Langer, D. & Espejo, N. (2009). Acceptance and Commitment Therapy for anxiety disorders: Three case studies using a unified treatment protocol. *Cognitive Behavioral Practice, 16,* 368-385. http://doi.org/10.1016/j.cbpra.2009.06.001

Eifert, G. H. & Heffner, M. (2003). The effects of acceptance versus control contexts on avoidance of panic-related symptoms. *Journal of Behavior Therapy and Experimental Psychiatry, 34,* 293-312. http://doi.org/10.1016/j.jbtep.2003.11.001

Eifert, G. H., McKay, M. & Forsyth, J. P. (2009). *Mit Ärger und Wut umgehen: Der achtsame Weg in ein friedliches Leben*. Bern: Hans Huber.

Eifert, G. H. & Timko, C. A. (2012). *Mehr vom Leben: Wege aus der Anorexie – das ACT-Selbsthilfebuch*. Weinheim: Beltz.

Eifert, G. H. & Wilson, P. H. (1991). The triple response approach to assessment: A conceptual and methodological appraisal. *Behaviour Research and Therapy, 29*, 283-292.

Fava, G. A., Rafanelli, C., Grandi, S., Conti, S., Ruini, C., Mangelli, L. et al. (2001). Longterm outcome of panic disorder with agoraphobia treated by exposure. *Psychological Medicine, 31*, 891-898.

Folke, F., Parling, T. & Melin, L. (2012). Acceptance and Commitment Therapy for depression: A preliminary randomized clinical trial for unemployed on long-term sick leave. *Cognitive and Behavioral Practice, 19*, 583-594. http://doi.org/10.1016/j.cbpra.2012.01.002

Forman, E. M., Herbert, J. D., Moitra, E., Yeomans, P. D. & Geller, P. A. (2007). A randomized controlled effectiveness trial of Acceptance and Commitment Therapy and Cognitive Therapy for anxiety and depression. *Behavior Modification, 31*, 772-799. http://doi.org/10.1177/0145445507302202

Forsyth, J. P. & Eifert, G. H. (2010). *Mit Ängsten und Sorgen erfolgreich umgehen: Ein Ratgeber für den achtsamen Weg in ein erfülltes Leben mit Hilfe von ACT.* Göttingen: Hogrefe.

Ghomian, S. & Shairi, M. R. (2014). The effectiveness of Acceptance and Commitment Therapy for children with chronic pain on the quality of life of 7 to 12 year-old children. *International Journal of Pediatrics, 2*, 47-55.

Gloster, A. T., Klotsche, J., Chaker, S., Hummel, K. V. & Hoyer, J. (2011). Assessing Psychological Flexibility: What does it add above and beyond existing constructs? *Psychological Assessment, 23*, 970-982. http://doi.org/10.1037/a0024135

Gloster, A. T., Klotsche, J., Ciarrochi, J., Eifert, G. & Hoyer, J. (in review). *Increasing valued behaviors precedes reduction in suffering: Findings from a randomized controlled ACT trial.*

Gloster, A. T., Klotsche, J., Gerlach, A. L., Hamm, A., Ströhle, A., Gauggle, S. et al. (2014). Timing matters: Mediators of outcomes in cognitive behavioral therapy for panic disorder with agoraphobia depend on stage of treatment. *Journal of Consulting and Clinical Psychology, 82*, 141-153. http://doi.org/10.1037/a0034555

Gloster, A. T., Martz, J. & Waadt, M. (2015). Nützliche Perspektiven. In M. Waadt, J. Martz & A. T. Gloster (Hrsg.), *Arbeiten mit ACT: Ein Fallbuch* (S. 13-32). Bern: Hans Huber.

Gloster, A. T., Sonntag, R., Hoyer, J., Meyer, A. H., Heinze, S., Ströhle, A. et al. (2015). Treating treatment-resistant patients with Panic Disorder and Agoraphobia using psychotherapy: A randomized controlled switching trial. *Psychotherapy & Psychosomatics, 84*, 100-109. http://doi.org/10.1159/000370162

Gratz, K. L. & Roemer, L. (2004). Multidimensional assessment of emotion regulation and dysregulation: development, factor structure, and initial validation of the difficulties in emotion regulation scale. *Journal of Psychopathological Behavior, 26*, 41-54. http://doi.org/10.1023/B:JOBA.0000007455.08539.94

Greco, L. A. & Hayes, S. C. (Eds.). (2008). *Acceptance and mindfulness interventions for children and adolescents: A practitioner's guide*. Oakland, CA: New Harbinger.

Gregg, J. A., Callaghan, G. M., Hayes, S. C. & Glenn-Lawson, J. L. (2007). Improving diabetes self-management through acceptance, mindfulness, and values: A randomized controlled trial. *Journal of Consulting and Clinical Psychology, 75*, 336-343. http://doi.org/10.1037/0022-006X.75.2.336

Guy, W. (1976). *ECDEU Assesment Manual for Psychopharmacology*. Rockville, MD: Department of Health, Education and Welfare.

Hayes, S. C., Luoma, J. B., Bond, F. W., Masuda, A. & Lillis, J. (2006). Acceptance and Commitment Therapy: Model, processes, and outcomes. *Behaviour Research and Therapy, 44*, 1–25. http://doi.org/10.1016/j.brat.2005.06.006

Hayes, S. C., Strosahl, K. D. & Wilson, K. G. (2014). *Akzeptanz- und Commitment-Therapie: Achtsamkeitsbasierte Veränderungen in Theorie und Praxis* (2. *Aufl.*). Paderborn: Junfermann.

Hayes, S. C., Wilson, K., Afari, N., & McCurry, S. (November 1990). *The use of Acceptance and Commitment Therapy in the treatment of agoraphobia.* Paper presented at the meeting of the Association for Advancement of Behavior Therapy, San Francisco.

Haynes, S. N. & O'Brien, W. H. (2000). *Principles and practice of behavioral assessment.* New York: Kluwer Academic/Plenum Publishers. http://doi.org/10.1007/978-0-306-47469-9

Heffner, M., Greco, L. A. & Eifert, G. H. (2003). Pretend you are a turtle: Children's responses to metaphorical and literal relaxation instructions. *Child Family and Behavior Therapy, 25*, 19-33. http://doi.org/10.1300/J019v25n01_02

Herzberg, K. N., Sheppard, S. C., Forsyth, J. P., Crede, M. Earleywine, M. & Eifert, G. H. (2012). The Believability of Anxious Feelings and Thoughts Questionnaire (BAFT): a psychometric evaluation of cognitive fusion in a nonclinical and highly anxious community sample. *Psychological Assessment, 24*, 877-891. http://doi.org/10.1037/a0027782

Hopko, D. R., Lejuez, C. W., Ruggiero, K. J. & Eifert, G. H. (2003). Behavioral activation as a treatment for depression: Procedures, principles, and progress. *Clinical Psychology Review, 23*, 699-717. http://doi.org/10.1016/S0272-7358(03)00070-9

Hoseini, S. M., Rezaei, A. M. & Azadi, M. M. (2014). Effectiveness of Acceptance and Commitment Group Therapy on the self-management of Type 2 diabetes patients. *Journal of Clinical Psychology, 5*, 55-64.

Hosseinaei, A., Ahadi, H., Fata, L., Heidarei, A. & Mazaheri, M. M. (2013). Effects of group Acceptance and Commitment Therapy (ACT)-based training on job stress and burnout. *Iranian Journal of Psychiatry and Clinical Psychology, 19*, 109-120.

Lejuez, C. W., Hopko, D. R., & Hopko, S. D. (2001). A brief behavioral activation treatment for depression: Treatment manual. *Behavior Modification, 25*, 255-286.

Lejuez, C. W., Hopko, D. R., & Hopko, S. D. (2002). *The brief behavioral activation treatment for depression (BATD): A comprehensive patient guide*. Boston, MA: Pearson Custom Publishing.

Levin, M. E., Hildebrandt, M. J., Lillis, J. & Hayes, S. C. (2012). The impact of treatment components suggested by the psychological flexibility model: A meta-analysis of laboratory-based component studies. *Behavior Therapy, 43*, 741–756. http://doi.org/10.1016/j.beth.2012.05.003

Linehan, M. (1996). *Trainingsmanual zur Dialektisch-Behavioralen Therapie der Borderline-Persönlichkeitsstörung*. München: CIP Medien.

Lloyd, J., Bond, F. W. & Flaxman, P. E. (2013). Identifying psychological mechanisms underpinning a cognitive behavioural therapy intervention for emotional burnout. *Work & Stress, 27*, 181-199. http://doi.org/10.1080/02678373.2013.782157

Luoma, J. B., Hayes, S. C. & Walser, R. D. (2009). *ACT-Training. Handbuch der Acceptance & Commitment Therapie. Ein Lernprogramm in zehn Schritten*. Paderborn: Junfermann.

Masuda, A., Hayes, S. C., Sackett, C. F. & Twohig, M. P. (2004). Cognitive defusion and self-relevant negative thoughts: Examining the impact of a ninety year old technique. *Behaviour Research and Therapy, 42*, 477-485. http://doi.org/10.1016/j.brat.2003.10.008

McCracken, L. M., Vowles, K. E. & Eccleston, C. (2005). Acceptance based treatment for persons with complex, long standing chronic pain: A preliminary analysis of treatment outcome in comparison to a waiting phase. *Behaviour Research and Therapy, 43*, 1335–1346. http://doi.org/10.1016/j.brat.2004.10.003

Pollack, M. H., Otto, M. W., Roy-Byrne, P. P., Coplan, J. D., Rothbaum, B. O., Simon, N. M. et al. (2008). Novel treatment approaches for refractory anxiety disorders. *Depression and Anxiety, 25*, 467-476. http://doi.org/10.1002/da.20329

Pearson, A. N., Heffner, M. & Follette, V. M. (2010). *Acceptance and Commitment Therapy for body image dissatisfaction*. Oakland, CA: New Harbinger.

Reiss, S., Peterson, R. A., Gursky, D. M. & McNally, R. J. (1986). Anxiety sensitivity, anxiety frequency and the prediction of fearfulness. *Behaviour Research & Therapy, 24*, 1-8. http://doi.org/10.1016/0005-7967(86)90143-9

Schlaepfer, T. E., Agren, H., Monteleone, P., Gasto, C., Pitchot, W., Rouillon, F. et al. (2012). The hidden third: improving outcome in treatment-resistant depression. *Journal of Psychopharmacology, 26*, 587-602. http://doi.org/10.1177/0269881111431748

Schmidinger, H., Sonntag, R. & Gloster, A. T. (2015). Springen lernen: ACT bei einer Panik- und Zwangsstörung. In. M. Waadt, J. Martz & A. T. Gloster (Hrsg.), *Arbeiten mit ACT: Ein Fallbuch* (S. 131-159). Bern: Hans Huber.

Schulte, D. & Eifert, G. H. (2002). What to do when manuals fail: The dual model of psychotherapy. *Clinical Psychology: Science and Practice, 9*, 312-328. http://doi.org/10.1093/clipsy.9.3.312

Segal, Z. V., Williams, J. M. G. & Teasdale, J. D. (2008). *Die Achtsamkeitsbasierte Kognitive Therapie der Depression: Ein neuer Ansatz zur Rückfallprävention*. Tübingen: DGVT Verlag.

Shear, M. K., Vander Bilt, J., Rucci, P., Endicott, J., Lydiard, B., Otto, M. W. et al. (2001). Reliability and validity of a structured interview guide for the Hamilton Anxiety Rating Scale (SIGH-A). *Depression and Anxiety, 13*, 166-178. http://doi.org/10.1002/da.1033

Smout, M. F., Longo, M., Harrison, S., Minniti, R., Wickes, W. & White, J. M. (2010). Psychosocial treatment for methamphetamine use disorders: A preliminary randomized controlled trial of Cognitive Behavior Therapy and Acceptance and Commitment Therapy. *Substance Abuse, 31*, 98-107. http://doi.org/10.1080/08897071003641578

Stewart, I., Barnes-Holmes, D., Hayes, S. C. & Lipkens, R. (2001). Relations among relations: Analogies, metaphors, and stories. In S. C. Hayes, D. Barnes-Holmes & B. Roche (Eds.), *Relational frame theory: A post-Skinnerian account of human language and cognition* (pp. 73–86). New York: Kluwer Academic/Plenum.

Strosahl, K. D., Hayes, S. C., Wilson, K. G. & Gifford, E. V. (2004). An ACT primer: Core therapy processes, intervention strategies, and therapist competencies. In S. C. Hayes and K. D. Strosahl (Eds.), *Acceptance and Commitment Therapy: A practical clinical guide* (pp. 32-58). New York: Springer Science.

Timko, C. A., Eifert, G. & Harres, A. (2013). *Akzeptanz- und Commitmenttherapie bei Anorexie nervosa: Ein Leitfaden für die Behandlung mit ACT*. Weinheim: Beltz Verlag.

Twohig, M. P., Hayes, S. C., Plumb, J. C., Pruitt, L. D., Collins, A. B., Hazlett-Stevens, H. & Woidneck, M. R. (2010). A randomized clinical trial of Acceptance and Commitment Therapy vs. Progressive Relaxation Training for obsessive compulsive disorder. *Journal of Consulting and Clinical Psychology, 78*, 705-716. http://doi.org/10.1037/a0020508

Van Balkom, A. J., Emmelkamp, P. M., Eikelenboom, M., Hoogendoom, A. W., Smit, J. H. & van Oppen, P. (2012). Cognitive therapy versus fluvoxamine as a second-step treatment in obsessive-compulsive disorder nonresponsive to first-step behaviour therapy. *Psychotherapy & Psychosomatics, 81*, 366-374. http://doi.org/10.1159/000339369

Walser, R. D. & Westrup, D. (2007). *Acceptance and Commitment Therapy for the treatment of post-traumatic stress and trauma-related problems*. Oakland, CA: New Harbinger.

Wegner, D. M. & Zanakos, S. (1994). Chronic thought suppression. *Journal of Personality, 62*, 615-640. http://doi.org/10.1111/j.1467-6494.1994.tb00311.x

Wengenroth, M. (2008). *Das Leben annehmen. So hilft die Akzeptanz- und Commitmenttherapie (ACT)*. Bern: Hans Huber.

White, R. G., Gumley, A. I., McTaggart, J., Rattrie, L., McConville, D., Cleare, S. & Mitchell, G. (2011). A feasibility study of Acceptance and Commitment Therapy for emotional dysfunction following psychosis. *Behaviour Research and Therapy, 49*, 901-907. http://doi.org/10.1016/j.brat.2011.09.003

Wilson, K. G. & DuFrene, T. (2009). *Mindfulness for two: An Acceptance and Commitment Therapy approach to mindfulness in psychotherapy*. Oakland, CA: New Harbinger.

World Health Organziation (WHO). (2000/2011). *Disability Assessment Schedule. WHODAS 2.* Retrieved July 23, 2015, from http://apps.who.int/classifications/icf/whodas_faq/en/index.html

Woods, D. W., Wetterneck, C. T. & Flessner, C. A. (2006). A controlled evaluation of Acceptance and Commitment Therapy plus habit reversal for trichotillomania. *Behaviour Research and Therapy, 44*, 639-656. http://doi.org/10.1016/j.brat.2005.05.006

Zettle, R. D. & Hayes, S. C. (1986). Dysfunctional control by client verbal behavior: The context of reason giving. *The Analysis of Verbal Behavior, 4*, 30–38.

Zettle, R. D. & Rains, J. C. (1989). Group cognitive and contextual therapies in treatment of depression. *Journal of Clinical Psychology, 45*, 436-445. http://doi.org/10.1002/1097-4679(198905)45:3<436::AID-JCLP2270450314>3.0.CO;2-L

Zhao, W., Zhou, Y., Liu, X. & Ran, L. (2013). Effectiveness of acceptance and commitment therapy on depression. *Chinese Journal Of Clinical Psychology, 21*, 153-157.

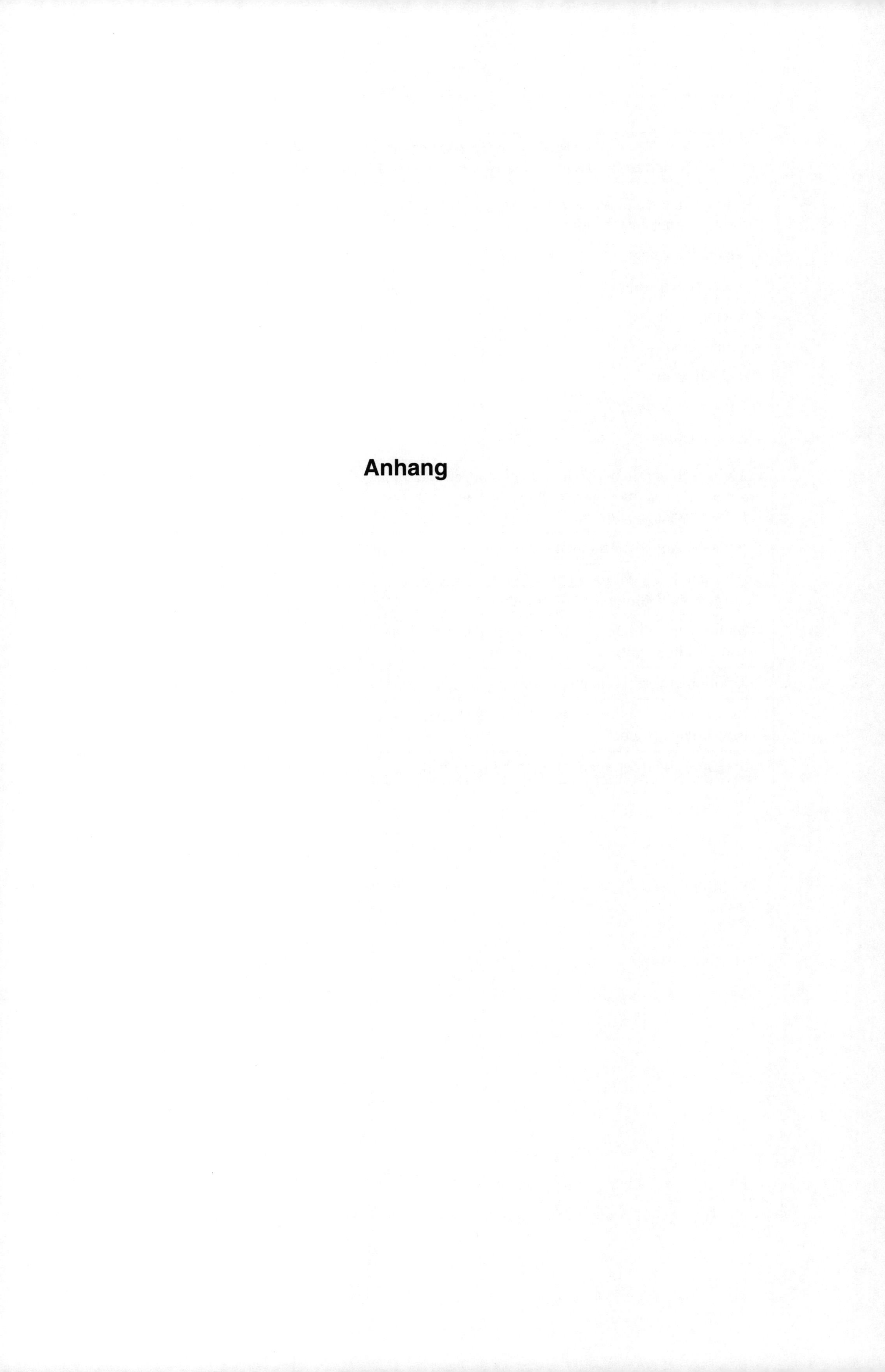

Anhang

Fragebogen für Akzeptanz und Handeln (FAH-II)
– deutsche Version des Acceptance and Action Questionnaire-II (AAQ-II)[1]

Sie finden unten eine Liste mit Aussagen. Bitte geben Sie an, wie wahr jede Aussage für Sie ist, indem Sie eine der nebenstehenden Nummern einkreisen. Nutzen Sie die folgende Skala für Ihre Auswahl:

1 = niemals wahr

2 = sehr selten wahr

3 = selten wahr

4 = manchmal wahr

5 = häufig wahr

6 = fast immer wahr

7 = immer wahr

1. Meine schmerzlichen Erfahrungen und Erinnerungen machen es mir schwer, ein Leben zu leben, das ich wertschätzen würde.	1	2	3	4	5	6	7
2. Ich habe Angst vor meinen Gefühlen.	1	2	3	4	5	6	7
3. Ich sorge mich darum, nicht fähig zu sein, meine Sorgen und Gefühle zu kontrollieren.	1	2	3	4	5	6	7
4. Meine schmerzlichen Erinnerungen halten mich davon ab, ein erfülltes Leben zu haben.	1	2	3	4	5	6	7
5. Emotionen verursachen Probleme in meinem Leben.	1	2	3	4	5	6	7
6. Es scheint, als ob die meisten Leute ihr Leben besser bewältigen als ich.	1	2	3	4	5	6	7
7. Sorgen stellen sich meinem Erfolg in den Weg.	1	2	3	4	5	6	7

1 © Bond et al. (2011); deutsche Übersetzung: Andrew T. Gloster. Abdruck erfolgt mit Genehmigung der Autoren.

Wortwörtlichnehmen von ängstigenden Gefühlen und Gedanken deutsche Version der Believability of Anxious Feelings and Thoughts (BAFT)[2]

Stellen Sie sich vor, die nachfolgenden Gedanken kämen Ihnen jetzt in den Sinn. Wie glaubwürdig oder wortwörtlich wahr wäre jeder dieser Gedanken? Bitte benutzen Sie die folgende Skala. Für jeden Gedanken kreisen Sie bitte eine Zahl von 1 bis 7 ein, je nachdem wie wortwörtlich Sie jeden Gedanken nehmen.

Skala

1 ------------- 2 ------------- 3 ------------- 4 ------------- 5 ------------- 6 ------------- 7

Nehme ich gar nicht wortwörtlich — Nehme ich voll und ganz wortwörtlich

1.	Ich muss meine Angst und meine Furcht in den Griff bekommen, um mein gewünschtes Leben zu leben.	1	2	3	4	5	6
2.	Nervös zu erscheinen ist nicht gut und bringt mich dazu zu leiden.	1	2	3	4	5	6
3.	Ich kann die Dinge, die ich tun will nicht richtig ausführen, wenn ich Angst und Furcht empfinde.	1	2	3	4	5	6
4.	Ich muss die Kontrolle über meine Gefühle behalten.	1	2	3	4	5	6
5.	Wenn ich wie andere Personen wäre, wäre ich in der Lage, meine Gefühle und Gedanken der Angst in den Griff zu bekommen.	1	2	3	4	5	6
6.	Meine Gefühle und Gedanken der Angst sind ein Problem.	1	2	3	4	5	6
7.	Es wäre mir mit Sicherheit peinlich und ich würde mich blamieren, wenn andere Menschen bemerken, wie nervös und zittrig ich mich fühle.	1	2	3	4	5	6
8.	Ungewöhnliche Körperempfindungen sind beängstigend und sind etwas, was ich zuerst mindern oder wegbekommen muss, bevor ich irgendetwas anderes machen kann.	1	2	3	4	5	6
9.	Meine Gefühle und Gedanken der Angst sind nicht normal.	1	2	3	4	5	6
10.	Meinen Körper auf Signale und Symptome der Angst hin zu untersuchen ist wichtig, um meine Sicherheit zu gewährleisten.	1	2	3	4	5	6
11.	Wenn ich sehr ängstlich oder besorgt bin, ist es recht wahrscheinlich, dass ich sterben könnte.	1	2	3	4	5	6
12.	Ich könnte die Kontrolle über mich selbst verlieren, wenn ich ängstlich oder besorgt bin.	1	2	3	4	5	6
13.	Wenn Angst oder Furcht auftauchen, muss ich etwas dagegen tun.	1	2	3	4	5	6
14.	Wenn unangenehme Gedanken auftauchen, muss ich sie aus meinem Kopf verdrängen.	1	2	3	4	5	6
15.	Wenn ich mich schlecht fühle, muss ich gegen dieses Gefühl ankämpfen, um es wegzubekommen.	1	2	3	4	5	6
16.	Mein Glück und mein Erfolg hängen davon ab, wie gut ich mich fühle.	1	2	3	4	5	6

2 © Herzberg et al. (2012); deutsche Übersetzung: Andrew T. Gloster. Abdruck erfolgt mit Genehmigung der Autoren.

Lebensverbesserungsübung

Arbeitsblatt 1: Leben bewusst erleben (LEBEN)

Datum: ______________________ Uhrzeit: ______________________

Kreuzen Sie an, welche der nachstehenden Empfindungen Sie im Moment erfahren:

○ Schwindel	○ Unwirklichkeitserleben	○ Erstickungsgefühl
○ Atemlosigkeit	○ Schwitzen	○ Übelkeit
○ schneller Herzschlag	○ Hitze-/Kälteschauer	○ Nacken-/Muskelverspannung
○ verschwommene Sicht	○ Engegefühl/Schmerz in Brust	○ Abgetrenntsein vom Selbst
○ Prickeln/Taubheit	○ Zittern/Schütteln	○ ______________

Prüfen Sie, welches Gefühl Ihr Erleben dieser Empfindungen am besten beschreibt! Wählen Sie eines aus!

○ Furcht ○ Angst ○ Depression ○ anderes: ______________

Schätzen Sie ein, wie stark Sie diese Emotion/dieses Gefühl verspüren (Zahl einkreisen):

1 ------------ 2 ------------ 3 ------------ 4 ------------ 5 ------------ 6 ------------ 7 ------------ 8

leicht/schwach mitttelmäßig sehr intensiv

Schätzen Sie nun ein, wie sehr Sie gewillt waren, diese Empfindungen/Gefühle zu haben, ohne dagegen anzugehen (z.B. sie zu bewältigen, sie loszuwerden, sie zu unterdrücken ihnen zu entfliehen):

1 ------------ 2 ------------ 3 ------------ 4 ------------ 5 ------------ 6 ------------ 7 ------------ 8

leicht/schwach mitttelmäßig sehr intensiv

Beschreiben Sie, *wo Sie waren*, als Sie diese Empfindungen hatten:

____

Beschreiben Sie, was Sie taten, als Sie diese Empfindungen hatten:

____

Beschreiben Sie, *welche Gedanken Sie* zu den Empfindungen/Gefühlen *hatten:*

____

Beschreiben Sie, *was Sie* aufgrund dieser Empfindungen/Gefühle *taten:*

____

Wenn Sie etwas aufgrund der Empfindungen/Gefühle taten, stand Ihnen dies bei dem im Wege, was Ihnen wirklich etwas wert ist oder am Herzen liegt? Falls ja, beschreiben Sie hier, was das war:

____

____

Lebensverbesserungsübung

Arbeitsblatt 2: Tägliche ACT-Einschätzung

Bitte nehmen Sie am Ende jedes Tages eine Einschätzung für jede der vier nachfolgenden Fragen mithilfe der unten stehenden Skala vor. Die Einschätzung für jede Frage kann zwischen 0 (überhaupt nicht) und 10 (sehr intensiv) erfolgen:

0 -------- 1 -------- 2 -------- 3 -------- 4 -------- 5 -------- 6 -------- 7 -------- 8 -------- 9 -------- 10

keine/überhaupt nicht — sehr intensiv

Leiden: Wie sehr haben Sie sich an diesem Tag über Ihre Ängste aufgeregt und gesorgt?

Anstrengung: Wie viel Anstrengung unternahmen Sie, um angsteinflößende Gefühle oder Gedanken an diesem Tag zum Verschwinden zu bringen (z.B. sie zu unterdrücken, sich abzulenken, sich selbst zu beruhigen oder sich jemand anderen zur Beruhigung zu suchen)?

Brauchbarkeit: Inwiefern hat diese Anstrengung funktioniert, d.h. inwiefern konnten Sie damit Ihr Leben in eine wertgeschätzte Richtung leben? (Wenn Ihr Leben allgemein so wäre, wie in den letzten 24 Stunden, bis zu welchem Grad würden Sie dann den Tag als Teil eines vitalen, funktionierenden Lebens betrachten?).

Wertorientierte Aktivitäten: Wie stark haben Sie sich heute in Verhaltensweisen engagiert, die mit Ihren Werten und Lebenszielen in Übereinstimmung stehen?

Tag	Leiden (0-10)	Anstrengung (0-10)	Brauchbarkeit (0-10)	Wertgeschätzte Aktivitäten (0-10)
Montag				
Dienstag				
Mittwoch				
Donnerstag				
Freitag				
Samstag				
Sonntag				

Lebensverbesserungsübung

Arbeitsblatt 3: Beschriften Sie Ihren eigenen Grabstein – Wofür soll mein Leben stehen?

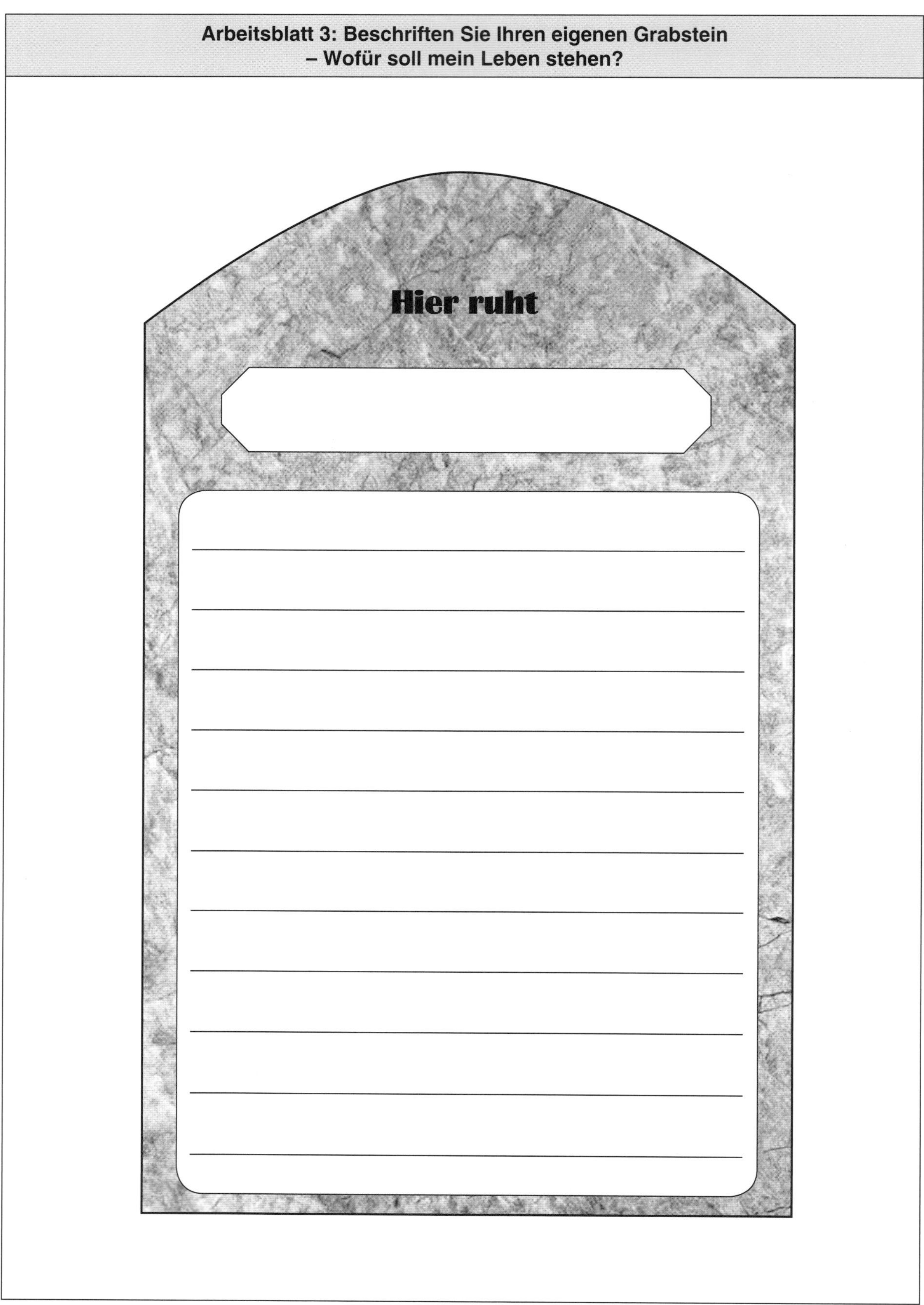

Lebensverbesserungsübung

Arbeitsblatt 4: Ansprache zu Ihrem 80. Geburtstag?
Formulieren Sie eine Ansprache zu Ihrem 80. Geburtstag: Wofür soll Ihr Leben stehen? Liebe/Lieber ______________

Viele liebe Wünsche zum 80. Geburtstag

Arbeitsblatt 5: Bisherige Lösungsversuche

Was haben Sie bisher getan, um Ihre Ängste zu kontrollieren? (Vermeidung von bestimmten Situationen, Sicherheits- und Vermeidungsstrategien etc.)

Was noch?

Was außerdem?

Gibt es sonst noch etwas?

Wie ist es mit … (anderes Sicherheits- und Vermeidungsverhalten, Medikamente, Therapie etc.)?

Arbeitsblatt 6: Einschätzung von Sorgen und Beeinträchtigungen

0 ---------- 1 ---------- 2 ---------- 3 ---------- 4 ---------- 5 ---------- 6 ---------- 7 ---------- 8

Keine leichte mittlere schwere sehr schwere

Bereich	**Sorgen (0-8)**	**Beeinträchtigung (0-8)**
Sozialphobie	____________	____________
Posttraumatische Belastungsstörung	____________	____________
Panikstörung/Agoraphobie	____________	____________
Generalisierte Angststörung	____________	____________
Zwangsstörung	____________	____________
Spezifische Phobie	____________	____________

Arbeitsblatt 7: ACT-Fallkonzeption (für Therapeuten)

Quellen psychischer Flexibilität	Analyse des vorliegenden Problems (Kernfragen)	Analyse der motivationalen Faktoren	Faktoren, die zu psychischer Unflexibilität beitragen	Faktoren, die zu psychischer Flexibilität beitragen	Konsequenzen für die Behandlung
Akzeptanz	Welche persönlichen Erfahrungen (Gedanken, Gefühle, Erinnerungen, Sinneseindrücke) möchte der Patient ausblenden? Welche Vermeidungsmuster sind vorhanden? Ist der Patient in der Lage, mit einer nicht abwehrenden und wertfreien Haltung verschiedenen Erfahrungen Raum zu geben?				
Defusion	Ist der Patient übermäßig gebunden an Überzeugungen und Erwartungen, an Richtig und Falsch oder Schwarz-Weiß-Bewertungen seiner Erfahrungen? Vermischt der Patient Erfahrung und Bewertung?				
In Kontakt mit der Gegenwart	Setzt sich der Patient permanent und fortlaufend unmittelbarer Erfahrung aus? Findet der Patient Wege, Neues auszuprobieren und gegebenenfalls auch innerlich loszulassen? Scheint der Patient übermäßig mit Vergangenheit oder Zukunft beschäftigt zu sein oder damit, immer wieder seine Geschichte zu erzählen?				

Arbeitsblatt 7: Seite 2

Quellen psychischer Flexibilität	Analyse des vorliegenden Problems (Kernfragen)	Analyse der motivationalen Faktoren	Faktoren, die zu psychischer Unflexibilität beitragen	Faktoren, die zu psychischer Flexibilität beitragen	Konsequenzen für die Behandlung
Das Selbst als Kontext	Sieht der Patient einen Unterschied zwischen provokativen sowie evokativen Inhalt und sich selbst? Beschreibt der Patient seine Identität in einer übervereinfachenden, wertenden Weise (auch positiv) bzw. zeigt er diese Haltung beim Reden über problematische Inhalte oder ein Lebensereignis?				
In Kontakt mit Werten	Kann der Patient in verschiedenen Bereichen für sich persönliche Werte definieren? Sieht er einen Unterschied zwischen aktuellen Verhaltensweisen und situationsübergreifenden Werten? Beschreibt er Ziele, (z.B. Geld verdienen) an denen er ungeprüft festhält so als wären sie Werte?				
Handlungsmuster im Sinne von ACT	Handelt der Patient so, dass erfolgreiches Arbeiten gefördert wird? Zeigt er zielgerichtete Handlungsmuster, die ihn Schritt für Schritt voranbringen? Kann er die Richtung seines Handelns ändern, wenn angewandte Strategien nicht funktionieren? Gibt es Probleme bei der Selbstkontrolle wie beispielsweise Impulsivität oder zeigt er abwehrendes und sich verteidigendes Verhalten?				

Lebensverbesserungsübung

Arbeitsblatt 8: Gedanken und Gefühle achtsam beobachten			
Tragen Sie in der ersten (linken) Spalte ein, ob Sie für diesen Tag eine Verpflichtung eingehen, die Übung „Gedanken und Gefühle achtsam beobachten“ durchzuführen, und ergänzen Sie auch das Datum. Tragen Sie in die zweiten Spalte ein, ob Sie sie tatsächlich ausgeführt haben, wann und wie lange Sie sie ausgeübt haben. Tragen Sie in der dritten Spalte ein, ob Sie eine Audioversion verwendet haben oder nicht. Schreiben Sie in der vierten (rechten) Spalte alles auf, was Ihnen während der Übung aufgefallen ist und worüber Sie in der nächsten Sitzung sprechen möchten.			
Verpflichtung/ Datum	**Geübt? Wann geübt? Wie lange?**	**Audioversion verwendet?**	**Kommentare**
Montag: ☐ ja ☐ nein Datum: ___________	geübt: ☐ ja ☐ nein Uhrzeit: _________ Minuten: ________	☐ ja ☐ nein	
Dienstag: ☐ ja ☐ nein Datum: ___________	geübt: ☐ ja ☐ nein Uhrzeit: _________ Minuten: ________	☐ ja ☐ nein	
Mittwoch: ☐ ja ☐ nein Datum: ___________	geübt: ☐ ja ☐ nein Uhrzeit: _________ Minuten: ________	☐ ja ☐ nein	
Donnerstag: ☐ ja ☐ nein Datum: ___________	geübt: ☐ ja ☐ nein Uhrzeit: _________ Minuten: ________	☐ ja ☐ nein	
Freitag: ☐ ja ☐ nein Datum:	geübt: ☐ ja ☐ nein Uhrzeit: _________ Minuten: ________	☐ ja ☐ nein	
Samstag: ☐ ja ☐ nein Datum: ___________	geübt: ☐ ja ☐ nein Uhrzeit: _________ Minuten: ________	☐ ja ☐ nein	
Sonntag: ☐ ja ☐ nein Datum: ___________	geübt: ☐ ja ☐ nein Uhrzeit: _________ Minuten: ________	☐ ja ☐ nein	

Lebensverbesserungsübung

Arbeitsblatt 9: Was habe ich diese Woche für meine Ängste aufgegeben?
Diese Übung und das Ausfüllen des Arbeitsblattes dienen dazu, Sie alltagsnah erfahren zu lassen, mit welchen Kosten die Angstbewältigung für Sie verbunden ist. Was geben Sie auf, um Ihre Ängste zu bewältigen, zu reduzieren und zu vermeiden? Welche Gelegenheiten, Dinge zu tun, die Sie mögen oder die Ihnen wichtig sind, tauschen Sie gegen das Kontrollieren und die Bewältigung von Ängsten ein? Was vermissen Sie dabei? Tragen Sie in der ersten (linken) Spalte die Situation oder das Ereignis ein, das Ihre Ängste, Bedenken oder Sorgen ausgelöst hat. Schreiben Sie in der zweiten Spalte Ihre Ängste, körperlichen Empfindungen, Gedanken, Bedenken und Sorgen auf. Tragen Sie in der dritten Spalte ein, womit Sie schließlich tatsächlich versucht haben, Ihre Ängste zu bewältigen. In der vierten Spalte tragen Sie ein, welchen Effekt Ihre Bemühungen, Ihre Ängste zu kontrollieren oder zu reduzieren, auf Sie hatten. Wie haben Sie sich zum Beispiel danach gefühlt? Schreiben Sie in der fünften (rechten) Spalte auf, welche Konsequenzen und Kosten mit Ihren Bemühungen, Ihre Angst zu bewältigen, verbunden waren. Was haben Sie aufgegeben oder dabei vermisst?

Situation/Ereignis	Angst/Sorge	Angstkontrollverhalten	Effekt der Bemühungen	Kosten
wurde eingeladen, mit Freunden auszugehen	hatte Angst, eine Panikattacke zu bekommen	blieb zu Hause und habe ferngesehen	fühlte mich einsam, traurig und bin ärgerlich auf mich selbst wegen meiner Schwäche	habe keine Zeit für meine Freunde gehabt; habe Gelegenheit verpasst, Freundschaften zu vertiefen

Lebensverbesserungsübung

Arbeitsblatt 10: Akzeptieren von Angst und Unbehagen			
Tragen Sie in der ersten (linken) Spalte ein, ob Sie für diesen Tag eine Verpflichtung eingegangen sind, die Übung „Akzeptanz von Angst und Unbehagen“ durchzuführen, und ergänzen Sie auch das Datum. Tragen Sie in die zweiten Spalte ein, ob Sie die Übung tatsächlich ausgeführt haben, wann und wie lange Sie sie geübt haben. Tragen Sie in der dritten Spalte ein, ob Sie eine Audioversion verwendet haben oder nicht. Schreiben Sie in der vierten (rechten) Spalte alles auf, was Ihnen während der Übung aufgefallen ist und worüber Sie in der nächsten Sitzung sprechen möchten.			
Verpflichtung/ Datum	**Geübt? Wann geübt? Wie lange?**	**Audioversion verwendet?**	**Kommentare**
Montag: ☐ ja ☐ nein Datum: ___________	geübt: ☐ ja ☐ nein Uhrzeit: _________ Minuten: ________	☐ ja ☐ nein	
Dienstag: ☐ ja ☐ nein Datum: ____________	geübt: ☐ ja ☐ nein Uhrzeit: _________ Minuten: ________	☐ ja ☐ nein	
Mittwoch: ☐ ja ☐ nein Datum: ____________	geübt: ☐ ja ☐ nein Uhrzeit: _________ Minuten: ________	☐ ja ☐ nein	
Donnerstag: ☐ ja ☐ nein Datum: ____________	geübt: ☐ ja ☐ nein Uhrzeit: _________ Minuten: ________	☐ ja ☐ nein	
Freitag: ☐ ja ☐ nein Datum:	geübt: ☐ ja ☐ nein Uhrzeit: _________ Minuten: ________	☐ ja ☐ nein	
Samstag: ☐ ja ☐ nein Datum: ____________	geübt: ☐ ja ☐ nein Uhrzeit: _________ Minuten: ________	☐ ja ☐ nein	
Sonntag: ☐ ja ☐ nein Datum: ___________	geübt: ☐ ja ☐ nein Uhrzeit: _________ Minuten: ________	☐ ja ☐ nein	

Arbeitsblatt 11: Wertgeschätzte Richtungen

Im Folgenden finden Sie Lebensbereiche, die Menschen oft wertschätzen. Wir befassen uns mit Ihrer Lebensqualität in jedem dieser Bereiche. Ein Aspekt der Lebensqualität betrifft die Wichtigkeit, die Sie den verschiedenen Lebensbereichen beimessen. Bewerten Sie zuerst die Wichtigkeit jedes Bereichs, indem Sie eine Nummer auf der Skala 0, 1 oder 2 umkreisen. Sie werden wahrscheinlich nicht alle diese Bereiche wertschätzen oder alle Bereiche gleich wertschätzen. Bewerten Sie jeden Bereich entsprechend Ihrem eigenen persönlichen Gefühl in seiner Bedeutung.

Wenn Sie einen Bereich als unwichtig (0) bewertet haben, fahren Sie gleich mit der Bewertung des nächsten Bereichs fort. Wenn Sie einen Bereich als mäßig oder sehr wichtig (1 oder 2) bewertet haben, bewerten Sie, wie zufrieden Sie mit der Qualität und Tiefe Ihrer Erfahrung in diesem Lebensbereich sind. Dann schätzen Sie ein, wie oft Sie etwas während der letzten Woche getan haben, um in diesem Bereich voranzukommen.

Nachdem Sie die Bewertungen beendet haben, schreiben Sie Ihre Absicht auf, wie Sie Ihr Leben in diesem Bereich leben möchten (zum Beispiel: Was ist Ihnen in diesem Bereich am wichtigsten?). Lassen Sie immer die zweite Zeile (Barrieren) frei. Wir werden dieses Thema später noch diskutieren und diese Zeilen dann in der nächsten Sitzung ausfüllen.

Familie (nicht Ehe oder Elternschaft)

Welche Beziehung wünschen Sie sich mit Ihren Familienmitgliedern? Was für eine Art Schwester oder Bruder möchten Sie sein? Was für eine Art Tochter oder Sohn möchten Sie sein?

Wie *wichtig* ist Ihnen dieser Bereich?
0 = unwichtig 1 = mäßig wichtig 2 = sehr wichtig

Wie *zufrieden* sind Sie insgesamt mit der Qualität und der Tiefe Ihrer Erfahrungen in diesem Lebensbereich?
0 = überhaupt nicht 1 = mäßig 2 = sehr zufrieden

Wie oft haben Sie in der letzten Woche etwas *getan*, um sich in Richtung dieses Lebensbereichs zu bewegen?
0 = keine Tätigkeit 1 = ein- oder zweimal 2 = drei- oder viermal 3 = mehr als viermal

Absicht: ______________________________

Barrieren: ______________________________

Partnerschaft

Wie sieht Ihre ideale Beziehung aus? Welche Art von Partnerschaft möchten Sie haben? Mit welcher Art Partner möchten Sie gern eine intime Beziehung haben? Wie würden Sie Ihren Partner behandeln?

Wichtigkeit:
0 = unwichtig 1 = mäßig wichtig 2 = sehr wichtig

Zufriedenheit:
0 = überhaupt nicht 1 = mäßig 2 = sehr zufrieden

Tätigkeiten:
0 = keine 1 = ein- oder zweimal 2 = drei- oder viermal 3 = mehr als viermal

Absicht: ______________________________

Barrieren: ______________________________

Arbeitsblatt 11: Seite 2

Elternschaft

Welche Art von Mutter oder Vater möchten Sie sein? Wie möchten Sie mit Ihren Kindern umgehen?

Wichtigkeit:
0 = unwichtig | 1 = mäßig wichtig | 2 = sehr wichtig

Zufriedenheit:
0 = überhaupt nicht | 1 = mäßig | 2 = sehr zufrieden

Tätigkeiten:
0 = keine | 1 = ein- oder zweimal | 2 = drei- oder viermal | 3 = mehr als viermal

Absicht: ______________________________

Barrieren: ______________________________

Freunde/soziales Leben

Was für eine Art von Freund möchten Sie sein? Was bedeutet es, ein guter Freund zu sein? Wie würden Sie sich gegenüber Ihrem besten Freund verhalten? Warum ist Freundschaft wichtig für Sie?

Wichtigkeit:
0 = unwichtig | 1 = mäßig wichtig | 2 = sehr wichtig

Zufriedenheit:
0 = überhaupt nicht | 1 = mäßig | 2 = sehr zufrieden

Tätigkeiten:
0 = keine | 1 = ein- oder zweimal | 2 = drei- oder viermal | 3 = mehr als viermal

Absicht: ______________________________

Barrieren: ______________________________

Arbeit/Karriere

Was schätzen Sie an Ihrer Arbeit? Finanzielle Sicherheit? Geistige Herausforderung? Unabhängigkeit? Ansehen? Der Austausch mit Menschen? Menschen zu helfen? Welche Art von Arbeit würden Sie gern tun?

Wichtigkeit:
0 = unwichtig | 1 = mäßig wichtig | 2 = sehr wichtig

Zufriedenheit:
0 = überhaupt nicht | 1 = mäßig | 2 = sehr zufrieden

Tätigkeiten:
0 = keine | 1 = ein- oder zweimal | 2 = drei- oder viermal | 3 = mehr als viermal

Absicht: ______________________________

Barrieren: ______________________________

Ausbildung/Weiterbildung

Warum ist Lernen wichtig für Sie? Gibt es Fähigkeiten, die Sie gern erlernen würden?

Wichtigkeit:
0 = unwichtig | 1 = mäßig wichtig | 2 = sehr wichtig

Zufriedenheit:
0 = überhaupt nicht | 1 = mäßig | 2 = sehr zufrieden

Tätigkeiten:
0 = keine | 1 = ein- oder zweimal | 2 = drei- oder viermal | 3 = mehr als viermal

Absicht: ______________________________

Barrieren: ______________________________

Arbeitsblatt 11: Seite 3

Freizeit/Hobby

Welche Art von Aktivitäten genießen Sie? An welcher Art von Aktivitäten würden Sie gern teilhaben? Warum mögen Sie diese?

Wichtigkeit:
0 = unwichtig 1 = mäßig wichtig 2 = sehr wichtig

Zufriedenheit:
0 = überhaupt nicht 1 = mäßig 2 = sehr zufrieden

Tätigkeiten:
0 = keine 1 = ein- oder zweimal 2 = drei- oder viermal 3 = mehr als viermal

Absicht: ____________________

Barrieren: ____________________

Spiritualität

Dieser Bereich handelt eher von Glauben und Geistigkeit als von organisierter Religion. Warum ist Glaube wichtig für Sie? Wenn er wichtig für Ihr Leben ist, was macht ihn so wichtig?

Wichtigkeit:
0 = unwichtig 1 = mäßig wichtig 2 = sehr wichtig

Zufriedenheit:
0 = überhaupt nicht 1 = mäßig 2 = sehr zufrieden

Tätigkeiten:
0 = keine 1 = ein- oder zweimal 2 = drei- oder viermal 3 = mehr als viermal

Absicht: ____________________

Barrieren: ____________________

Bürgertum/Umwelt/Natur

Was möchten Sie tun, damit die Welt eine bessere Welt wird? Ist Gemeindearbeit wichtig für Sie (z.B. Ehrenamt, Wählen, Recycling)? Warum? Was ist Ihnen an der Umwelt oder Natur wichtig?

Wichtigkeit:
0 = unwichtig 1 = mäßig wichtig 2 = sehr wichtig

Zufriedenheit:
0 = überhaupt nicht 1 = mäßig 2 = sehr zufrieden

Tätigkeiten:
0 = keine 1 = ein- oder zweimal 2 = drei- oder viermal 3 = mehr als viermal

Absicht: ____________________

Barrieren: ____________________

Gesundheit/Fitness

Was ist für Sie wichtig in Bezug auf Gesundheit und körperliches Wohlbefinden (z.B. Schlaf, Diät, Sport)? Warum und wie kümmern Sie sich um Ihren Körper und Ihre Gesundheit?

Wichtigkeit:
0 = unwichtig 1 = mäßig wichtig 2 = sehr wichtig

Zufriedenheit:
0 = überhaupt nicht 1 = mäßig 2 = sehr zufrieden

Tätigkeiten:
0 = keine 1 = ein- oder zweimal 2 = drei- oder viermal 3 = mehr als viermal

Absicht: ____________________

Barrieren: ____________________

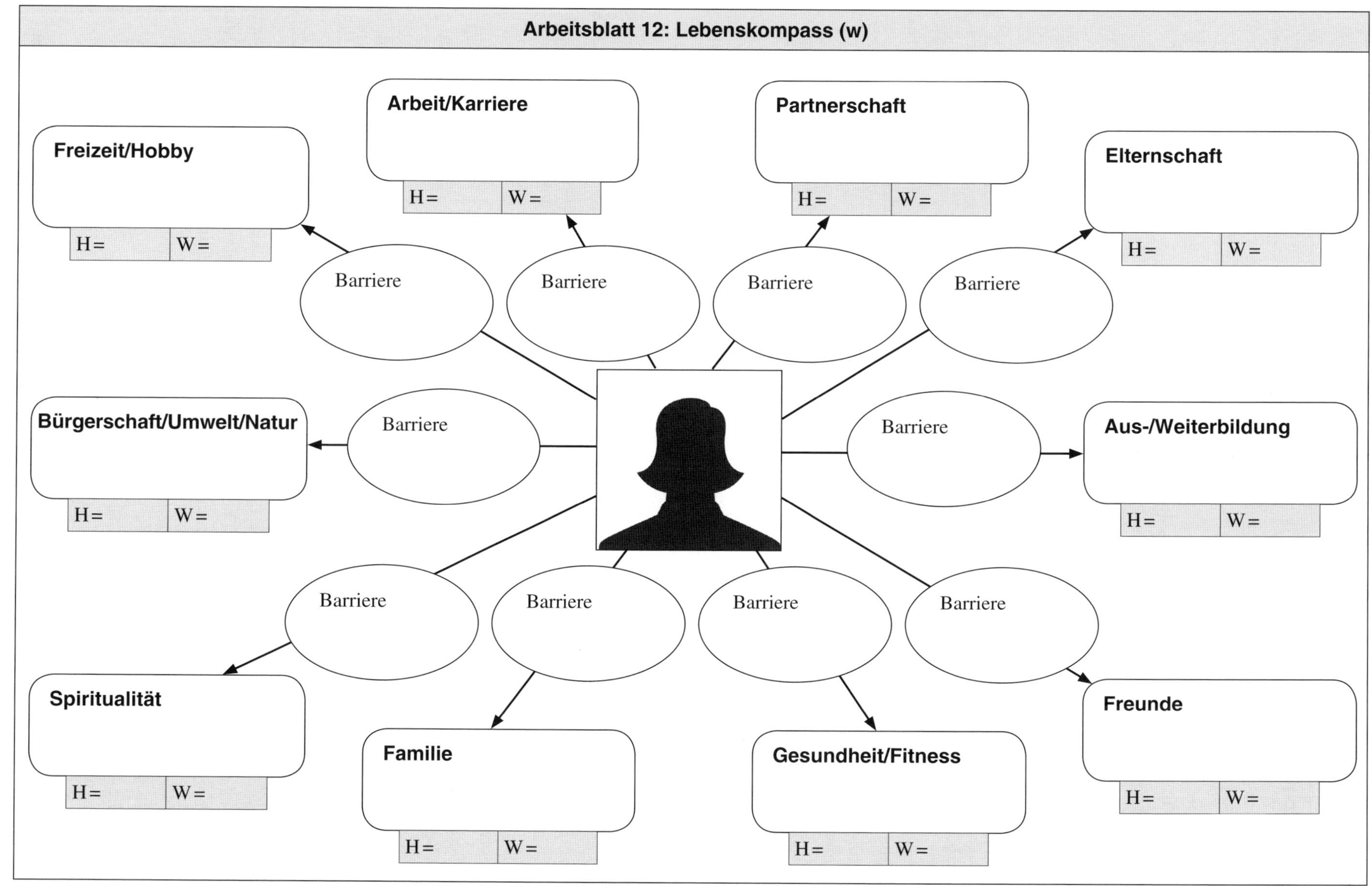
Arbeitsblatt 12: Lebenskompass (w)
Freizeit/Hobby
H =
W =
Arbeit/Karriere
H =
W =
Partnerschaft
H =
W =
Elternschaft
H =
W =
Barriere
Barriere
Barriere
Barriere
Bürgerschaft/Umwelt/Natur
H =
W =
Barriere
Barriere
Aus-/Weiterbildung
H =
W =
Barriere
Barriere
Barriere
Barriere
Spiritualität
H =
W =
Familie
H =
W =
Gesundheit/Fitness
H =
W =
Freunde
H =
W =

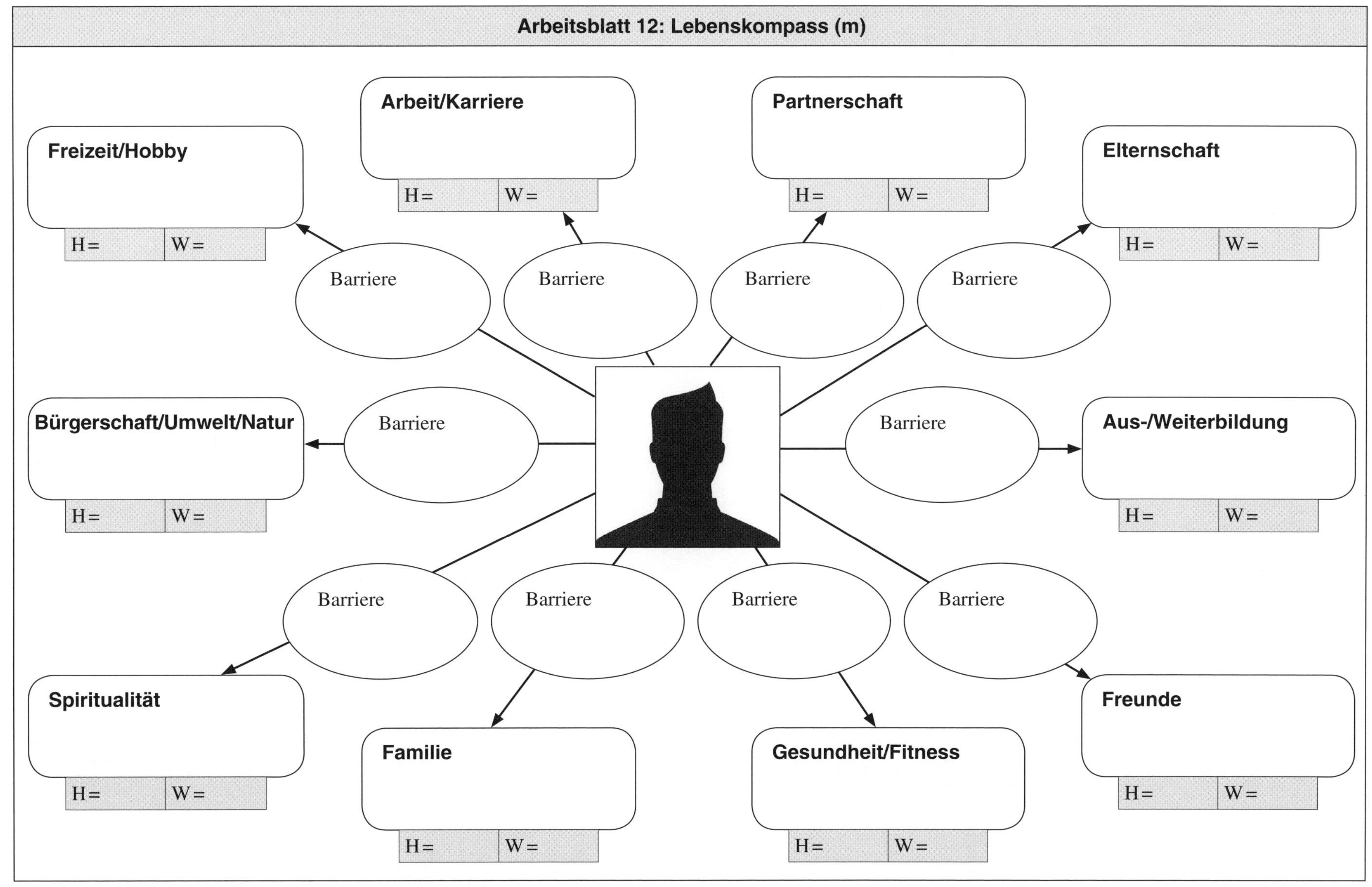
Arbeitsblatt 12: Lebenskompass (m)
Freizeit/Hobby
H =
W =
Arbeit/Karriere
H =
W =
Partnerschaft
H =
W =
Elternschaft
H =
W =
Barriere
Barriere
Barriere
Barriere
Bürgerschaft/Umwelt/Natur
H =
W =
Barriere
Barriere
Aus-/Weiterbildung
H =
W =
Barriere
Barriere
Barriere
Barriere
Spiritualität
H =
W =
Familie
H =
W =
Gesundheit/Fitness
H =
W =
Freunde
H =
W =

FÜHL-Übungen bereichern das Leben

Arbeitsblatt 13: Protokoll der FÜHL-Empfindungen

Datum: ________________ Uhrzeit: ________________

0 -------- 1 -------- 2 -------- 3 -------- 4 -------- 5 -------- 6 -------- 7 -------- 8 -------- 9 -------- 10
gering mittel sehr stark

Übung	Empfindungs-intensität (0-10)	Angstniveau (0-10)	Bereitschaft (ja/nein)	Kampf mit Erfahrung (0-10)	Vermeidung der Erfahrung (0-10)
Sich drehen					
Hyper-ventilation					
Atmen durch Strohhalm					
Luft anhalten					
Step-ups					
Treppen-steigen					
Sich im Spie-gel anstarren					
Andere					
Andere					
Andere					
Andere					
Andere					
Andere					
Andere					

FÜHL-Übungen bereichern das Leben

Arbeitsblatt 14: Protokoll der FÜHL-Vorstellungen

Datum: ________________ Uhrzeit: _______________

0 -------- 1 -------- 2 -------- 3 -------- 4 -------- 5 -------- 6 -------- 7 -------- 8 -------- 9 -------- 10
gering mittel sehr stark

Übung	Empfindungs-intensität (0-10)	Angstniveau (0-10)	Bereitschaft (ja/nein)	Kampf mit Erfahrung (0-10)	Vermeidung der Erfahrung (0-10)

Lebensverbesserungsübung

Arbeitsblatt 15: Wöchentliche Lebenszielaktivitäten

Tragen Sie Ihre FÜHL-Übungen und andere zielbezogene Aktivitäten für jeden Tag der Woche ein, basierend auf Selbstverpflichtungen, die Sie in der Sitzung eingegangen sind. Tragen Sie ein, ob Sie die Aktivität ausgeübt haben und wie viel Zeit Sie für jede Aktivität aufgebracht haben. Schätzen Sie dann ein, wie viel Angst Sie erfahren haben, wie hoch Ihre Bereitwilligkeit war, das zu erfahren, was Sie erfahren haben, und wie sehr Sie mit Ihrer Erfahrung zu Beginn und am Ende jeder Aktivität gekämpft haben, indem Sie dieselbe Skala von 0 (niedrig) bis 10 (hoch) benutzen wie auf den FÜHL-Arbeitsblättern.

0 -------- 1 -------- 2 -------- 3 -------- 4 -------- 5 -------- 6 -------- 7 -------- 8 -------- 9 -------- 10
gering mittel sehr stark

Tag	Aktivität Selbstverpflichtung	Ja/Nein	Dauer (Min)	Angst Beginn/Ende	Bereitschaft Beginn/Ende	Kampf Beginn/Ende
Mo		☐ ja ☐ nein	______	_____/_____	_____/_____	_____/_____
Di		☐ ja ☐ nein	______	_____/_____	_____/_____	_____/_____
Mi		☐ ja ☐ nein	______	_____/_____	_____/_____	_____/_____
Do		☐ ja ☐ nein	______	_____/_____	_____/_____	_____/_____
Fr		☐ ja ☐ nein	______	_____/_____	_____/_____	_____/_____
Sa		☐ ja ☐ nein	______	_____/_____	_____/_____	_____/_____
So		☐ ja ☐ nein	______	_____/_____	_____/_____	_____/_____

Lebensverbesserungsübung

Arbeitsblatt 16: Zielerreichung

Tragen Sie zuerst die Bezeichnung des Ziels ein (benutzen Sie für jedes größere Ziel eine separate Kopie dieses Arbeitsblattes). Tragen Sie in der nächsten Zeile das Datum ein, an dem Sie sich dieses Ziel gesteckt und sich dazu verpflichtet haben. Benutzen Sie dann die Zeilen in der ersten (linken) Spalte dazu, Aktivitäten (Zwischenziele) einzutragen, die zum Erreichen des größeren Ziels notwendig sind. Tragen Sie in der mittleren Spalte immer das Datum ein, an dem Sie die Verpflichtung für diese Aktivität (dieses Zwischenziel) eingegangen sind. In der letzten (rechten) Spalte tragen Sie jeweils das Datum ein, an dem Sie die Aktivität vollendet haben. Sobald Sie das oben aufgeführte größere Ziel erreicht haben, können Sie auch das Datum eintragen, an dem Sie dies erreicht haben.

Name des Ziels: ____

Verpflichtungsdatum für das Ziel: ______________ Erfüllungsdatum des Ziels: ______________

Aktivitäten	Verpflichtungs-datum	Erfüllungs-datum

Überblick über die Materialien auf der CD-ROM
Arbeitsblatt 1: Leben bewusst erleben (LEBEN)
Arbeitsblatt 2: Tägliche ACT-Einschätzung
Arbeitsblatt 3: Beschriften Sie Ihren eigenen Grabstein – Wofür soll meine Leben stehen?
Arbeitsblatt 4: Ansprache zu Ihrem 80. Geburtstag
Arbeitsblatt 5: Bisherige Lösungsversuche
Arbeitsblatt 6: Einschätzung von Sorgen und Beeinträchtigung
Arbeitsblatt 7: Fallkonzeption
Arbeitsblatt 8: Gedanken und Gefühle achtsam beobachten
Arbeitsblatt 9: Was habe ich diese Woche für meine Ängste aufgegeben?
Arbeitsblatt 10: Akzeptieren von Angst und Unbehagen
Arbeitsblatt 11: Wertgeschätzte Richtungen
Arbeitsblatt 12 Lebenskompass (männliche und weibliche Version zur Auswahl)
Arbeitsblatt 13: Protokoll der FÜHL-Empfindungen
Arbeitsblatt 14: Protokoll der FÜHL-Vorstellungen
Arbeitsblatt 15: Wöchentliche Lebenszielaktivitäten
Arbeitsblatt 16: Zielerreichung
Textvorlage „Angst-Nachrichten-Radio"-Metapher für die Erstellung der Karte
Audiodatei „Gedanken und Gefühle achtsam beobachten" (mp3-Format)
Audiodatei „Angst akzeptieren" (mp3-Format)
Audiodatei „Seifenblasen-Zauberstab" (mp3-Format)

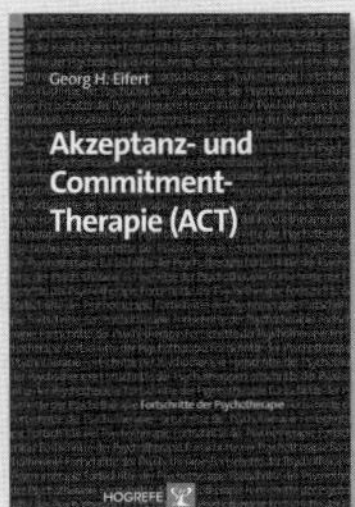

Georg H. Eifert

Akzeptanz- und Commitment-Therapie (ACT)

(Reihe: „Fortschritte der Psychotherapie", Band 45)
2011, VII/102 Seiten,
€ 19,95 / CHF 28.50 (Im Reihenabonnement € 15,95 / CHF 22.90)
ISBN 978-3-8017-2215-9
Auch als eBook erhältlich

Das Buch liefert eine prägnante und leicht zugängliche Einführung in die Grundlagen und Strategien der Akzeptanz- und Commitment-Therapie (ACT).

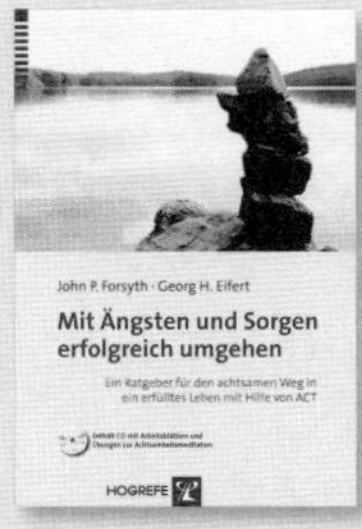

John P. Forsyth / Georg H. Eifert

Mit Ängsten und Sorgen erfolgreich umgehen

Ein Ratgeber für den achtsamen Weg in ein erfülltes Leben mit Hilfe von ACT

2010, 245 Seiten, inkl. CD-ROM,
€ 24,95 / CHF 35.50
ISBN 978-3-8017-2249-4
Auch als eBook erhältlich

Der Ratgeber liefert ein wirkungsvolles Selbsthilfeprogramm zum erfolgreichen Umgang mit Ängsten und Sorgen. Mithilfe des ACT-Ansatzes lernen Betroffene, ihre Aufmerksamkeit von der Angst weg auf das zu richten, was ihnen wirklich wichtig ist im Leben, und so einen Weg in ein erfülltes Leben zu finden.

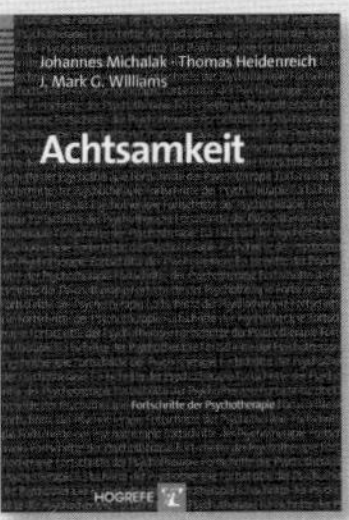

Johannes Michalak / Thomas Heidenreich / J. Mark G. Williams

Achtsamkeit

(Reihe: „Fortschritte der Psychotherapie", Band 48)
2012, VI/83 Seiten,
€ 19,95 / CHF 28.50 (Im Reihenabonnement € 15,95 / CHF 22.90)
ISBN 978-3-8017-2236-4
Auch als eBook erhältlich

Der Band gibt einen anwendungsbezogenen Überblick über die theoretischen Hintergründe und Methoden achtsamkeitsbasierter therapeutischer Arbeit.

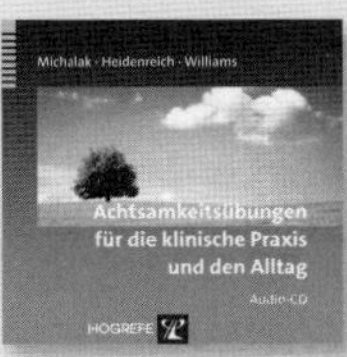

Johannes Michalak / Thomas Heidenreich / J. Mark G. Williams

Achtsamkeitsübungen für die klinische Praxis und den Alltag

Audio-CD

(Ratgeber zur Reihe: „Fortschritte der Psychotherapie", Band 23). 2012,
MP3-Dateien, € 14,95 / CHF 21.90
ISBN 978-3-8017-2444-3

Die CD enthält drei zentrale Achtsamkeitsübungen, die therapiebegleitend eingesetzt werden können und sich zudem für das Üben zu Hause eignen.

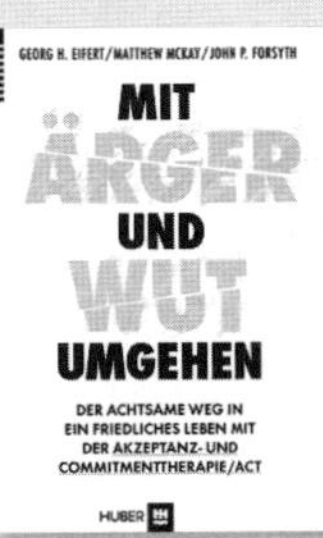

Georg Eifert / Matthew McKay / John Forsyth

Mit Ärger und Wut umgehen

Der achtsame Weg in ein friedliches Leben mit der Akzeptanz- und Commitmenttherapie / ACT

Aus dem Englischen übersetzt von Matthias Wengenroth
2., überarb. Auflage 2013, 248 Seiten,
€ 22,95 / CHF 32.90
ISBN 978-3-456-8531-7
Auch als eBook erhältlich

ACT zeigt, wie Sie sich Wut und Ärger mit Verständnis und Achtsamkeit zuwenden– ein neuer Ansatz, um mit diesen Gefühlen umzugehen.

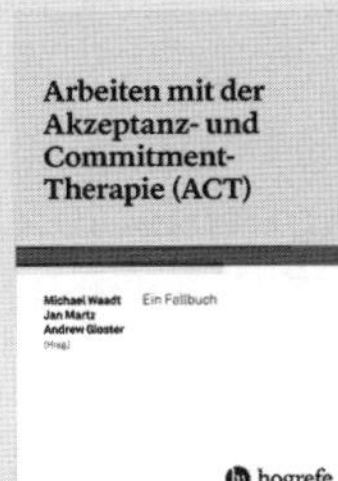

Michael Waadt / Jan Martz / Andrew Gloster (Hrsg.)

Arbeiten mit der Akzeptanz- und Commitment-Therapie (ACT)

Ein Fallbuch

2015, 416 Seiten,
€ 34,95 / CHF 45.50
ISBN 978-3-456-85558-5
Auch als eBook erhältlich

Erfahrene ACT-Therapeuten schildern Fälle aus der Praxis und erläutern Schritt für Schritt ihr Vorgehen im Therapieprozess.

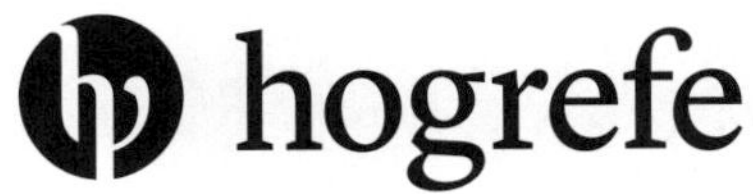

www.hogrefe.com

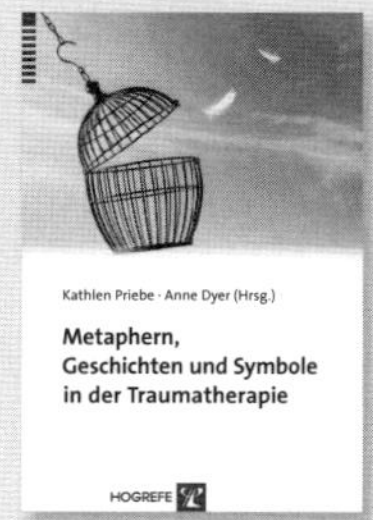

Kathlen Priebe / Anne Dyer (Hrsg.)

Metaphern, Geschichten und Symbole in der Traumatherapie

2014, 261 Seiten,
€ 29,95 / CHF 39.90
ISBN 978-3-8017-2606-5
Auch als eBook erhältlich

Der Band beschreibt verschiedene Metaphern, Geschichten und Symbole, die bei der Behandlung Traumatisierter eingesetzt werden können.

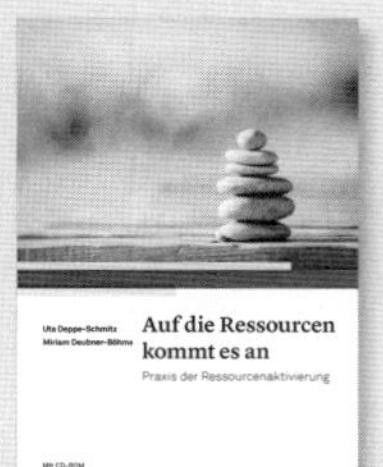

Uta Deppe-Schmitz /
Miriam Deubner-Böhme

Auf die Ressourcen kommt es an

Praxis der Ressourcenaktivierung

2016, 249 Seiten, inkl. CD-ROM,
€ 34,95 / CHF 45.50
ISBN 978-3-8017-2611-9
Auch als eBook erhältlich

Der Praxisleitfaden zeigt auf, wie in der Verhaltenstherapie über den gesamten Therapieprozess hinweg systematisch Ressourcen aktiviert werden können, um das Wohlbefinden von Patienten zu fördern und störungsbezogene Problemlöseprozesse zu verbessern.

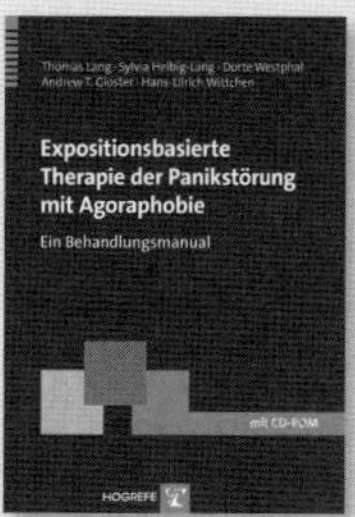

Thomas Lang / Sylvia Helbig-Lang /
Dorte Westphal / Andrew T. Gloster /
Hans-Ulrich Wittchen

Expositionsbasierte Therapie der Panikstörung mit Agoraphobie

Ein Behandlungsmanual

(Reihe: „Therapeutische Praxis")
2012, 159 Seiten, Großformat,
inkl. CD-ROM, € 36,95 / CHF 49.90
ISBN 978-3-8017-2341-5
Auch als eBook erhältlich

Das Manual stellt ein Behandlungsprogramm zur expositionsbasierten Behandlung bei Panikstörung und Agoraphobie dar. Die Wirksamkeit des Programmes wurde in einer kontrollierten Studie nachgewiesen.

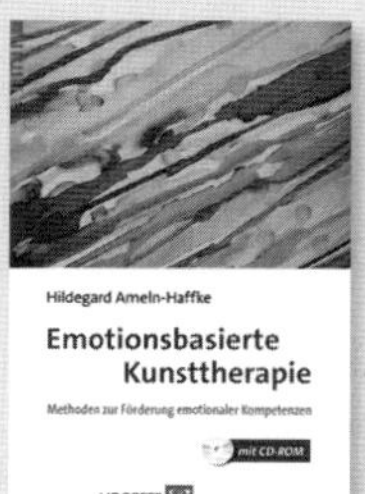

Hildegard Ameln-Haffke

Emotionsbasierte Kunsttherapie

Methoden zur Förderung emotionaler Kompetenzen

2015, 348 Seiten, inkl. CD-ROM,
€ 39,95 / CHF 53.90
ISBN 978-3-8017-2396-5
Auch als eBook erhältlich

Das Buch stellt eine Vielzahl von Methoden zur emotionsbasierten Wahrnehmungsförderung, Ausdrucks- und Kreativitätsförderung und zur Förderung von Kommunikationskompetenzen vor. Therapeuten finden in diesem Band zahlreiche Anregungen zur Förderung emotionaler Kompetenz mittels Kunst.

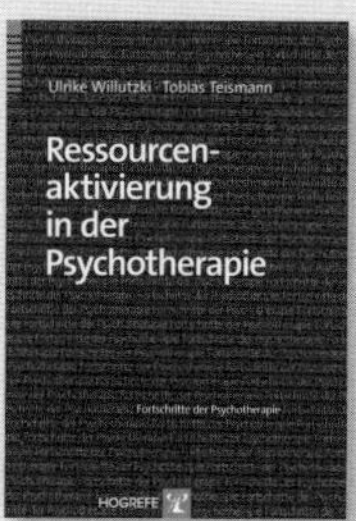

Ulrike Willutzki / Tobias Teismann

Ressourcenaktivierung in der Psychotherapie

(Reihe: „Fortschritte der Psychotherapie", Band 52). 2013, VI/95 Seiten,
€ 19,95 / CHF 28.50 (Im Reihenabonnement € 15,95 / CHF 22.90)
ISBN 978-3-8017-2130-5
Auch als eBook erhältlich

Der Band vermittelt praxisorientiert das Potenzial ressourcenorientierten Arbeitens in Psychotherapie und Beratung.

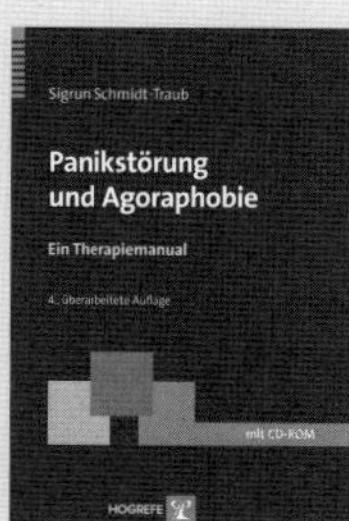

Sigrun Schmidt-Traub

Panikstörung und Agoraphobie

Ein Therapiemanual

(Reihe: „Therapeutische Praxis")
4., überarb. Auflage 2014, 170 Seiten,
Großformat, inkl. CD-ROM,
€ 34,95 / CHF 46.90
ISBN 978-3-8017-2539-6
Auch als eBook erhältlich

Das erfolgreiche Manual erläutert die verhaltenstherapeutische Behandlung von Patienten mit einer Panikstörung und Agoraphobie.

www.hogrefe.de

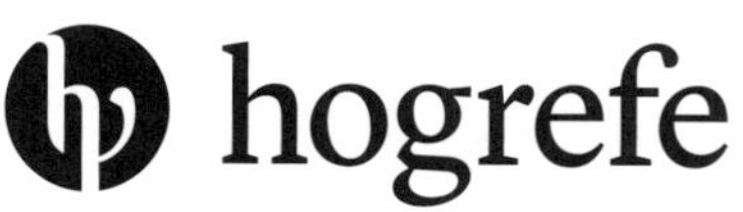